小郎中学医记

——我的大学中医故事

曾培杰　陈创涛　编　著

中国中医药出版社
·北京·

图书在版编目（CIP）数据

小郎中学医记 . 我的大学中医故事 / 曾培杰，陈创涛编著 . —北京：中国中医药出版社，2023.6

ISBN 978 - 7 - 5132 - 6688 - 8

Ⅰ . ①小… Ⅱ . ①曾… ②陈… Ⅲ . ①中医学—普及读物 Ⅳ . ① R2 - 49

中国版本图书馆 CIP 数据核字（2021）第 008431号

中国中医药出版社出版

北京经济技术开发区科创十三街 31 号院二区 8 号楼

邮政编码　100176

传真　010-64405721

山东华立印务有限公司印刷

各地新华书店经销

开本 710×1000　1/16　印张 14.5　字数 252千字

2023 年 6 月第 1 版　2023 年 6 月第 1 次印刷

书号　ISBN 978 - 7 - 5132 - 6688 - 8

定价　58.00 元

网址　www.cptcm.com

服 务 热 线　010-64405510

购 书 热 线　010-89535836

维 权 打 假　010-64405753

微信服务号　zgzyycbs

微商城网址　https://kdt.im/LIdUGr

官 方 微 博　http://e.weibo.com/cptcm

天猫旗舰店网址　https://zgzyycbs.tmall.com

如有印装质量问题请与本社出版部联系（010-64405510）

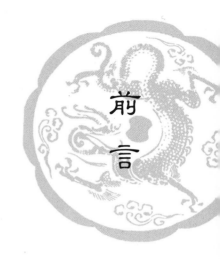

　　小说源于现实，又高于现实。读小说可以学知识，特别是读中医教育方面的小说，更能够学到健康方面的知识。

　　有个朋友问，人生究竟有哪些事是最需要努力做的呢？我们也在思考这个问题，而且思考了很久，最后发现，人生有三件事是必须做的。第一件是家庭，第二件是健康，第三件是事业。这三门功课必须修，而且要修好，人生才圆满。如果事业有成，家庭和谐，但健康却不及格，最后也难以真正步入人生的辉煌。

　　很多朋友问我们，有没有快速获得健康的方式？我们跟他们说，这正是我们一直研究的，而且我们试图通过中医教育普及来传播健康的理念。因为当一个人有了正确的健康理念后，他才会有健康的身体。

　　身体的状态只是理念的投影，念正身正，念邪身斜。

　　先有思想上的矛盾障碍，才有现实中的困难重重，气血阻滞，湿浊留聚。

　　先有精神上的肆意挥霍，才有现实中的熬夜上网，气血亏虚，体弱乏力。

　　先有心理上的不安焦虑，才有现实中的动荡障碍，气血紊乱，经络不通。

　　先有性格上的傲慢偏见，才有现实中的是非冲突，气血暗耗，情志抑郁。

　　先有心态上的懦弱恐惧，才有现实中的消极妥协，气血羸弱，悲观绝望。

　　先有观念上的偏差错误，才有现实中的疾病缠身，气血不调，久治不效。

　　只有明白了心态思想观念才是决定身体好坏与否的关键，我们才能够更好地对治疾病，保健身心，养生延年。

而大众的健康理念知识便源自于教育。中医的传统教育，就是民间的师带徒传承制教育，现代教育就是大学学院制教育。两种方式相互并存，各有所长。

《小郎中学医记——我的大学中医故事》这部书中的主角具有中医民间师承制教育的背景，再进入大学接受现代学院制教育，最终学成中医。这也算是对中医大学教育的一种思考和补充。

在本书创作过程中，融入了我们当时大学生活的一些场景，还有这几年拜师学艺的点滴体会，用的还是通俗易懂的中医普及笔法。

大家沉下心性来品读，会发现大学之所以博大，不是因为有高大的建筑物，而是校园里藏龙卧虎，校园里既有中医大学问家，也有中医临床家。

大学培养的不仅是专业技能人才，更重要的是培养真正具有大器量、大学问、大涵养的社会栋梁之才。现在中医界也亟需这些人才的加入，亟需这些知识的普及。

我们中医普及学堂希望能够以一己微薄之力，助中医普及教育这艘大船鼓帆远航。

希望在这基础上，诞生更多中医的大才！

中医普及学堂
2022 年冬

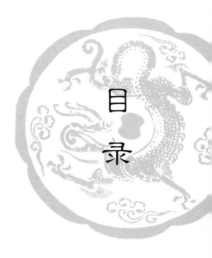

目录

引　子

蓝天，白云，小山村，以及常年流淌着的小溪水。千百年来，不知换了多少住民，但这些山还是山，水还是水，这些住民都成为天地间的过客。

我收拾好行囊，准备踏上大学之路时，对这片竹篱茅舍恋恋难舍。

爷爷笑笑说，指月啊，茅舍别墅，穷人富人，最后都是天地过客，没什么好眷恋的。人生百年，要珍惜当下！

竹篱茅舍外面，摩托车的喇叭响了好几下。原来摩托车司机老张早在外面等候多时，他怕耽误了赶火车的时间，所以催我抓紧收拾行李。

爷爷说，这大山里永远有你的温馨家园，但你不能一辈子窝在这里，要走出去，看看世界。教育要面向世界，面向未来，面向四个现代化。

但我始终都认为传统中医的师承教育，最重要的是要面向古代的经典。可是爷爷却一定要我去中医学院历练一番，并且说，小鱼要游到大海去，才能成大鱼，在山溪里永远是小鱼小虾……

1. 老张的感冒

老张是竹篱茅舍的老病号，也是个铁杆中医迷。以前他一感冒、头痛，就吃消炎药、止痛片，后来越吃越没有效果，而且身体越来越差。

有一次，老张连夜开车，冒雨赶路，一下子病倒在床，整天头痛身重，怕风。打吊瓶，吃西药，治了十多天也没治好。钱没赚着，反而损失了大量药钱。这生病不但身体受苦，经济上也受苦啊！

当时正巧我经过他家，听到老张叹气，便问他为什么？才知道原来是小事一桩，就叫老张找点姜、枣，然后我在外面采了些荆芥和薄荷。先煮姜、枣，荆芥、薄荷后下。利用姜、枣调和营卫中焦，荆芥、薄荷开汗孔解表。姜、枣补其里气不足，荆芥、薄荷开其表气闭郁。结果老张喝了 1 剂，汗出病轻，第二天再吃 1 剂，头痛、身重遂愈。爷爷曾说过，若非表里相兼顾，体虚受风何能康？

从此老张铁了心信中医，身体稍有不舒服，要么自己看书调理，要么上竹篱茅舍来请教爷爷。爷爷并不喜欢有病就交给医生的人，他喜欢病人先自己琢磨怎么得的病，然后学点中医常识。所以当病人主动问起中医问题时，爷爷总是不厌其烦地帮他们答疑解惑。这次老张听说我要去广州上大学了，便自告奋勇，一定要用三轮摩托车送我去火车站。

2、路见病痛，拔针相助

老张边开摩托边问，指月老弟，想起你第一次抓把药就治好了我的重感冒，真是神奇啊！我笑笑说，没什么，爷爷也是这样做的。

老张问，为什么我吃了那么多消炎止痛片都没好，你就搞点热腾腾的药汤，喝了出出汗就舒服了。我说，消炎药是往下打压，采点荆芥、薄荷是往外宣发。

老张说，为什么我刚开始吃感康，往外发汗也不管用？我说，这就是放姜、枣的道理。兵马未动，粮草先行。你中焦脾胃气血不足，再用药往外宣发，就会伤到津液，这时用点调和中焦的药，再去解表，标本兼治，就容易治好。

说着说着，到火车站了。我挥挥手，跟老张道别。

车厢里的人真多，非常拥挤。大家在车厢里吃泡面、嗑瓜子，而我却带着早上爷爷煮好的番薯和饭团，虽然不是那么香喷喷，但吃起来心里特别踏实。

一切都那么新奇，车厢里居然有一种叫空调的东西，不仅能吹出风来，而且这风还带着丝丝凉意，这使得那些心烦气躁的人暂时觉得快意舒服。而且火车里还卖冰冻饮料，手一碰就觉得如碰冰块一样。我旁边的一位大叔，一上车就买了两瓶，仰头就喝，还说，真爽！

我从小都没有这样喝过。爷爷说，坐卧不当风，喝水莫低温。所以把头对着空调冷风吹，喝凉水，我都不会去做。但我发现火车里的许多人都喜欢这样做，于是很奇怪。爷爷说过，爽口之物多作疾，快心之事每为殃。而他们那么喜欢食冰爽、贪凉快，难道不怕出问题吗？

火车开了两个多小时，旁边的大叔突然表情痛苦，面目扭曲，皱着眉，用手捂着肚子，冷汗淋漓。我一看就知道这是腹中冷痛。

大叔说，乘务员，有没有医生？我肚子好痛啊！乘务员过来后，赶紧用大喇叭对着车厢的人说，请问有没有医生啊？这里有病人，如果是医生的话，就来帮一下忙。武侠小说里常说，路见不平，拔刀相助。只是叫了好几声都没人站出来。

我说，大叔，让我帮你看看吧。大家都投来异样的眼光，一个小伙子，会看病吗？为了让他们解除疑惑，我就说，我是医学生，可以试试看。

我一把这大叔的脉，双关弦紧，明显中焦寒凝气滞。救急莫速于针。像这种急性腹痛，最快的是用针，所以路见病痛，爷爷经常拔针相助。我随手从竹筒里拔出满天星斗针，这是爷爷在我学习针灸时，亲手给我配制的。

该扎哪个穴位呢？只要是学针灸的人都知道，肚腹三里留。于是我迅速在病人右腿足三里那里扎了一针，捻转提插，来回几下，针感马上有了，如鱼吞饵。我问，大叔，怎么样了？

大叔愣了，竟然不痛了，只有惊讶。整个车厢的人好像看变魔术一样。这病痛来得像山崩海啸，怎么一下子就去得无影无踪？

大叔拍拍肚子，哈哈大笑说，我不痛了，我不痛了，小郎中，你真行，你把我的病变到哪里去了呢？整个车厢里都传来鼓掌的声音。

3、以阳治阴

对于很多急性痛症，针刺见效的速度可以用秒来计。很多时候，你熬汤药都觉得来不及，或者旅途中没条件熬汤药。这时用针就显得格外重要，所以以前的草医郎中、赤脚医生，都是一根针、一把草。俗话说，一针二灸三用药，这都是中医的瑰宝啊！

我再一把这大叔的脉，明显脉和紧去痛愈。原本脉象如绳索打结、紧绷的状态，一针扎下去就松了，平和了。如果在竹篱茅舍，我会再点一根艾条来熏，这大叔肯定会更舒服。为什么呢？

爷爷教我学阴阳的时候就说，医道虽繁，然一言以蔽之，曰阴阳而已。我就在琢磨，既然学"阴阳"两个字就够了，为什么还要读那么多书？

爷爷笑着对我说，阴阳是医道之体，千经万论只是医学之用。千经万论，往往提玄勾要者寥寥数语而已。但寥寥数语，又可以像撒网一样铺天盖地。

爷爷说，把握阴阳之理，就到日常生活中去历练吧。所以小时候，我喝凉水，肚子痛，爷爷就说，不怕，不怕，冷者温之，寒者热之，阴者阳之。

既然是阴寒引起的病痛，爷爷就用最雄壮的阳火——艾火，帮小指月烤烤肚子。一烤就像纯阳融雪，疼痛瓦解冰消，非常舒服。好像在冰库里被冻得打哆嗦，突然躺在草坪上，晒着温暖的阳光一样。这就是用阳热来治阴寒阴病的道理。

火车上点艾条不方便。大叔担心还会不会肚子冷痛，问我该怎么办？

我说，你肚子冷痛，是外面吹了空调，里面喝了凉饮，表里寒气交加在打架，所以难受。用针只是帮它们劝架，让它们暂时不打。想要将来不再肚子痛，很简单，不要引狼入室，要少喝凉饮，少吃冷果。

这大叔说，还有呢？如果再冷痛怎么办，我又不会针灸。我笑笑说，很简单啊，火车上不是卖糖果吗？有一种糖果叫姜糖。你可以吃这东西，一是不容易晕车，因为姜是降逆止呕要药；二是不容易受寒腹痛，因为姜可以温中散寒。

这大叔高兴地说，学中医真好，有病治病，无病可以防病。将来我要让我孩子多学点中医，免得我老了不知道怎么保健养生。

4．凉茶退眼目热火

时间过得很快，下午就到广州了。这时广州的天气正炎热。山里经常有凉风，可一到广州，却是一阵又一阵的热浪。我拖着行李箱，走出火车站，一眼就看到很多高年级的师兄师姐们，拿着大大的招牌，上面写着：广州中医药大学，欢迎新生到来。也有些牌子写着：中山大学，欢迎新生到来。华南理工大学，欢迎新生到来……

我从来没看到过这么多人，这么多车，这么多的楼房。我深呼吸一下，空气夹杂着汽车的尾气，再往天空一看，有些灰蒙蒙的。没看到像山里那样的蓝天白云，我心中就想，难道这就是书本里说的红尘？

听说大城市的人们呼吸系统疾病比较多，我吐纳着这空气，便深有体会了。

中医认为肺对应的是天空，当一个地方空气污染比较重时，这地方的人心肺功能就会差些。所以抽烟的人容易咳痰，容易得各类咽炎、气管炎、肺病。空气环境污染重的地方，肺癌的发病率也会高些。

想着想着，我就走到了广州中医药大学的招牌下。只见一个粗壮的高年级学生走过来，说，请问你是广州中医药大学的新生吗？我点点头。

他笑了笑说，我叫大熊，是学校武术协会的会员，今年大三，学校学生会派我们来接待新生。请跟我到这边来。

大熊两只粗大的手一下子帮我把行李提了起来，带我走到一辆大客车前。大客车里已经有了很多新生，他们都是从全国各地考进广州中医药大学的。

大熊问我，师弟，渴不渴？大客车里放了我们学校的邓老凉茶，现在天气正热，可以解暑。一句师弟，让我倍感亲切。我笑笑说，师兄，多谢了。然后我从包里拿出一个保温瓶，瞧，我爷爷给我泡了茶了。

在客车里，大伙儿高兴极了，虽然来自五湖四海，但大家都对大学生活充满向往。大家互相介绍，谈天论地，却很少谈到中医。因为很多学生以前都没接触过中医，要么学数理化，要么学文史哲。很少像我这样跟爷爷从小学医，所以当我自我介绍，说我从小就跟爷爷爬山采药时，他们都投来羡慕的目光。

车厢里有一个同学，来自北京，他叫小新，一路长途颠簸，在车上又没睡好觉，所以眼睛又红又肿。这时大熊走过去说，让我摸摸你的脉象。

大家都把注意力集中过来，都知道中医靠望闻问切来诊病，可没真正仔细看过把脉，以为只有老中医会把脉，现在师兄都能替师弟把脉了。

大熊师兄说，小新师弟，我看你舟车劳顿，睡觉不好，肝脉弦数，是不是口苦、尿赤啊？小新惊讶地说，师兄，难道你是我肚里的蛔虫，你怎么知道我口苦、尿赤？大家都投过来不可思议的眼光。

大熊师兄笑笑说，我也刚大三见习，跟几个老中医抄方，病人看多了，就有点心得。大家都很兴奋，才大三就能摸脉诊病，大家对中医的学习就更加向往了。

随后大熊师兄从车厢里拿出两瓶邓老凉茶，然后说，这是凉茶协会特别送给师弟师妹的，你们如果有热火，烦躁失眠，口苦尿赤，咽干眼红，都可以喝。

后来小新喝了两瓶邓老凉茶，就舒服多了，眼睛也没有那么红肿赤热了。

5. 以阴治阳

我在旁边看着，点了点头。原来这就是疗热以寒药，以阴治阳就是凉茶的基本功效。凉茶偏于寒凉，性阴，而身体烦热，目赤，如同一派阳火。也就是说，火热上扰的人，一般脉象上越，弦数。火之色为赤，所以小便容易变黄赤；火之味为苦，所以火气不降的人便容易口苦。肝又开窍于目，眼睛是肝的窗户，也可以透过这窗户看到五脏六腑。古人说，五脏六腑之精气皆上注于目。

所以碰到这种肝胆热火上扰的，如果在竹篱茅舍，我会有 N 种方法治疗。比如，采点野菊花、桑叶泡水喝就会好，也可以采些夏枯草、白花蛇舌草煎水，喝后也无大碍，或者搞点田基黄，拔点车前草，吃上一两回也会好。

有人会以为中医这样不就没有标准了吗，怎么一种病有这么多方法？

爷爷曾经说过，对证就是中医的标准。寒热阴阳大方向分清，用药就无大过。所以药虽然多变，但如果都是疗热以寒药，那么你喝邓老凉茶会好些，喝王老吉、王振龙凉茶也会好些，甚至喝夏桑菊或冬瓜茶、菊花茶，都会好些。

坐了将近一个小时的车，就到了美丽的校园。原来这就是广州鼎鼎有名的大学城，这里有十所高校云集，坐落在番禺的小谷围岛。这个岛位于珠江边。也就是说，大学城是一所没有围墙的大学，环岛都是水。

大熊师兄一下车，就叫其他等候的师兄们过来，帮助新生提行李，领着新生去报到。我在师兄的带领下，第一次坐了电梯，住进了301宿舍，这里早有三个舍友在等候。大家都期待相互认识，相互交流，因为一切都是新鲜的。这三个舍友分别为阿发、向明、强仔。

阿发留着长头发，有些飘逸，就像一个艺术家，原来他喜欢文学。

向明心胸坦荡，非常朴实，来自农村，黝黑的脸上露出洁白的牙齿。

强仔最爱搞怪，常在逆境之中自娱自乐，充满幽默和激情。

宿舍的床铺早就收拾好了，我只需要把蚊帐挂上去，把竹席铺开，今晚就可以在这异地他乡的大学城里好好睡一觉。

6. 军训第一课

大学第一课，不是学医习药，而是军训。

昨晚，辅导员王勇老师召集我们全班一百多人，开了个会。一边发新书，一边把大学一年级第一学期的课程大致讲了一下。

中医主要以《中医基础理论》《医古文》《黄帝内经》（简称《内经》）《中国医学史》为主，西医以《解剖学》《生理学》为主。当然还有英语及电脑课程等。

班里的人相互自我介绍，很快就打成一片，接下来就是长达一个月的军训。

今天一早就听到操场上吹哨子集合的声音，大家穿着绿色的军装，第一时间跑过去列队。大学的操场真是大得惊人，两千多人站在里面，都不觉得拥挤。

我们是中医班的，还有中西医结合班的，这两个班合并成为临床医学院。还有专门搞中药研究的中药学院，搞网络的信息技术学院，搞针灸推拿的针推学院，还有经济管理学院等。一个大学里有将近十个学院。

大家同在一个大学，主修的方向不同，但修学的内容都跟中医有关。我们这些新生合起来有两千多人，阵容真够大的。

耳边传来教官们粗犷勇武的声音。第一课是学习立正、稍息、齐步走。王教官是军校出身，在军训期间，他非常严格，可私下他却有说有笑。

学校的领导们跟教官谈过，这些学生刚高考完，很多学生体质比较弱，希望训练强度不要太大，免得学生们受不了。

教官说，这个我们有分寸，现在的学生太娇生惯养了，活干得少，体质差。不严格嘛，是对他们不负责，太严格了，他们可能扛不住。

　　结果站军姿才半小时，连我都觉得背有些酸。我知道这是在训练定力，就像刚开始我练习书法一样，一个握笔动作要沉肩、坠肘、悬腕，定住不动。爷爷还教我站太极桩，保持一个动作不动，一站就必须站半小时。练书法同时要兼习武术功夫，这样书法就进步得快。

　　我用眼神往旁边一扫，发现周围的同学没有不汗流浃背的，外面太阳暴晒，加上长时间保持立正的姿势，连汗流下来都不能擦，你想想这多么难受！

　　王教官大声地说，不要左顾右看。原来有些同学走神了。

　　教官说，钢铁的意志钢铁兵，你们是将来祖国的栋梁，少年壮则国壮，少年强则国强，你们是国家的希望。这次军训，必须严格加严格，你们对自己越严格，将来就会越出色。原来王教官不仅是训练我们的身体，更训练我们的精神意志。

　　没有精神意志，身体再强也扛不下去。精神意志一调出来，文弱的书生马上就有一夫当关、万夫莫开的气势。大家衣服湿透了，背酸腿胀，但都咬紧牙关，鼓起勇气。教官说，专注一处，可以让你们挺过任何难关！

　　看过电视剧《士兵突击》的人都知道，许三多凭着他的韧劲，能够最后让所有人佩服，为什么？许三多身上有三点精神是常人很难做到的。如果能够做到，他就已经不是平常人了。第一，是一根筋，专注做好一件事。第二，做的这件事必须有意义。第三，做的过程中必须不抛弃、不放弃。我们军训过程中，训练的就是这种精神。

7. 中暑的阿发

　　解散！听到教官说出这两个字，大家如释重负。好像极度劳累后，只要让我们坐在树下乘乘凉、歇口气就是最大的幸福。俗话说，苦尽甘来。经过劳其筋骨、苦其心志后，发现喝的水真甜，吃的饭真香。

　　难怪爷爷常说，习劳苦才知道感恩惜福，不断付出，吃粗茶淡饭都特别舒服。

　　大家坐在树荫下有说有笑，但我看到阿发神色有些异常，本来他很活跃的，怎么今天脸色有些苍白？他坐在石凳上，一下子往旁边侧倒，原来晕过去了。

　　大家看了，都非常慌张，有些跑去叫教官，有些跑去叫辅导员。我以前跟爷爷见过这种情况，知道是中暑，一时晕厥。马上迎上去，让周围几个同学帮忙，把阿发抬到阴凉处，让他保持一个舒适的平卧体位。

原来阿发是一时劳力过度，汗出太多，这在农村叫脱力中暑。这时让神志回归是最重要的，而回神的第一招莫过于直接掐病人的人中穴。

人中穴在哪里呢？就在人中沟，其上 1/3 与中 1/3 交界处。这个地方为什么叫人中？因为鼻主天气，口司地气，天地交接，谓之曰人，人居其中，故名人中。同时人中穴又是连接人体最重要的任督二脉的开关。

人体任脉为阴脉之海，督脉为阳脉之海，任督二脉分别位于人体前后正中线，像一个轮子一样，必须气机通畅，相互顺接，人才会舒服。如果不相互顺接呢？《伤寒论》里讲，阴阳气不相顺接，便为厥。也就是说，气机不能周流，人就会出现晕厥不适，那该怎么办呢？赶紧把人体经脉的线路接上，就可以恢复脏腑功能的正常运行。而掐人中穴，就是顺接阴阳二气、醒神开窍最直接的方法。

我略微使劲一按，阿发马上痛得皱眉，醒过来了。这叫什么呢？《内经》叫痛则神归。如果用针刺，效果也相当好。

周围的人都松了口气，他们这时不是把眼光放在阿发身上，而是放在我身上。

这时辅导员和教官们、医务人员都一起赶过来了，看到醒过来的阿发都很高兴。虽然只有几分钟时间，但在这一两分钟内，我已经帮助阿发疏通了气血。

在掐完人中后，我还补了一招——推内关。内关穴在前臂正中，掌侧腕横纹上二寸。公孙内关胃心胸，这是一句口诀。

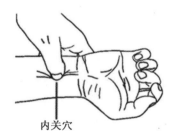
内关穴
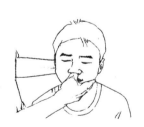

推拿、针灸内关穴，可以解除心胸、脾胃方面的疾患，可以把堵在心胸、脾胃的那团气疏散开。而心主神志，按摩内关穴也能够使得神志复苏，精神舒缓。

如果这时有刮痧板，效果更好。不过我练过推拿按摩，所以以手代板，稍微推拿几下，内关处就出了些痧点。阿发说，我舒服多了！

辅导员看后，点点头说，指月，处理得不错。随后他从医务人员手中拿过两瓶生脉饮口服液，叫阿发喝了。生脉饮口服液，由人参、麦冬、五味子三味药组成，专门补养人体耗损的气阴。

军训时出了很多的汗，很多平时体力劳动少的人，一时会难以适应。中医认为，汗为心之液。汗水过多地流失，心气就会不足，这叫气随液脱。所以容易心慌气短，神志不清。这生脉饮一补进去，阿发精神多了，脸色由苍白转为红润，大家都鼓起掌来。大伙儿心中都踏实了，为什么呢？碰到一些简单的病症，不会慌了手脚，知道怎么去处理，这就是做医生的基本功。

8. 痛经的女同学

不知不觉，军训已经过了十来天。刚开始每个人都腰酸肌肉痛，可慢慢习惯了，也就不以为苦了。可见人通过锻炼可以增强承受劳苦的能力。

现在大家都晒得黝黑，跟刚上大学相比，真像到非洲走了一趟一样。有些爱美的女同学，很是苦恼，巴不得军训赶快结束。她们不知道身心健康比漂亮更重要。《孟子》说过，充实之谓美。大圣人孟子认为真正的美是精充、气实、神旺。所以人要以劳苦锻炼为美，不能以林黛玉病恹恹为美。

每当我看到不少女同学，连去食堂都要撑着一把太阳伞时，就觉得很奇怪，他们明明打喷嚏、怕冷，居然还排斥太阳的恩赐。为什么呢？为的就是世俗眼光中的白净美。人要为自己的健康而活，不能为俗人的眼光而活。

有位女同学，来月经时冲了凉水澡，当天晚上就肚子痛，痛得脸色发白。医务室晚上关门，怎么办呢？舍友出谋划策说，B栋301不是住着个小郎中吗？

另一个舍友说，你说的是指月吗？这舍友说，听说他是家传中医，军训时还抢救了中暑的同学，连辅导员都表扬他了。要不请他过来看看？

就这样我被叫过去了。这女同学痛得躺在床上，原来不仅是冲了凉水澡，下午她还吃了一个冰激凌。又是一个表里寒气相互夹杂，寒凝气滞，不通则痛。像这种病痛，在竹篱茅舍，我们不知道治了多少。

当我一摸到她脉沉紧时，心中就有数了。周围的女同学看到我胸有成竹，心头的石头也放下来了。我叫她们去找点姜，去超市买包红枣和红糖回来。把大枣掰开，生姜捣烂，放在电热壶里煮沸，加点红糖，然后叫她喝下去。

这女同学把一碗热烫的姜枣茶喝下去后，剧烈的腹痛很快就消失了。她觉得不可思议，怎么来势汹汹的腹痛这么快就悄无声息了，像变戏法一样。

她的舍友先是愣了，然后笑着说，这中医治病真像变魔术，看来我来中医学院来对了，将来我也要学到这些治病之术。

为了把寒气驱逐干净，我叫她把那些姜渣、大枣泥嚼着吞下，她皱着眉吃了，口味既甜又辣。吃完后，她说，指月，我感到从胃到肚子都火辣辣地热啊。

我笑着说，这就对了，一派热气，那些寒邪就待不下去了。《内经》讲，血脉遇寒则凝，得温则行。现在身体的血脉得到姜、枣的温热之气，马上畅通，扭曲闭塞变为通畅无阻。

我跟她们说，很多女孩子之所以会痛经，是因为她们不喜欢晒太阳和运动，却喜欢吹凉风，还喝凉饮。也不喜欢吃像姜这样的辛温之物。所以将来懂得避寒就温，就不会那么容易再犯病了。她们明白了病因后，对疾病就没有那么恐惧了。

很多人在疾病面前慌了手脚，害怕担忧，是因为她们不了解疾病是怎么来的。知道疾病怎么来的，然后去避免这些病因，就不会那么容易得病。所以爷爷常说，疾病是人对自己不良生活习性的反思。

9、一把草，牙痛消

军训是汗水和激情同在的日子，是辛苦和快乐并存的时光。我们跟着教官踢正步，唱军歌，还练习打枪，晚上跟教官练习军体拳。

一切都是那么新鲜，那么令人怀念。一个月的军训时光，很快就过去了。最后跟教官即将道别之时，大家聚在一起，欢庆这难得相聚的日子。

刘教官身手矫捷，性格刚毅，训练我们时从不留情，可私底下却对我们很是爱护。他跟我们讲了很多军队里的生活经历，我们听得津津有味。比如刚开始进入部队时，也像我们这样，对部队的训练觉得不理解，但上级对他说，合理的是锻炼，不合理的是磨练。军人就像钢铁一样，是炼出来的。

这句话就成为刘教官的座右铭，使得他在面对任何苦难困境时都能坦然接受，正视它，攻克它，超越它，是一个军人最优秀的品质。

刘教官又跟我们讲军事理论课。军训，不仅强壮身体，严格纪律，同时还有军事文化教程。从古代的《孙子兵法》，到现代的高科技战争，刘教官如数家珍，娓娓道来。兵者，国之大事，死生之地，存亡之道，不可不察也。

刘教官说，决定一场战争胜利的是武器，还是高科技，还是人呢？很多学生说，是高科技。也有部分学生说是人。刘教官笑笑说，人是主导，军队的战斗力是以人为本的。所以小米加步枪，可以打赢飞机、坦克。

这使我想到，决定临床疗效的是药物，还是人呢？不是说道地药材就一定能治好病，如果没有以人为本，辨证论治，即使拥有皇宫里千般万种的奇珍异草，也很难真正治好病。如果能辨证论治，以人为本，可能你在田头山脚，随手拔一把草，就治好了一些所谓的疑难怪症。

宿舍的强仔在跟教官聚餐时吃了炸鸡腿，又嗑了不少瓜子，晚上睡不着觉，牙齿痛得受不了，牙龈红肿。如果不及时截断扭转病势，可能很快就会发热。

强仔家庭条件不好，有病都忍着。我看他皱着眉、捂着腮帮子的样子，了解了发病经过，就知道这是阳明胃火上攻，所以牙龈疼痛。

强仔实在痛得受不了了，便问我，指月，你军训期间出了不少风头，治好了那么多病，又没花什么钱，你看我这牙痛能不能不花钱治好啊？

俗话说，牙疼不是病，疼起来真要命。不迅速把牙痛解决，没法安心学习。

我把了下强仔的脉，发现双脉洪实有力，便说，强仔，你大便怎么样啊？

强仔说，这两天都没大便，喝了很多水，但好像蒸干了一样，小便仍然少，大便拉不出来。

我就琢磨，如果能开中药，随便开个凉膈散，以泻代清，撤热下行，一两剂药就好了。可强仔连一两剂药的钱都不舍得花，他连医务室的门都不敢踏进去。

我就回想起跟爷爷一根针、一把草，在民间游医的日子，脑中灵光一闪，笑着说，有了。然后我一个人跑到大学城内环路的中心湖边，湖泊周围以前是良田。

爷爷曾经说过，凉利之药生湿地。要找一些可以清热利湿退火的青草药，就要到近水的地方去。比如溪黄草、鱼腥草、火炭母、鸭跖草，都喜欢长在水边。

我在一条田沟里看到了车前草、白花蛇舌草，居然还有土大黄，心中一乐，真是想什么来什么啊。我正要找一些能够清利膀胱、肠道，除湿解毒的药。

这土大黄和车前草能清利膀胱、肠道，白花蛇舌草可以解毒，随手采上一把，然后在湖边把这些草药洗干净。不到半小时，我就把汤药熬好了。

强仔看着黄绿色的药汤，感动得无以复加。我跟他说，快喝了吧。

强仔喝了汤药后，当天晚上就往厕所里冲，出来后说，真舒服，刚才拉了一大堆大便。肠通腑畅热势消，那些瓜子、鸡腿、油炸之物及啤酒之毒都排出去了。强仔躺在床上呼呼大睡，雷打不动，我们在说话，他都听不到。

第二天强仔第一个醒来，把我们叫醒，乐得手舞足蹈，说，指月郎中，感谢你的救命之恩，我的牙一点也不疼了，我跟定你学中医了，将来我要跟着你混。

大伙儿哈哈大笑。两天前强仔像病猫一样，今天又恢复了往日的调皮和欢笑。

10．中医真牛

送别晚会上有才艺表演，有些学生唱歌，有些跳舞，还有些人弹吉他。最后大家都希望教官也给大伙儿表演表演。教官们点点头，集体打了套威猛的军体拳，打得虎虎生风，我们看得目瞪口呆。

大家都鼓掌吆喝，想叫刘教官给大家表演。刘教官笑笑，拍拍胸脯，就在台上连续来了几个前空翻、后空翻。以前大家只从电视里看到过这种身手，想不到在现实中可以一饱眼福。随后又是鲤鱼打挺，旋转飞腿，每一个动作都相当威猛。

突然，教官一下子滑倒了，扭伤了脚。原来晚上教官多喝了点酒，脚下有点飘。大家都冲过去，想扶起教官。只见教官严肃地说，你们别过来，只要我能够站起来，就绝对不要别人扶。

大家都很震撼，教官慢慢从台上站起来，崴伤的脚很快就肿了。他没让任何人扶，咬着牙，用另一条腿跳到台下去，找了一张椅子坐下。

我知道扭伤的滋味，那种剧烈钻心的疼痛是免不了的。只见教官哼都不哼一声，大家敬佩之心油然而生。一个人真正让人佩服之处，不是说他在台上有多么风光，而是在经历痛苦的打击后，仍然能够心平气和地接受，而且勇敢地站起来。

大家准备去叫医护人员，可晚上他们也应该回去休息了。我走过去说，教官，让我试试吧。教官点点头，他知道我在军训的时候抢救过中暑的同学。

我在教官的膝盖上找痛点，这是痛点转移按摩法。损伤之处不能直接动，人体经络相通，气血相应，只要在他扭伤的上一级关节，或者对角的相应地方，找到原始痛点，点按原始痛点，疼痛很快就会减轻。

不到半分钟，教官吃惊地说，指月，你这是什么手法？以前我脚扭伤要痛上好几天，怎么现在那么快就不痛了？周围的教官和同学们再次鼓掌。

我说，这叫痛点转移按摩法。《内经》叫以左治右，以右治左，以上治下，以下治上。如果想要好得彻底，就需要再用点药粉外敷，刚好我宿舍里还有爷爷给的药粉，是用栀子、大黄、连翘、乳香、没药五味药打成的粉。这五味药和醋一调，敷在扭伤肿痛处，第二天就肿消痛止，非常神效。

第二天我们跟教官道别，见到教官走路如常，大家没有不惊讶的。正常脚部扭伤，没有七八天很难正常走路，现在第二天就走路如常了。

教官希望我把这个方法教给他，因为军队里经常因为训练而出现筋骨扭伤或跌打伤。我把这药方跟教官讲后，教官向我敬了个礼，我马上回了个礼。

教官说，我替那些训练伤的兵向你致谢！我笑笑说，这方子本来就是黄埔军校的军医传出来的，我爷爷也是有幸得到，现在又归还给军队，是应该的。如果能够普及，让大家受益，这是中医的功劳。

教官笑了笑说，中医真牛，希望你们将来都成为中医界的牛人。大家听后，再次鼓掌，都把教官这句话铭记在心上。

11. 第一节课

在食堂吃完早餐，大家都往教学区走，路上有说有笑，每个人都抱着自己的书本，对第一节中医基础理论课充满了期待。

这教室真宽敞，120 个人坐下，一点都不显得拥挤。窗户宽大，透光非常好，教学楼四周围绕着矮山，山上种满了各种草药。常年跟爷爷采药，练就了犀利的眼睛，隔着老远，我就认出了好几种中药。这整个中医药大学四周的山就是一个大的百草园，我心绪一下子飘飞过去。

随着上课的铃声响起，从教室门口走进一位中年老师，他叫宋楚才。宋老师是教学、临床多面手，在第一附属医院脾胃科坐诊，同时也在大学城这边教新生《中医基础理论》。

宋老师非常受学生欢迎，因为他能够引导一张白纸的新同学走进中医之门，了解中医，受益于中医，感动于中医，同时他能够让对中医持怀疑态度的学子纠偏改正，重新认识中医之美。

宋老师首先做了自我介绍，然后开门见山，直入主题说，你们想想什么是中医？大家就在下边议论纷纷。过了一会儿，宋老师点了几个人来回答。

强仔站起来说，中医就是到野外山里田间，拔点青草，熬汤药，像黑色咖啡一样，喝了就可以治病的医学。老师笑了，同学们也哈哈大笑。

强仔说，你们笑什么，我前阵子牙痛，就是喝了这黑色咖啡治好的。没有实践就没有发言权，我是有实践切身体会，才这样说啊！老师点点头说，讲得好。

这时阿发站起来说，中医是中国的传统医学，它包括针灸、按摩、拔罐、刮痧，当然还有青草药，所以喝汤药，应该只是中医的一部分。军训时我看到指月同学用按摩帮助教官缓解腿痛，还有我自己中暑了，也是指月掐我的人中，按我的内关，让我好转过来，因此我也学会了这招。

宋老师眼睛一亮，点点头说，我早听说过，你们班级里有些学生是祖传中医，能站起来认识认识吗？这时大家都把眼光投向我这边，我站起来说，老师，我叫指月，小时候我经常看我爷爷治病，所以学到一些常用的中医知识。

宋老师问，那你认为什么是中医呢？我说，中医是一门研究人体生理、病理及疾病的诊断和防治的一门学科。所以中医既包括有病治病，比如牙痛了喝汤药，腿痛了用针灸按摩，也包括无病防病的养生。所以平时习练导引吐纳，注意饮食有节，起居有常，不妄作劳，也是中医的范畴。

宋老师点点头说，是这样的。中医有个天人合一的思想，是以自然之理，用自然之药，来调自然之身。学医明理很重要，中医里既有针灸按摩等招式技巧，也有方剂汤头等套路，更有临证交锋的对战实践，这都要在医理的指导下进行。

你看小小的一个牙痛，牙龈红肿，上火，你用大黄，可以以泻代清治好，但并不是所有的牙痛用大黄都能治好。用大黄的前提是热火牙痛，所以我们选择寒凉的药物，疗热以寒药。这就是一条医理。

医理记载于我们这学期要学的《中医基础理论》里，你学通了一条医理，就有一批药物可以被你调遣使用，甚至一大类疾病，你治疗起来心中就会有把握。如果没有医理指导，就像无水之船不能行远，无根之木不能长久。

然后宋老师给我们讲了《中医基础理论》的绪论。讲到中医的整体观，还有辨证论治，这是中医最精髓的两大特点。

中医的五脏不是呆板的五个形体，而是系统论，是一个密切相关的整体，中医的阴阳是辩证观。所以中医就是五脏的系统论，加上阴阳的辩证观。

宋老师说，学中医，学的是这个，将来医学水平登峰造极，还是在运用这个。

有个同学问，老师，我不太清楚整体观。宋老师笑笑说，这样吧，我给你举个例子，假如你家灯泡不亮了，是开关出现了问题，是去修灯泡，还是去修开关？

这同学说，当然修开关了。宋老师笑笑说，假如你头痛、牙痛，属于火气上攻，大便不通。这时你是吃止痛片，去止头痛、牙痛，还是把大便通开呢？

全班学生异口同声地说，当然通大便了。宋老师笑笑说，所以中医不是头痛医头，脚痛医脚，而是要整体观，辨证论治。这样你就能够上病下取，下病上取，找出真正病因，用起药来就如桴鼓相应……

大家豁然开悟，意犹未尽，可下课的铃声响了。最后宋老师说，理论高度决定临床高度，打好基础很重要，旁开一寸，更上一层。希望这学期，我们一起把中医基础打牢固，将来你们一辈子都受用无穷。

12. 爱读书的桂林

书籍是人类向上的脊梁，攀登高峰的阶梯。

一个爱买书、爱读书的人，他是在不断地进步着的。

我们班里有个非常爱读书的人，他叫程桂林。他是我们班高考分数最高的同学，所以他理所当然地成为我们班的学习委员，是大家学习的榜样。

桂林的气场非常沉静，静得你整天都很难听到他讲几句话。他在一群人之中，就像一块白玉，别人高谈阔论，他就沉潜内敛，别人分心玩乐，他一心读书，基本上你很难在操场、宿舍楼下看到桂林驻足的身影。

你如果想看到他的话，很简单，他老是坐在班里靠窗户的那张桌子旁，同时最频繁出现的场所，莫过于图书馆了。图书馆的管理员最先认识的就是桂林。

有一天大家都去上晚自习，在回来的路上，我刚好碰到桂林，便跟他打了个招呼，大家便一起走。我看桂林手里拿着一本书，便问他，桂林，看什么书呢？

桂林说，我正在看一本叫《思考中医》的书。大学才刚刚开始，很多同学都还没有进入学习状态，因为大家认为上了大学就该放松放松，玩一玩。而桂林不仅没有放松，还加了把劲，这么快就开始思考中医了。

桂林说，指月，我不明白为什么中医这门学科是在为人类健康事业做贡献，却还有这么多人怀疑中医、质难中医呢？

我说，才有是非，纷然失心。有人吃麦当劳认为这东西很好吃，有人吃包子认为这传统食品真不错。一个人去质疑中医的不科学之处是没必要的，不如去挖掘、学习它好的一面，去发扬它、传承它，让这医学瑰宝造福于民。

桂林点点头说，听说你从小就学中医，你是怎么学的呢？我笑笑说，我那学习不是正规的教育，就是爷爷从小就叫我背些古籍，教我上山认认药而已。

爷爷说，只要我背一百部古籍，就给我讲故事，讲各种各样治病用药的故事。

当我把《药性赋》《汤头歌诀》《医学三字经》《濒湖脉诀》，以及《医学传心录》，还有《药性歌括四百味》等，这些中医入门的典籍背得滚瓜烂熟时，爷爷碰到什么就给我讲什么，我也没有正规地学过大学的中医教材。

爷爷说，民间传统的师带徒教育的优势，就是临床上手快，但真正要打基础，还是要到大学里熏陶一下，这样更全面，将来发展的潜力更大。

桂林接着说，中医的五行有点抽象，有些研究认为五行是算卦的东西，是封建迷信。我以前在学校里是学数理化的，现在一下子接触中医学，发现很多中医学的概念都有些模糊抽象。

我想了下说，五行不是指具体的五种物质，而是指五种气机状态，比如木处于生发状态，火处于炎上状态，金处于收敛状态，水处于封藏状态，这就像春夏秋冬，生长收藏，四季之气周流成一个圆。而土就居其中，生长万物，又叫土旺四脏。

桂林听后点点头，有点意思，老师上课好像没有把这五行讲成圆圈的转化。

我接着说，这圆圈转化的思想，可以从两部书里看到，一部叫《圆运动的古中医学》，一部叫《四圣心源》。爷爷说，临床日久后，再读这些书籍，心中的疑惑就会慢慢解开。所以当我要上大学时，爷爷就跟我说，你去读大学，只可以长知识，不可以长是非，只可以长谦虚，不可以长傲气。很多你还理解不了的东西，你就先学习，等将来你会慢慢知道的。

桂林听后点点头说，是啊，小时候读唐诗，不知道什么叫粒粒皆辛苦，等看到父母种庄稼，春种秋收，每一粒米都来之不易时，才知道里头真正的道理。

后来桂林就一直以学习为主，很少去讨论中医的各种是非，议论那些人物，也只有这种不人云亦云，能制心一处的学子，学业才能日增夜长，上进得快。

诚如《大医精诚》里所说，为医之法，不得多语调笑，谈谑喧哗，道说是非，议论人物，炫耀声名，訾毁诸医……

13. 理论指导用药——诸花皆升

在下课回宿舍的时候，我看到夕阳西下，一个药农扛着锄头在锄草，旁边有几个学生拿着笔记本，好像在问着什么，老药农边干活边跟他们讲些什么。

跟医药相关的东西，我总是能提起兴趣，于是毫不犹豫地走了过去。原来老药农在跟学生们讲玫瑰花，这些学生是中药学院的，他们以研究中药为主修方向，所以对中药的生长环境、特点及加工、炮制方法，都非常熟悉。

只听一个学生说，唐老师，研究表明玫瑰花有美容的作用啊。

原来这老药农姓唐，大家都管他叫唐老师。唐老师乐观开朗，哈哈一笑说，我不知道研究出了什么新功效，你们学习中医，应该用中医理论去思考中医，不要只知道结果，要知其所以然。

学生说，玫瑰花为什么能美容呢？唐老师说，玫瑰花确实可以养颜美容，但也是有适应人群的。对于肝郁的人来说，正好合拍。脸上长斑，胸中气恼，这斑就叫肝斑。玫瑰花可以疏肝理气，肝气郁结一解散，脸上的斑就像乌云散开一样。

大家听后点点头说，看来学中医基础理论，才是研究中药的出路，没有强大理论做基础，研究中药就寸步难行。

唐老师说，判断一个中药科研是不是有水准，是不是能够真正地解决实际问题，就要看是不是跟阴阳五行、中医基础理论挂上钩。你们不要只关注中药现代化，中药如果不回归经典，回归基础理论，回归传统的话，就会像这玫瑰花，剪断后插在瓶里，得不到根须土壤的滋养，虽然能够飘香几天，但很快就枯萎了。

我在旁边拍拍手，讲得好，没有强大的理论，药物研究寸步难行啊。旁边中药学院的学生听了有些不服气，好像我一个新生说出这种话来，是在向他们挑战。他们可是大二、大三的学生，已经会写论文了，而且还进过实验室，搞过科研。

一个学生看了我的胸卡，知道我是第一临床医学院的，就说，既然你是临床学院的，对理论研究应该很有功底，那你说说怎么用理论来指导药物的使用呢？

大家都把目光投向我这边，连唐老师也停下锄头，想听听我这个新生有什么高见。我走到唐老师旁边，蹲下去，用手拈住一朵玫瑰花，说，大家看，这玫瑰花是花在上面，没错吧？大家点点头，这还用问吗，是人都看得懂。

然后我又说，中医基础理论认为，上面属阳，下面属阴，本乎天者亲上，本乎地者亲下。所以大家看，诸花皆升，诸子皆降。花会向空中怒放，而种子会向地下降坠。这就是为何花可以打开心胸，令气血上注于面，而种子可以降入肝肾，令精气封藏于骨髓。唐老师听后，眼睛一亮，说，小伙子，你继续说下去。

我接着说，按照中医取象比类的思维，大家看花是不是一个怒放的象？大家点点头。我又说，怒放的象，它是不是一股阳气？

大家又点点头。我又说，阳气足的人，开朗多话，阳气郁闷不足的人，就忧愁多虑，所以脸上容易长斑。而中医借助玫瑰花开闭解郁的特点，又由于它善于入血分，所以能够活血化瘀，令脸上清洁如玉。

另一个学生反问道，既然花类药有这特点，那为什么不选用茉莉花、月季花呢？是啊，这个问题怎么解释呢？不过没有难倒我，因为我以前想过这个问题。

我指着玫瑰花带刺的枝叶说，你们看，为什么玫瑰花叫带刺的玫瑰，带刺的药物有什么特点呢？这时唐老师接话说，叶边有刺皆消肿，带刺的药物有开破之功，就像将军一样，疏泄的力量更强。

我接着说，所以玫瑰花开闭解郁活血之力要比寻常的花类药更强。肝气郁结的病人，胸胁胀满，像个气球，这气球被刺一捅就破了，中医管这叫结者散之，玫瑰花能够散结气，疏理郁闷之气。

周围的同学听后都鼓掌，有一个戴眼镜的学生说，看来我们只重视中药的成分分析，远远不够啊，我们太轻视中医基础理论了，你看人家才上大一就有这中医素养，我们还是回去再多研究研究《中医基础理论》吧！

这些中药学院的学生，不禁对我们临床学院的学生刮目相看。搞传统中医的，就是不同凡响。做基础临床的，就是有实力、有本事。

唐老师笑笑说，以后你们有什么药物方面的问题，可以直接到百草园来找我。我们可以泡茶，谈医论药。医药是不能分家的，不能废医存药，只有医理指导下的用药、研究药物才能够真正发挥传统中医的效果。

14、理论指导用药——芳香能止痛

唐老师说，不管是研究药的，还是做临床、搞医理的，最好都要懂得采药识药。孙思邈在《千金要方》中提倡医家要自行采药，不仅是为了能够得到得心应手的药，同时在采药识药过程中，还可以学到很多书籍上没有记载的知识。所以后世的不少医家，常常是自己充当药师，亲自上山采药。

我深有体会，跟爷爷采药的时候，发现学习药物特别快，一点都不抽象。

唐老师说，你们不仅要学会采药，而且还要亲自尝药。学好一味药，需要你看到这味药，采到这味药，尝到这味药，最后在临床上用到这味药，用得好，才真正跟这味药交成了朋友。

我发现很多学生学医两三年了，没有尝过汤药，身上有病，不舒服了，图个方便，嫌煎汤药麻烦，就买点药片吃吃了事。他们不知道如果没跟中药保持良好的药感，你怎么能够深信它、学习它、用好它呢？

一个人能够学好一门技术学问，必定是这个人能够跟这门技术学问打成一片，朝夕相处，这学问能够深入他的精神世界，进入他骨髓深处。

你如果得病后的第一反应，不是自己熬些中药喝，不是运用中医的思维来调理，那么你就失去了提升中医水平的最好的机会。

大家听后都很惭愧，因为他们有些搞科研的，真的没尝过中药，要他们说出中药味道，他们都说不出来，这样又怎么能把中药研究开发好呢？

唐老师接着说，你们别小看中医四气五味、升降浮沉，以为这些是老掉牙的东西，告诉你们，中药的精髓全在这里面。

唐老师随手抓了一把草药，指着说，比如这藿香叶，为什么《药性赋》里说它辟恶气而定霍乱？你们不要只知道研究藿香的提取液，做藿香正气水，你们要懂得这里头的道理。你们看为何腹痛腹胀、上吐下泻就用它，水土不服、头晕头胀也用它？我随口诵出爷爷教我的《青草药歌诀》：

> 辛臭可杀虫，芳香能止痛。
>
> 此是一般法，临证要变通。

唐老师眼中一亮，高兴地说，这小伙子学得好，你们想想樟脑丸为什么可以杀虫？老百姓又叫它臭丸，它那股辛臭的味道，虫见了都逃之夭夭。藿香是芳香的，芳香药能止痛，为什么？芳香行气啊，气机滞塞导致的胀痛，只要让气机运动顺畅，不堵塞，马上就不胀不痛了。你如果懂得这个道理，碰上吃错东西，吐泻不舒，胀痛难受，就来我这百草园，采把藿香，再找块姜，捣烂水煎，喝下去就好了。

15. 理论指导用药——软藤横行经脉中

唐老师看我们听得很认真，中药学院的学生也很认真地在做笔记，他就索性把锄头放一边，带我们到他心爱的百草园转转，并且边走边唱道：

> 草木中空善治风，对枝对叶能医红。
>
> 叶边有刺皆消肿，叶中有浆拔毒功。
>
> ……

原来唐老师唱的是《草药辨认歌诀》。唐老师说，你们如果碰到痈疮肿痛，怎么办？这时一个中药学院的学生说，叶边有刺皆消肿。

唐老师说，孺子可教，但是你要分清楚，是阳疮，还是阴疮。阳疮是凸起来的，阴疮是凹陷下去。阳疮要用透刺消平，就像仙方活命饮用皂角刺，可以把疮肿透刺消掉。而阴疮日久，新肉不长，就要健脾胃、补肝肾，使脾主肌肉功能加强，肝肾精血充足，疮才会收口，比如阳和汤。阴阳的道理分明，用药就不会出错，所以用药背后一定是用中医基础理论，没有理论指导的用药，就像没有导航开车，很容易走弯路。大家再次认识到阴阳之理的重要。

唐老师走到一棵仙人掌旁边说，你们看这仙人掌是不是带刺，而且它肉厚多汁性凉，所以一看这种生长形态，就知道它能把阳疮刺破，使肿热消退。如果再尝一下，知道它是苦的，苦能泻火，所以它能清热解毒。这就是为何下颌红肿这种猪头风流行的时候，用仙人掌外敷，可以很快消退红肿热痛的道理。

大家听后，觉得中医原来可以这样认识中药，中药的功效居然可以靠你掌握的中医基础理论推导出来。

唐老师又走到一大片藤类植物那里，这些藤有些爬在树上，有些爬在石头上。

唐老师说，你们看这些藤类药是不是善于爬走啊？大家点点头。

唐老师又说，你们看这些藤类药，比如络石藤、忍冬藤、鸡血藤、青风藤，它们像不像一条条绳子，像不像人体一条条经脉？经唐老师这么生动形象地一说，大家纷纷点头。

唐老师又说，你们看，这些藤类药要把养分从地下运输到几米甚至十几米以外的地方去开枝散叶，那么保持藤条通畅是不是很重要？就像北京到香港的京九铁路，要非常通畅，北京的物品才能够很快地运到香港。

大家听后又点点头。唐老师说，运送人体气血津液靠的是经脉，经脉堵塞就会痹痛，会不舒服。你们想想这些藤类药，最善于治哪些疾病，在哪些病象上可以大大发挥它们的功用？

这时一个学生说，我记得很多祛风湿的药就是藤类药，风湿痹证关节痛少不了它们。唐老师笑笑说，正是如此，祛风湿的药少不了藤类药，风湿痹痛，经脉不通，藤类药善于疏通经脉，疏理气机，连通上下，沟通内外。这么形象的讲法，大家好像第一次听到。

唐老师笑笑说，其实把藤类药只用于风湿痹证，还是太小瞧了它们的作用。身体哪个地方不需要通畅，哪条经脉不需要条达？而生病之所以会不舒服，会疼痛，这里头肯定跟筋脉扭曲不通分不开。所以你们如果把藤类药研究好了，那不得了，治疗很多疾病，你们都可以有一种新的思路。如果再配合辨证论治，加上保持人体经脉通畅的思路，你用药遣方的水平估计会更上一层。

我不知道大家有没有听懂唐老师讲的，但我跟爷爷抄方有一段时间了，深知爷爷处方用药，疗疾治病，最重要的就是保持人体气机流通。爷爷最常挂在嘴边的一句话就是张仲景讲的，若五脏元真通畅，人即安和。

大家想想，这元真就是精微物质，能够日夜运行不息，环周不休，靠的是什么？靠的是人体管道无所滞塞啊！难怪爷爷在用药的时候，总会用上一两味畅通气机经脉的药，比如鸡血藤、通草、红藤等。

以前我想不明白，经唐老师这样一点拨，我对藤类药不禁再次刮目相看，看来以前只把它们看成风湿痹证的用药，远远低估了这些藤类药的真正价值。

唐老师说,《药物歌诀》里讲软藤横行经脉中。你们用药一定要站在脏腑经脉、气血津液这层面上去用,而不是站在病名上去用。站在病名上研究,你们就会把中药带进死胡同。如果你们仅仅以为软藤专治风湿痹痛,那就麻烦了。学药物不能自绑手脚,认为某某药治某某病,研究某某病用某某药,那就是自绑手脚。学药物要解放思想,只有解放思想,才能真正解除病人疾苦,解决临床上的很多疑难问题。学生们问,那么怎么解放思想?

唐老师说,你如果把软藤看到通行经脉这层次上,那么百病引起经脉不通,或者经脉不通引起的各种怪病,你用这些藤类药都可以收到意想不到的效果。

活学活用中药,必须要真正地去观察中药,品尝中药,采集中药,思考中药,同时用中医基础理论去指导用药,研究药物,那么中医中药的研究才会走上正轨。

16. 头胀痛与气球上冲

大清早,一阵香喷喷的气味把我从梦中唤醒。是谁在吃泡面呢?

原来向明用我的饭盒泡了一包方便面,我奇怪地问,向明,没有搞错吧,你自己的饭盒都认不得了。向明笑笑说,我咋会不认得呢?

我说,那你干嘛用我的饭盒泡面呢?向明诡异地笑笑说,当然是泡给你吃了。

我笑笑说,泡给我吃,无功不受禄啊!向明说,我是礼下于人,必有所求。

我笑笑说,看来古人说,无利不起早,你这碗泡面可没那么好吃啊!

向明露出他那经典的白牙,哈哈笑道,还不快起来,泡面都快凉了,吃完后,我还有事要请教你呢。于是我从床上跳下来,刷牙洗脸完毕,就把那泡面吃完了。

然后向明就说,古人讲,钟非叩不鸣,大叩则大鸣,小叩则小鸣,我心中有一疑惑,想要叩一叩。我马上整顿衣服,坐正身子,说,看来你这碗面不好吃啊。

向明笑笑说,为什么昨天那个同学头胀痛欲裂,你就帮他揉揉按按脚部,他就好了?我说,我还以为是什么大事呢,原来是这种小问题。我们不是刚学过中医的阴阳学说吗?向明点点头。

我接着又说,那个同学头胀痛是不是脸红目赤啊?向明又点点头。

我又说,那这是不是一个阳气亢盛之象,气机往上冲呢?

向明一拍脑袋,说,你等等,我好像想通了。我说,你想通了什么呢?

向明说,人体是一团气在升降,如果气机升发太厉害,血压就会高,脸就会红赤。而你帮他按脚底的穴位,就像把气机引下来,这是阴阳的相互对立制约啊!

我点点头，叫向明再说下去。向明说，这是不是上病下取，就像气球往上飞得太高，我们就在下面拉一拉绳子，气球就降下来了。

我笑笑说，向明，你悟性真高，这个道理我以前想了很久才想通，你一个早上就想到了，真是学医的好苗子啊！向明说，我昨天琢磨了一个晚上也没想通，睡不着觉，今天经你提醒，我才想通了些，还得谢谢你。

我接着说，那个同学应该跟他舍友吵过架，或者发过脾气，所以他的脉象像气球那样弦数有力，往上冲，鼓起来。我按的是足部的太冲穴，是肝经的穴位。

向明说，肝经的穴位？我说，是啊，以后学针灸时就知道了，到时就会明白。现在只需要知道，向上冲，阳亢太厉害，我们就要按《内经》里说的，阳病治阴，阴病治阳，上亢者下取之，下陷者上提之，使阴平阳秘，其病乃愈。

向明点点头说，这中医真有意思，把阴阳理论搞好了，人生病就是阴阳失调，我们就去调他的阴阳，可以用药，可以用针，可以按摩，方法五花八门啊！

我说，向明的悟性真不简单，一下子就看到了医道的本质。

爷爷以前问过我，中医是用什么治病的？我答针灸、中药、刮痧、砭石。爷爷都摇摇头，最后爷爷才说，中医治病，用的是阴阳升降之道。

于是我用这四个字去读医书、看病的时候，发现总能够在疑惑之时得到解答，在困顿之中找到一条明路，在黑暗里遇到一线亮光。

17、电梯升降

在大学城天桥下，我隔着老远就看到强仔在吆喝着。原来强仔除了参加学校的勤工俭学外，他还自己去批发市场批发些学生常用的物品在大学城卖。

没想到强仔的经济头脑这么灵活，我走过去，向强仔打了个招呼，强仔看见我非但不害羞，反而招呼我过去帮忙。

我有些脸红，强仔好像看穿了我的心思，然后说，指月啊，我这样做一点都不觉得丢人，反而觉得很自豪，因为我靠自己的双手赚钱，来养活我自己。

我听后很是震撼，这时一个女孩子过来，看到强仔地摊上摆着漂亮的小太阳帽，马上就买了一个。我说，强仔，你怎么这么聪明，知道大家想买什么？

强仔笑笑说，站在消费者角度去做生意的商人是最高明的，就像你能够站在病人病因角度，去处方用药，把病治好，这就是高明的医生。我接着说，强仔，你每天花这么多时间，又是勤工俭学，又是摆地摊，哪有时间学习啊？

强仔好像料到我有这么一问，马上从两边的裤袋里掏出十几张的小纸片，上面有些连我都觉得陌生的英语单词，还有我熟悉的《内经》条文。

强仔抽出一张，读了起来，升降出入，无器不有。又读到，上穷天纪，下极地理，远取诸物，近取诸身。我恍然大悟，原来强仔在这天桥下，边做买卖边读书。有顾客时，就向顾客推荐商品，比如帽子、雨伞，还有扇子等。没有顾客时，就拿出小纸片来诵读。真是让我佩服的强仔。

这时正好有个女孩子捂着肚子，痛得在天桥那里蹲了下来。我和强仔连忙走上去说，同学，生病了吗，需要帮忙吗？

原来这女同学是广州中医药大学隔壁广东外语外贸大学的学生，穿着比较光鲜，一条短裙，留着长发。她说，刚才我觉得很热，吃了两个冰激凌，肚子就开始痛了，想去医院又太远了，想回宿舍又走不了。

强仔笑笑说，看来你遇上救星了，我们就是中医药大学的学生，我身边就是个小郎中，让他帮你瞧瞧吧。我摸了下她的脉，发现关尺脉迟紧，这是里寒盛之象。如果有艾条的话就好了，点燃熏熏肚脐和足三里，肚子冷痛马上就会减轻。

这女同学看我在寻思，觉得我应该没什么招，然后说，不要为难了，如果没办法，你就帮我去叫医务室的医生来吧。

我笑笑说，怎么会没办法呢？只是办法太多，一时不知道用哪个。

强仔听了，差点晕倒，笑笑说，没听说有人比我还幽默的，有什么招就赶快用吧，治好了算你牛，不然你再幽默都没用，治病可不是说着玩的。

我迅速用重按法，点按她的足三里穴位，她哎呀一声，叫了出来。

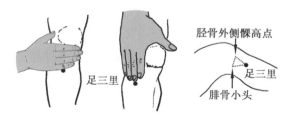

强仔一愣，被吓了一跳，他怕我没治好病，反而把病弄得更重了。

谁知就在这时，这女同学放了个屁，脸色没那么苍白了，然后摸摸肚子，好像不痛了，迅速站起来，走了两步，笑笑说，真神奇，怎么按了一下就好了呢？

强仔心头悬着的石头马上放了下来，笑笑说，果然不负所望，小郎中真有招，快教我，这是什么招？我跟强仔说，这招你刚才就读过呀。

强仔说，我读过怎么会不知道？我说，这就是升降啊！

强仔更是大惑不解，这就是升降的病？我说，是啊，她吃了冰激凌，冰在肚子里，就像冰冻的虫一样，爬不动了，胃肠蠕动不足，不通则痛。我们通过按足三里穴，气机往下一降，放几个屁，浊降清升，腹部气机旋转，病痛寒气乃散。

强仔笑笑说，太有意思了，升降紊乱就会生病，升降有序就能治好病。可我不明白为什么她肚子气机降不下来，可你按她的小腿就降下来了？

我说，强仔，这个道理嘛，我怎么跟你说呢？对了，刚才你不是读到，学医要远取诸物，近取诸身吗？我们就用周围的事物来打比喻，方便理解这种道理。

强仔说，用什么比喻合适呢？我笑笑说，有了，电梯不就叫升降机吗？你看它能升能降，能出能入，所以它可以上下运载货物。但是如果电梯停在三楼，你在一楼，怎么能让电梯下来呢？

强仔说，很简单啊，我只需要在一楼按一下按钮，电梯就从三楼下来了。

我笑笑说，就这么简单，你只需要按一按胃经的穴位足三里，胃肠以通降为和，放几个屁，浊阴一降，肚痛就消，清阳一升，身体就好了。

这时不仅强仔高兴得露出笑脸，连旁边的女孩子都拍手说，你们中医太厉害了，治一个病还可以说出这么生动的道理。以后我同学如果出现这种情况，是不是用这方法也管用啊？

我笑笑说，当然管用了，中医治病的成功案例是可以复制的，但是你先要学会如何找足三里穴，而且要练练点穴的指力。如果你认穴不准，就像射箭射不中靶心。如果你认穴很准，却像文弱书生，手无缚鸡之力，虽然瞄准了靶心，这箭射不到靶点也白搭，就像隔靴搔痒。

强仔恍然大悟说，难怪刚才她大叫一声，原来你那一招点按指力够重的。

我说，乱世用重典。气机一派紊乱，就像盘根错节，你不用斧斤重量之力，怎么能够斩除邪恶呢？大家听了哈哈大笑，然后强仔偷偷地问我说，指月，你怎么练得这一手好指力的？回头你得教我啊！

18. 肝主疏泄——麦芽与木能疏土

晚上，大家下晚自习回到宿舍，关了灯，准备休息。大家躺在床上，开始聊起每天的新鲜事儿。

向明说，前两天女生宿舍的阿紫，因为打饭打得太多，又不忍丢掉，吃得太急，吃得太饱，导致胃胀难受。刚好宋老师上课，就问阿紫哪里不舒服？然后宋老师当场给我们展示了一遍望闻问切、理法方药的中医思维过程。

强仔说，是啊，宋老师眼光真独到，一百多人的大教室，他一眼扫过去，就看出阿紫不对劲，这真是火眼金睛、千里眼啊！

向明接着说，最神的是宋老师问她是不是胃胀？一句话就问到点子上了，这功夫是怎么练出来的呢，我很想知道？

阿发说，最神奇的还是宋老师叫阿紫用麦芽泡茶喝，喝了下午就好了。这么简单，就用一味药让痛苦不堪的阿紫马上变得笑容满面。

大家都看向我，问我有什么看法？我说，博涉知病，多诊识脉，屡用达药。宋老师有几十年的临床经验，从小就学医用药，见的病人非常多，他看过一遍，大概就知道这病人阴阳升降会不会出问题，气血津液运行得怎么样。

后来宋老师不是当场把了脉吗，我也过去把了下阿紫的脉，左边肝脉弦硬，右边脾胃脉胀满，这是肝郁脾滞，木不疏土。

强仔接着说，什么叫木不疏土？向明说，木就是肝木，土就是脾土。我先预习过《中医基础理论》，知道肝气不条达，消化就不好。

我说，为什么生闷气后就没胃口？强仔笑笑说，我知道，生闷气叫怒伤肝，肝受伤了，就不能帮脾胃疏理。

我笑笑说，强仔说得对，你看为什么树木茂盛的山，土就疏松，富有生机，而荒山野岭，土壤就板结，一派死气沉沉？

强仔说，你的意思是树木的根须可以帮助土壤疏通气机。我明白了，这就是木能疏土。这时阿发说，为什么用麦芽呢？

我说，大家看，麦芽是不是麦子冒出的芽呢？大家点点头。

我接着说，小时候我们学过一篇课文，叫《种子的力量》，种子一旦冒芽，力量就很大，这些芽须可以向上破土而出，可以向下钻入土中，让土壤疏松。

喝了麦芽茶，就像肝木一样，向上疏肝解郁，让闷气像破土而出一样，然后麦芽又能够向下扎根土壤，可以帮助食物消化，让板结的脾土变得疏松，这就是木能疏土的道理，也是麦芽茶能疏肝助消化、健胃的原因。

向明笑笑说，我明白了。阿紫喝了麦芽茶后，本来胸胁胀满的，现在舒服了，本来脾胃胀满，不想吃饭的，到下午胃口也开了。不过，从此她再也不敢吃饭吃得太急、吃得太饱了。

强仔拍拍手说，三个臭皮匠，赛过诸葛亮。今天晚上一讨论，我马上对木曰曲直、肝主疏泄了解了。

我说，学中医有两套思维，一套是用大脑去理论，去用逻辑推演；另一种是用心去感受、感知，体验这些道理。就像木能疏土，这是一个理论。你可以推出肝木郁闷后，脾土就消化不好。而你如果用心去体验，比如自己生气或者心急了吃饭，就容易胀满，不消化，这就是你自己亲身体验中医。如人饮水，冷暖自知。所以中医的基础理论，是可以用身体去感受的。

向明笑笑说，这样说来，我们一边学理论，一边用身体去体验中医，不是学习得很快吗？我说，当然了，我爷爷说理论既要结合实践，更要结合医生自己的体验，这叫内证。这样学习中医就会越学越有意思。

19. 肝主疏泄——抑郁者身心并调

宋老师说，肝主疏泄，除了影响脾胃消化，帮助脾胃疏通饮食外，它还能疏泄周身气机，掌管情绪，条畅人的精神情志。古人把这种功能称之为肝主条达，或者说肝喜条达而恶抑郁。为什么抑郁的人不开心，脾胃功能也不好，甚至抑郁的人最明显的表现就是胸胁部胀满？这在中医就叫胸闷胁胀，你们以后学经络学时，就知道这胸胁部是肝经管辖的地方，中医认为肝经布胸胁。如果胸胁有团气堵住，你就开心不了。

这时阿雅站起来说，老师，我有体会，心情不好时，腋下老觉得有团气散不了，吃饭不香，睡觉不安，还做一些乱七八糟的梦。

宋老师说，阿雅这种体会就是肝气郁结，气机就像齿轮在旋转一样，如果卡住了，就没法工作，身体就不舒服。这时你如果懂得用疏肝解郁的思路，或者用逍遥散，或者用玫瑰花、橘叶泡茶，喝后气机顺畅，放几个屁，胸胁部闷紧的感觉就松开了。

阿雅说，我明白了，下次我再出现这问题，就不用在那里着急难受了。

宋老师说，有一对夫妻，经常吵架，闹得不可开交。后来妻子患了乳腺增生，胁肋胀满，失眠烦躁，月经紊乱，浑身没有一处舒服的地方。大家想想，如果整天怒火攻心，你做事情能舒服呢？即使在天堂也逍遥不起来。所以她找到了我，我给她用了逍遥散。

我说，这药能让你的气机逍遥，而你也可以让你自己的气机郁结，你的家庭问题才是疾病的根源。她郁闷地说，我也知道，但是我不知道该怎么办？

我跟她说，问题出现了，不是生气能够解决的。如果生气能够解决，吵架能够摆平，天底下就不会有那么多问题了。正己才能化人，你应该先做好自己，看看自己有哪些做得不到位的地方。

劝慰她一番后，她马上知道自省，对她老公就少了很多抱怨，多了几分体贴和关心。她的家庭氛围渐渐好起来，她也不跟丈夫吵架了。

后来这妇人再来找我看病时，我再摸她脉象，肝气郁结弦紧之象消失了，变得相当平和。我说，你这脉象没啥问题，你还来找我干什么呢？这妇人笑笑说，大夫，我吃了你的药后，身体舒服很多，这次是来复查，看看还需不需要调理？

我笑笑说，古书里讲，一个家庭里面，如果成员有什么不快，需要早早说出来，勿使隐忍，以为无苦，过时不知，便为重病，遂成不救。

这是说，很多顽疾，是因为家庭里面对立矛盾太多，导致气场很乱，人很烦，气机郁结，大家都在强忍着，殊不知一口气憋在胸中，刚开始可能胸闷胁胀，后来就有可能发展为肝炎、胃炎、乳腺增生等。如果不解开这郁结，炎症增生进一步恶化就会变成包块肿瘤，日渐增大，堵塞经脉，身体败坏，良医束手。

这妇人说，太感谢你给我指的明路了，如果不是你开导我，我到今天都不知道错在哪里。我跟她说，这还是你自己努力的结果。医生帮你把已成的气机郁结理顺，而你自己的身心真正放开，使气机不再郁结，这才是治根治本。标本兼治，双管齐下，你的病好了，家庭关系也和谐了。

宋老师接着跟我们说，我用逍遥散治过不少妇科疑难杂病和肝气郁结，发现有些效果好，有些效果平平。后来一总结，发现不是辨证问题，也不是药材不道地，而是人们用药的同时没有自己调身心。

那些顽固怪病，最后能够调整过来的，你们会发现，除了医生用药准确外，病人必定还调整了心态。所以生病的人要学会过一种不计较、不郁结的生活。

同学们马上领悟到，不是说抑郁者不能治，只要是病就有治疗的思路和方案，抑郁者要身心并调。调身以汤药，调心以圣贤教育、传统文化熏陶。

20．肝主疏泄——解郁三招

这时林玉同学站起来说，老师，好像你讲的那几个症状我经常有，每次来月经前，胸胁容易胀满，而且头痛目胀，我是不是也该吃些逍遥散呢？

宋老师说，身体有些小毛病，别急着服药。逍遥散只是一个疏肝理气的汤方，没有人说身体不舒服一定要吃药。你只要能让自己舒畅，你爬山可以治病，运动、导引也可以行气解郁。

林玉苦闷地说，我怕将来也像那个妇人那样乳腺增生。

宋老师说，不管是女子乳腺增生，胸胁胀满，或者男子胸胁胀痛，初期都是气机郁滞所致。如果懂得及时疏达气机，这些积滞就不会日积月累而渐渐变成包块。那么如何疏达呢？你可以先考虑用一些导引按摩之法。

林玉说，导引之法？我不知道，也没听说过。

宋老师说，导引按摩就是专为气机郁滞型病痛而设的，这可是中医的宝贝，可以迅速帮你理顺身体气机，你可以选择从上往下理顺气机。

说完，宋老师就给我们演示，用手法导引按摩，助肝疏泄、解开郁结的三招。

先是拍腋下。《内经》认为，肝有邪，其气留于两腋。常有胸胁胀气的妇人，你叫她双手举起来，帮她拍打两腋，随拍随解。这招还可以自己拍自己，还可以预防肝气郁结导致的乳腺增生，肝胃不和，胁肋胀满。

第二步是敲打胆经。胆经在人体侧面，你可以从头部侧面一直敲到脚下，重点敲打胸胁周围及较为疼痛敏感的地方。敲身体，经脉就会因为震动而畅通，就像长期瘀堵的管道，里面有些锈垢，你用锤子敲敲管壁，锈垢容易掉下来。对于人体而言，瘀垢一掉下来，就会迅速被身体搬运走或消化吸收。

第三步是按太冲穴，这个挺管用。太冲穴就像楼下的电梯按钮一样，电梯在七楼、八楼停住，就像气机郁在肝部胁肋部，你通过点按肝经位于足背侧的太冲穴，那么肝部的气机就容易降下来。

这三招大家很快就学会了。有几个女同学跟着做完后，开心地说，宋老师，我这几天正有些郁闷，做完后感觉舒服了。学会这东西太好了，以后学习学得郁闷的时候，就来导引按摩解郁三招，又可以轻轻松松、快快乐乐地学习了。

宋老师笑笑说，现学现用，活学活用，学中医就是这么实在。当然还有一些妙招，比如我们常教病人的赤足功，对于气机郁结、气血上逆不降的病人来说，是非常管用的。运动之外，更要注重畅达情志，到山里去高歌一曲，大喊几声，这都是疏解郁结的办法。

大家马上想起军训期间，教官带我们唱歌的日子，那时什么郁闷都随着歌声飘到九霄云外去了，大家都有一张快乐的笑脸。

宋老师说，人挪活，树挪死。你们不能一坐就是一上午，或者一学习就学习到深夜，动都不动。这样看似学习时间长，在珍惜时间，其实却是在降低效率，折损身体。

对于郁闷的人来说，越待在一个地方，气机闭郁得越厉害，要到大自然中多走动走动，因为利用绿色草木的生发之气，可以帮助你肝脏条达，少得肝郁。真正热爱自然、热爱山村田野的人，他们是不容易得肝郁的。

国外研究表明，一个城市的犯罪率居然跟这个城市的绿化有关系，绿化好的、绿化面积大的城市，犯罪率会低一些，抑郁也会少一些。这就是为何很多疗养院或者精神病院都建在山里，而且要种上青青翠竹，郁郁黄花。如果住在城市里，可以在窗台或者天台上养养花，养花也是一种怡情，一种疏达。

宋老师最后让大家去参不生气的秘诀。大家都一头雾水。

宋老师说，这个已经超出我们《中医基础理论》之外，但是对治怒则气上引起的各种病症，比如中风、高血压、头痛、眼胀、口苦、颈僵等疾患，大有好处。

什么是不生气的秘诀呢？宋老师说，当生气的时候，要及时在源头上截断扭转。最上乘的解决问题之法，是不让问题发生。气一上来，还没造成暴乱，你就要立即去参。

第一，我不应该生气，气得我胸胁胀满。

第二，我不应该觉得压力大，自我加压，就得高血压、心脏病。

第三，我不应该着急，急火攻心，中风就快。

第四，我不应该犟，牛脾气，听不得别人的话，脖子就紧强。

第五，我不应该挑别人的毛病，小人有过怨他人，君子有错求自修。

这种反求诸己的表现，就像当头棒喝，悬崖勒马，把问题找到自己身上来，问问自己是否真的做得很好，一点毛病都没有，如果不是，就把自己做好再说。这是最明智的，也是最能治根治本的。一味地埋怨别人，抱怨社会，只会让你的烦恼越来越多。

21. 医古文——珠江与大海

我们广州中医药大学的国医泰斗邓铁涛老先生讲过，仁心仁术乃中医之根。

我们第一节医古文课，就上《大医精诚》。随着上课铃声响起，走进教室的是一位女老师，她叫李和。这学期的医古文教学主要由她负责。

李老师古文功底相当精深，本身又是文科出身，她第一句话就跟我们讲，古代文史哲不分家。所以文人学医如笼中抓鸡，你们如果有好的古文功底，学起中医来，就有事半功倍之效。

那些学文科的学生听了很开心，因为他们有强大的古文阅读能力，而中医的精华大都记载于古籍里。学会古文，就等于掌握了一把打开古圣先贤的智慧宝库的钥匙。而理科生就有点郁闷了。

李老师似乎看到这点，便说，学理科的也不用灰心，告诉你们一个迅速提升古文阅读能力的办法。大家一下子静下来，迫不及待地等着李老师说。

李老师说，现在很多人习惯了口头表达、现代语言，不习惯看古文，其实你只要一旦学懂古文，你会发现看古文更有意思。因为你可以直接和几百年前甚至几千年前的古人交流。学懂古文最快速的方法，就是先背五十篇医古文，当然你也可以看《古文观止》，到时你不仅能读得懂古文，连写古文的能力也慢慢具备了。

谈到死记硬背，用这种笨功夫来攻克难关，这些理科生一听就泄气了。因为背诵是他们的薄弱环节，他们善于理性思维，而不善于背诵文章。

只见班里的小开举手，站起来问，李老师，有没有可以一下子背诵那么多古文的办法啊？李老师笑笑说，早猜到你们会这样问，读书就像攻城一样，要克服困难，困难像弹簧，看你强不强，你强它就弱，你弱它就强。

大家听后，都有点羞愧。李老师已经把最直接、最好的方法告诉了我们，我们还嫌困难，还想找到更取巧的办法。

随后李老师给我们讲了一个唐伯虎学画的故事。风流才子唐伯虎，他画画不是无师自通，而是师出名家，而且长江后浪推前浪。后来唐伯虎的画画水平超过了他老师，人家问唐伯虎的老师，为什么你的画比不上你的学生呢？唐伯虎的老师笑笑回答，肚子里只是缺少唐生数千卷书。说白了就是唐伯虎的老师认为自己比学生少读了很多书。

大家不解地问，这读书和画画有什么关系呢？这就是功夫在诗画以外的道理。

李老师说，你们知不知道，中国的传统文化就像土壤，中医便是生长在这片土壤里的一朵奇葩。你如果眼中只看到奇葩，没有看到土壤，不知道去耕耘土壤，你就很难真正把中医学好。大家一听，对医古文马上兴趣倍增，原以为学好《中医基础理论》就行了，想不到医古文如此重要，难怪大学一年级就要学。

李老师又跟我们讲江南名医丁甘仁，桃李满天下，就连四大名医之一的秦伯未老先生也是丁师门下。

李老师说，你们知不知道入医门的第一道关是什么？就是背诵古文。

秦伯未老先生回忆说，我刚开始就学于丁师门下，丁师首先就要求背诵《古文观止》中 220 篇文章。每天一篇，天天如此，尤其是《出师表》《桃花源记》《赤壁赋》等千古名文，更要求背得滚瓜烂熟，一气呵成。当时我背诵时觉得很乏味，却想不到古文水平与日俱增，从此博览群书，读得相当容易。

李老师接着又说，你们将来想成为大医还是小医啊？

学生们异口同声地说，当然想做大医了！

李老师又说，你们觉得是大学城外面的这条珠江大，还是珠江外面的大海大？

学生们异口同声地说，当然大海大！

李老师笑笑说，如果你们专一地研究医学，可能开掘出珠江，造福一方；而如果你们整个文学修养提高，便有可能酝酿成大海，造福于世界。

大家听后，连连鼓掌，都觉得学医古文太重要了。

22、大医精诚——医术精通

张湛曰：夫经方之难精，由来尚矣。今病有内同而外异，亦有内异而外同，故五脏六腑之盈虚，血脉营卫之通塞，固非耳目之所察，必先诊候以审之。而寸口关尺有浮沉弦紧之乱，腧穴流注有高下浅深之差，肌肤筋骨有厚薄刚柔之异，唯用心精微者，始可与言于兹矣。今以至精至微之事，求之于至粗至浅之思，其不殆哉！若盈而益之，虚而损之，通而彻之，塞而壅之，寒而冷之，热而温之，是重加其疾而望其生，吾见其死矣。故医方卜筮，艺能之难精者也。既非神授，何以得其幽微？世有愚者，读方三年，便谓天下无病可治；及治病三年，乃知天下无方可用。故学者必须博极医源，精勤不倦，不得道听途说，而言医道已了，深自误哉。

李老师把《大医精诚》分成四段来讲，分别为医术精通、诚心救人、大医之体、为医之法。

《大医精诚》是孙思邈所作，一个医术精湛，又能诚信救人的人，可以称之为大医，所以大医应该是德术兼修。德非术不行，术非德不远。德术如鸟之双翼，车之两轮，人之两足，缺一不可。

那么如何德术兼修，下面李老师就给我们串讲了《大医精诚》。

有个养生高手，他又是大学者，叫作张湛，他说，医道向来很难精通，为什么难精呢？因为很多疾病本质一样，但表现却五花八门，或者本质不一样，但表现却相同。比如都是贫血，有人表现为头晕，有人表现为腰酸，有人表现为四肢冷。如果抓不到贫血源于脾胃生化气血不足，只是吃治疗头晕的药、腰痛的药，还有四肢冷痛的药，都不能很好地得到治疗。只有把脾胃气血补足，让贫血改善，这样持中州，灌四旁，各种外在的病象才会一一消失。

又比如两个人都咳嗽，一个吹了风则咳，一个长期劳累过度而咳，他们病因不同，症状却一样。吹了风咳嗽的用荆防败毒散这咳门第一方，一通宣理肺，疏散风邪，咳嗽马上好了。长期劳累过度的就要虚则补之，因为劳倦伤脾，用一些调理脾胃的药，培土生金，虚则治其母。这时没有用止咳的药，却能把咳嗽治好。

同学们会很奇怪，我为什么能够透过病象知道病人的本质呢？

这个疑问，孙思邈也讲了。他说，五脏六腑之盈虚，血脉荣卫之通塞，完全不是眼睛能看见、耳朵能听到的，你怎么能够判断他是外感还是内伤，又怎么能够知道他这是贫血，脾胃生化功能减退导致的疾病呢？

孙思邈说，这就要考验医生诊断疾病的功夫，这叫必先诊候以审之。那怎么诊候？中医认为诊断疾病要四诊合参。四诊是什么？就是常说的望、闻、问、切。

就拿切脉来说，这寸、关、尺的搏动，一千个人有一千种跳法，经络穴位也会因为高矮胖瘦而有差异，肌肤筋骨也是不同的人有不同的状态。这样看似没什么标准，你怎么诊断？

孙思邈讲，唯用心精微者，始可以言医道。也就是说，医道是至精至微的事情，如果粗枝大叶地学，浅尝辄止地思考，那你最好不要学医。为什么？因为你学业不精，误了别人性命，这可不是闹着玩的。

学医怎么会误别人性命呢？就像一个老太太，本来脉象亢盛有力，你说老年人虚了，应该补补，给她用了一株高丽参，还没吃完，眼睛就出血看不见了。

孙思邈称，这是盈而益之，重加其疾。说白了就是犯了虚虚实实之戒。

什么叫虚虚实实之戒呢？虚虚就是让虚弱的人更虚，给亏虚的人用下法，结果他站不起来了。实实就是给壮实的人，甚至上火的人用补药，这就等于火上浇油，严重的会引起狂躁出血。医生一旦用药用反了，就像雪上加霜，落井下石。一旦用药得当，就如同雪中送炭，久旱逢甘露。人参也会杀人，用不好也会给身体增添疾病的。

李老师说，没有绝对的好药、坏药，好不好，看用药的人，看有没有对证。

这个老阿婆误服人参后，导致眼鼻出血，视力下降。有明白的医生赶紧给她几片大黄泡水喝，把人参的补力消掉，让上冲的脉势下顺，眼鼻出血就收住了，头脑没那么胀痛了，慢慢恢复了清爽。大家看，如果不知道及时解救，一错再错的话，就不是眼鼻出血那么简单，有可能脑出血中风，那就麻烦了。

所以不能乱吃保健品，乱给父母买保健品。有些人在外面赚钱了，以为昂贵的补品就好，买了送给家中老人，老人吃了就出事了，这叫什么？叫不通医理，孝心也会变成利刃，无知的爱就是一种伤害。

同学们马上想到，有句俗话叫人参杀人无罪，大黄救人无功。这句话就是在感叹世人不通医理，蒙昧无知，普遍认为高价的东西就好。不知道药不对证，人参亦害人；药若对证，大黄也能建立大功。

至于下面虚而损之，你们就知道是什么意思了。一个本来亏虚的人，你还说他身体有病邪，应该用攻。本来是寒积便秘，你只看到便秘的标，没看到虚寒的本，草草地用了下法，他马上头晕短气，脚都站不稳，大便更排不出来，肚子也冷痛，胃口全无。所以古人讲，粗工凶凶，以为可攻，故病未已，新病复起。

病人想来治便秘的，反而让你治得头晕眼花，没胃口，没有帮病人治好病，反而添了病。孙思邈就叫这种行为为重加其疾。非但没让疾病减轻，还加重了，这是医之过啊！

如果懂得辨寒热，给他用点温药，他反而舒服，所以寒温错了，病症立马加重，这叫寒而冷之。他本身肚子就缺把火，大肠才蠕动不了，你又给他用凉茶、寒凉的大黄，这不是雪上加霜是什么？

大家都非常震惊，学医太危险了，一个方向性错误，就有可能把病人带向病痛的深渊。你希望他活过来，但实际上却加快了他的死亡。

什么叫通而彻之呢？有些医家，凡看到病痛，就以为这是经脉不通，应该打通它，因为不通则痛，就用大量活血化瘀药，让他的血脉跑起来。殊不知有些劳损之人，气血还不至于闭塞，能够慢慢地走，你却使劲加快它的速度，它马上累倒了。这就像一匹马已经累得都快跑不动了，你还拿鞭子抽它叫它跑快点，这匹马很快就倒地了。这时不是要大量活血化瘀，而是要慢慢培补他的元气，气足后，自然走得快，不用你去赶它。这叫不用扬鞭自奋蹄。

什么叫塞而壅之呢？一个人本来气滞血瘀，说话没力气，身体经脉堵塞得严严实实，你一看，这浑身没劲，肯定是虚的，就给他用大量补药，这一补就麻烦了，他就上火，经脉堵得更厉害，昼夜烦躁不得安，晚上睡不着觉，白天更没精神，脑子兴奋得像高铁一样快，但身体却像老破车一样，缓慢走不动，甚至有散架之感。这时不能一味地给他补充，而是要疏通瘀塞，令气血对流，疾病乃愈。

什么叫热而温之呢？有些病人本来胸中烦热，身体强壮，他还想纵欲壮阳。

他就跟医生说，医生，给我开些壮阳药吧，贵一点的都不怕，我有钱。如果医生听了他的话，给他开一系列扶阳补肾的药，这医生就不是在看病了，而是在看钱。

用了这些药，病人马上兴奋起来，就像打了兴奋剂一样，短时间内充满精力和激情，但纵欲过后，亏损得更厉害，衰老得更快。这叫什么？叫年轻气盛还加把火，火上浇油，生命燃烧得更快。

孙思邈说，你企望让他快活，其实是在死亡的悬崖上推了他一把。医生如果干这种事情，就不是在救生，而是在送死。所以作为医生，不能盲目满足病人的要求，要看对他是有利还是有弊。满足一些为了纵欲而要求壮阳的病人的要求，你不是在积德，而是在造恶。积德之家必有余庆，造恶之家必有余殃。

大家对医生这职业不禁有些胆战心惊，如果不明医理，造恶了都不知错在哪里，这多么可怕啊！世界上最可怕的事情，并不是灾难降临，而是你每天都在做些损人不利己的事，自己却不知道。

所以孙思邈讲，医道是各种技艺里最难精通的，如果不是天资聪敏，读万卷书，还有阅人无数，人情练达，真的很难得到里面的精髓。

有些粗工学医，读了医书三年，偶然治愈一病，就昂头戴面，非常骄傲。认为所有疾病，医书里都载有方药，天底下没有病不可以治了。这样的愚者粗工，等真正临床，治病三年时，不禁感慨教材无用，古籍不行，中医没效。他认为天底下没有一个能治好病的方子。大家看，为什么呢？不是方子不行，而是他不行。他就想拿着书去套病，疾病是千变万化的，又怎能拿着书生搬硬套。

一个医者要想真正学好中医，必须博极医源，精勤不倦。学不博无以通其变，思不精无以烛其微。不能道听途说，认为中医没落，未上战场先言败，你这不是在传承发扬中医，而是在做中医的掘墓人。

23．大医精诚——诚心救人

凡大医治病，必当安神定志，无欲无求，先发大慈恻隐之心，誓愿普救含灵之苦。若有疾厄来求救者，不得问其贵贱贫富、长幼妍蚩、怨亲善友、华夷愚智，普同一等，皆如至亲之想。亦不得瞻前顾后，自虑吉凶，护惜身命。见彼苦恼，若己有之，深心凄怆。勿避险巇、昼夜寒暑、饥渴疲劳，一心赴救，无作功夫形迹之心。如此可为苍生大医，反此则是含灵巨贼。自古名贤治病，多用生命以济危急，虽曰贱畜贵人，至于爱命，人畜一也。损彼益己，物情同患，况于人乎。

夫杀生求生，去生更远。吾今此方，所以不用生命为药者，良由此也。其虻虫、水蛭之属，市有先死者，则市而用之，不在此例。只如鸡卵一物，以其混沌未分，必有大段要急之处，不得已隐忍而用之。能不用者，斯为大哲亦所不及也。其有患疮痍下痢，臭秽不可瞻视，人所恶见者，但发惭愧凄怜忧恤之意，不得起一念蒂芥之心，是吾之志也。

如果说上一节讲医术精通，这一节讲的就是医德高尚、医心纯粹。

凡大医治病，必当安神定志，无欲无求，先发大慈恻隐之心，誓愿普救含灵之苦。也就是说，真正的大医，他必定神安志定，胸有成竹，而不会惊慌失措。同时大医治病，绝不是为了交换，为了谋取病人的钱财，他一心想把病治好，对外在的物欲不会有任何非分之想。

安神定志是自静其心延寿命，而无欲无求是无求于物长精神。医生不仅是在救人，也是借术修身来修炼自己。很多医德高尚、心怀众生的大医，寿命都很长。

《医道》连续剧里的主人公许俊，勤求古训，博采众方，一路学医非常艰辛，虽然治了不少病人，但他师父却把他赶出门外。他很不解，就此意志消沉，准备放弃医术。这时一个道人点化他说，不是你救了病人，而是病人救了你。你师父不是赶你出门，而是让你明白，一个医者不是为名利而生，而是为治病而存。许俊马上豁然大悟，重新操起医术，成为真正的大医。

孙思邈讲，你想成为大医，先得发大医之心。什么是大医之心？就是大慈恻隐之心。人之所尊，莫过于慈悲喜舍。师父对许俊说，不知疾苦，无以为医。不能感同身受病人的病苦，就不配做一个好医生。

什么叫大慈？无缘大慈。什么叫恻隐？同体大悲。虽然病人跟你没有血缘关系，甚至你都不认识他，他痛苦了，你第一反应就是要带他脱离痛苦。所以出入医门，孙思邈认为，要首先立下大愿，什么大愿呢？誓愿普救含灵之苦。

张锡纯认为，人生有大愿力，而后有大建树。你都没有发过愿，怎么活出生命的精彩？没有发过愿的人，生活就会浑浑噩噩，精神就不会那么感动人心。

小愿小成，大愿大成，无愿不成。

自古医就是道，就是在修行。古人讲，尝闻入道要门，发心为首。修行急务，立愿当先。愿立则病人可救，心发则医道堪成。如果你不发广大心，立坚固愿，虽然学医习药多年，总是浑浑噩噩。纵使经历名师指点，亦是徒费功夫。

立愿过后该怎么样呢？该付出行动。学医是心行并重的，发了大心就得有大行动。哪些大行动可以称之为大医呢？

假如有病人来求救，不管这病人是中国人，还是外国人，是聪明的读书人，还是憨厚的老百姓，是开着宝马来的有钱人，还是穿着破衣服来的穷人，是老的拄着拐杖，还是年少牙牙学语，是长得漂亮，还是相貌平平，是你的好朋友，还是你的老对头。只要他这一刻是病人，孙思邈说，你都要普同一等，皆如至亲之想，唯一的想法就是要把他的病治好。

有个医生退休了，仍然努力钻研。熟人说，这是别人的病苦，跟你完全没关系，你为什么还努力去攻克呢？你现在完全可以安享晚年了。这医生说，我努力治病才有今天，如果这病我不考虑周全，用心攻克，那将来假如我家人、我的至亲，甚至我自己得了这病，那时该找谁呢？我努力救病人，其实也是在努力救我自己。医生在不断提高的同时，不断受益的是他自身啊！

可现在医疗纠纷这么多，有人倒在马路上，路人都缩手缩脚，怕惹上麻烦，不敢去救。这该怎么办呢？你跌倒了没人扶，你会有什么感受？你得了重病没人敢下药，你是什么滋味？孙思邈说，医生不能瞻前顾后，自虑吉凶，护惜身命。

人都是以心换心的，你如果想糊弄病人，病人当然要跟你没完；如果你处处替病人着想，病人怎么会抱怨你呢？真正懂得为自己行医之路考虑的人，他必定碰到任何疾病，都全力以赴，只要我尽力，我就无愧于天地。

见到病人苦恼，就像自己有病一样，这叫感同身受。你有这份心，你的医术就会精进，如果你没感觉，学医的动力也不强，那么你的医术就永远止步于此。

有个老中医，一辈子救治濒死之人无数，在他手中也有不少绝症、危症没救过来，但是没有一个病人跟他打官司，找他麻烦，所有的病人都对他非常感恩。

他是怎么做到这点的呢？当他听到十里八乡中有病人需要他出诊，不管山路多难走，他随时赶路赴诊，不管自己肚子饿不饿，疲劳不疲劳，反正一条心要把病人救过来。这是什么呢？这就是孙思邈笔下的苍生大医。真正的医生，没有节假日，从不关门闭户，就像医院一样，你什么时候看它关过门。病人一来，根本就不需要叩门，他就能找到你。你一听就会为他尽心尽力，遣方用药，不会管他有没有钱。

自古以来，那些大医治病，都是急人所急，因为他们懂得珍爱生命。甚至有很多慈悲的医生，他都不轻易用动物药。

为什么？孙思邈说，杀生求生，去生更远。像穿山甲、犀牛、老虎、乌龟、羚羊，这些都是有生命的东西，如果损伤它们来满足自己的欲望，这不合情理。

孙思邈一般不轻易用有生命的药物。确实不得已，像水蛭、虻虫之类，偶尔用之。能够少用、不用的人，就凭普通草木，花最少的钱，帮病人治好病，这是真正的大家啊！

有些医生，看到病人浑身长满疮，不堪忍睹，或者病人卧病在床，臭秽不堪，却不想靠近，这都是不应该的。应该怎么样呢？孙思邈说，但发惭愧凄怜忧恤之意，不得起一念蒂芥之心。

一个人目容天地，纤毫可以失其明。一个人心包太虚，一念可以塞其广。

也就是说，你如果有一丝排斥病人、厌恶病人之心，那么你的医学之道就会被荆棘长满。当你的心中长满了这些杂草时，你的医路就此而止。

学医不仅医治病人，还是医生时时刻刻内修自身的过程。这是同步的，你只有内修精进，你的外治才能不断精进。你的内修如果不精进了，你的外治也就此搁浅。所以孙思邈说，一念不生谓之诚，心中不起一丝芥蒂之心，时刻修我心中的诚意，这就是我学医的志向！

24. 大医精诚——大医之体

夫大医之体，欲得澄神内视，望之俨然，宽裕汪汪，不皎不昧。省病诊疾，至意深心。详察形候，纤毫勿失。处判针药，无得参差。虽曰病宜速救，要须临事不惑。唯当审谛覃思，不得于性命之上，率尔自逞俊快，邀射名誉，甚不仁矣。又到病家，纵绮罗满目，勿左右顾眄；丝竹凑耳，无得似有所娱；珍馐迭荐，食如无味；醽醁兼陈，看有若无。所以尔者，夫一人向隅，满堂不乐，而况病人苦楚，不离斯须，而医者安然欢娱，傲然自得，兹乃人神之所共耻，至人之所不为，斯盖医之本意也。

什么叫澄神内视？真正的大医，他是个大修炼家，自身修身养性功夫一定相当了得。有些医生，一跟他接触，你就会非常信任他，跟他讲话觉得心特别安，神特别静。因为这大医内修清静，就像水一样，无欲无求，不去搅动，就会澄清，可以鉴照万物。但是你如果名利勾牵，得失干扰，这神就会像水一样变得浑浊。

那么怎么保持一种像孙思邈所说的望之俨然、宽裕汪汪、不皎不昧的状态呢？

《清静经》讲，夫人神好清而心扰之，人心好静而欲牵之。常能遣其欲而心自静，澄其心而神自清。自然六欲不生，三毒消灭。所以不能者，为心未澄、欲未遣也。怎么遣其欲、澄其心呢？孙思邈说，用一心。一心是道场，所以你省病诊疾，要用至意深心。至意深心就是一心。用心之处，必有所获。你用心了，病虽千变万化，却容易理出一条头绪。你用心了，用针下药，就不会失之毫厘，差之千里。疾病关乎性命，必须深思熟虑。所以孙思邈提倡看病要全面，这叫详察形候，而且要细微，这叫纤毫勿失。

广西有一位林沛湘老中医，他就非常注意病人的每一个细节。有个老干部发热一个多月不退，用了各种抗生素，还请了很多中医会诊，吃了中药，体温还是没降下来。林老过去时，发现一个很重要的细节。他看到病人从暖壶里倒出一杯水，马上喝下去，可当时天很热，这杯水又很烫，热天还喝这样的烫水，说明体内有大寒。可周围的人认为发热，怎么是大寒呢？林老力排众议，认为发热是假象，阴盛格阳于外才是实质。遂用四逆汤加味，这四逆汤可是一派阳热的汤方啊！林老认为，张仲景讲各随其所欲而治之。病人身大热，反欲饮热水，乃体寒自救。1剂药下去，体温大降，数剂后，一个多月的顽固发热悄然而退。

大家都知道疗热以寒药，疗寒以热药，可多少人能发现病人喜欢喝热水这一个细节？谁都知道四逆汤，但未必每个人都能够细致入微地理出这条小线索，然后精准用药。这就是真正的中医细致辨证的高明之处。

临证非难，难以变化，处方应慎，慎则周详。

《医学心悟》讲，思贵专一，不容浅尝者问津；学贵沉潜，不容浮躁者涉猎。

治病不是为了分高下，也不是为了斗快速，这些都只会助长贡高我慢，心浮气躁。更不是把病人当顾客，希望病人越多越好。真正的医生，他是希望病人越少越好。但愿世间皆无病，何妨架上药生尘。

有位叫李台春的医生，医术精湛，医德高尚。一般药堂开方子都保密不外传，在他这里开方都是公开的。病人到哪里抓药，他都不计较。哪里的药好就去哪，而且诊金随意给。人家问他，你学这么多年医术图什么呢？辛苦总得有些回报。他说，吾以医救人，非以医营业。医乃活人术，不作谋利计。

他还乐善好施，经常给贫病者施医送药，很少积累家财，贫病者每天都围满他的诊室。八十多岁了，还在出诊，精神饱满。人家问他，你自己虽然过日子无忧，但总得留些财产给儿子、孙子吧？他笑笑说，人遗子以宝，我遗子以贫。吾学医志于道，不志于谷，不以术谋利。说白了就是李台春老先生志在学医悟道，并不是借医道来谋取稻粮。结果他的儿子个个出息，孙子也很能干，都是秉承老先生的乐于助人的精神。财物传家只能传一时，而精神传家却能传世世。

一般人只视表面的财宝为宝，真正的智者却把做人的精神看成最贵之宝。

所以这种医生，到了病人家中，根本不会看他家是否富丽堂皇，饮食是否山珍海味，他看的是有人在受苦。

孙思邈讲，夫一人向隅，满堂不乐，而况病人苦楚，不离斯须。

只要你的病人一天吃不安、睡不好，你就要仔细琢磨，为他们寻求医治之法。一个大医是替千家想病，哪里有闲时间安然娱乐、骄傲自得呢？他每天研究疾病都嫌时间不够用，怎么可能到外面下馆子大吃大喝，到娱乐场所丝竹凑耳呢？

这就是大医之体，是大医的存心！

25、大医精诚——为医之法

夫为医之法，不得多语调笑，谈谑喧哗，道说是非，议论人物，炫耀声名，訾毁诸医，自矜己德。偶然治瘥一病，则昂头戴面，而有自许之貌，谓天下无双，此医人之膏肓也。老君曰：人行阳德，人自报之；人行阴德，鬼神报之。人行阳恶，人自报之；人行阴恶，鬼神害之。寻此二途，阴阳报施，岂诬也哉。所以医人不得恃己所长，专心经略财物，但作救苦之心，于冥运道中，自感多福者耳。又不得以彼富贵，处以珍贵之药，令彼难求，自炫功能，谅非忠恕之道。志存救济，故亦曲碎论之，学者不可耻言之鄙俚也。

现在很多医生都在说同行的不是，像这样道说是非，议论人物，炫耀声名，訾毁诸医，这都是学医之大忌。当你心中存别人是非时，医道的精髓就学不进去，医学的精微也用不出来。在商场上人家认为同行竞争是对手、是敌人，其实这是粗浅的看法。商场不是战场，而是道场，医界也不是贬低同行、抬高自己的地方。

有人治好了几个病，就骄傲起来，认为自己水平很厉害了，天下无双，他不知道这是医生致命的弊病。

清代名医程钟龄，名气非常大，四方前来求治者络绎不绝，前来拜师者日益增多。即使每天救治了很多疑难怪病，而程钟龄心中仍然心存危惧，说白了就是战战兢兢，如履薄冰，如临深渊。凡书理有未贯彻者，则昼夜追思，恍然有悟，随笔录之。若治过的病人的处方，事后反思，有不周全者，必定做记号，待复诊时再调整，擂鼓再进。他认为，一个医者常存不足之心，便是进道的动力源泉。若一日骄傲心起，便一日无进步可言。

古人讲，一个人做好事就会有好报。一个人做坏事就会有恶报。这不是安慰的话，是切切实实存在的道理。比如种菜，用了农药，残留在蔬菜上，最后还是进入了人的体内。又比如养鸡鸭，用激素、催化剂，打乱它的生长周期，最后人吃了鸡鸭肉，人的生长周期也被打乱，早发育、早凋亡、早衰老。

一个医生治病就像在播种。若一心救苦，自感多福。如果以为自己有专长，只用来盈利谋财，开贵重的药，拿丰厚的提成。孙思邈称此为专心经略财物，那就不是在搞医术了。专心经略财物，贩卖医术，招来的就是是非纠纷，烦恼忧愁。

最后孙思邈说，"志存救济"四个字，要常挂胸中，不要以为老生常谈，便不以为然。

26. 木生火与逍遥散

我们都很喜欢听宋老师的课，因为宋老师一边讲《中医基础理论》，一边还讲他的临床案例。这样既生动又有趣。俗话说，兴趣是入门的最好的老师。因为宋老师讲课非常有趣，所以大家学《中医基础理论》就学得很认真。

有人说，学习成绩的好坏，其中最为关键的一点，是那个学科的老师。老师如果带动得好，整个班级学习的积极性就被带动起来，水涨船高，自然基础就牢。

学校也知道大学新生第一步很重要，于是才派经验丰富的宋老师给我们讲《中医基础理论》，务必让我们有扎实的基础，将来才可以盖高楼。

宋老师这节课讲五脏，重点讲了木生火的临床运用。木代表肝脏，火代表心脏。

宋老师说，肝主藏血，又主疏泄，肝的疏泄升发有助于把气血提供给心脏。

很多心脏缺血的病人，从心论治效果不太好时，可从五脏整体观来考虑，不要只见树木，不见土壤，不见森林。随后宋老师给我们举了个例子。

一贫血妇人，动辄心慌短气，失眠难安。医生给她开了养心安眠补血的酸枣仁汤、四物汤，发现效果都不太理想。然后她到第一附属医院来找宋老师。

宋老师说，我一摸她的脉，发现病人双脉弦细，等你们以后学《中医诊断学》时，就知道这脉象的意义。脉弦为肝气郁，脉细乃血少。

我问她，你是不是平时心烦，老爱生闷气，动辄跟别人吵架。她点头如捣蒜，很快就信服了我，因为我一摸脉，就讲到她的病因实质。

大家急切地问，宋老师，那应该怎么治呢？宋老师说，疏肝理气，同时稍微加以补血。我就给她开了 3 剂逍遥散。

逍遥散里有白芍、当归补肝血，又有柴胡助肝疏泄，通过柴胡把肝气郁结解开，然后把肝中所藏的血疏泄送到心脏，使木能生火，心脏供血一足，她就不心慌气短了，而且也不失眠烦躁了，很快就缓解了病情。

病人也略懂医药，她就问我，为什么以前我吃了那么多酸枣仁、龙眼肉，睡觉还是不好，吃了你这逍遥散，睡觉就好了。

我跟她说，人生本逍遥，不为病烦恼。如果你肝不逍遥，当然心烦气恼。木不生火，郁滞住了，自然心脏缺血，睡眠不好。这时通过补肝血，助肝疏泄，这些病症通通都减轻了。

大家听得津津有味，意犹未尽，有些同学拼命地做笔记，急于回去查什么叫逍遥散。有些同学干脆用录音笔，把宋老师讲的课录下来，晚上回去可以重复再听，就像牛吃草反刍一样，消化更彻底，营养更丰富。

宋老师看到大伙儿学习热情这么高涨，笑笑说，你们这么认真地听我的课，就是对我最大的支持，也是对中医事业最大的推动。接下来我会把我几十年的临床经验，好好跟大家分享分享。

27、由晨跑引发的思考

清晨，有不少学生起来跑步，我们宿舍四人也决定到内环路小跑一圈，一个来回要半个多小时。随着闹钟响起，五点半大家就起来了，喝口水，觉得天气有点凉，阿发就加了一件长袖衬衫。天冷了，懂得添衣保暖，就是阴阳学说的一种运用，这叫避寒就温，身心舒调。

刚开始我们四人跑得比较慢，因为大家都懂得慢跑当准备运动，一下子跑得太快，身体筋骨没活动开，很容易扭伤。所以要让身体活动一段时间，微微汗出发热，才可以加快速度。

跑到半圈的时候，阿发已经大汗淋漓，他边跑边把衣服脱下。

清晨小鸟清脆的声音，格外悦耳，清凉的空气扑鼻而来。整个人身心如洗，沐浴在大自然中的感觉真好。随着东方的太阳缓缓升起，大家很快就跑完了一圈，然后慢慢走回宿舍。

这时阿发突然跳起来，高兴地欢呼道，我想通了，我想通了。好像一个小孩子在海边拾到一个漂亮的贝壳那样欢欣雀跃。

大家都把目光投向阿发，想听听这个文艺小青年究竟想通了什么？会不会像牛顿被苹果砸了后，搞出个万有引力来了呢？阿发说，我想明白了心主火的道理。

大家嘘声一片，这还用得着你想，古人早就想好了。

阿发说，指月，前些日子你不是讲要自己用身心去体验中医吗？古人讲的你没体验还不是你的，你体验了才是你的。

这样一说，大家不禁对阿发刮目相看，想听听这家伙究竟体验到什么？

阿发说，心主火，火不是给人温热之感吗？你看我们刚睡醒时，是不是觉得凉啊，才小跑半圈，把衣服脱掉都觉得发热，为什么？因为微微运动后，心跳加速，泵血功能加强，心主火功能发挥出来，所以身体很快就不怕寒冷了。我刚起床时，手有些凉，现在热乎乎的，你们看，还流汗呢。

这时向明说，这不是心在液为汗吗？

我说，《内经》讲，阳加于阴谓之汗。这汗水是津液通过心脏的阳气，蒸腾气化后发出来的。大家看煮水时，下面火力不足，上面就没有水蒸气，当下面火力足了，锅盖不就蒸蒸冒汗了吗？这就是为什么一些心脏阳气不够的病人，不容易出汗，稍微用点桂枝汤，强壮心阳，汗出就通调。

这时强仔拍拍手说，指月讲得好，你们不说我还想不到，我现在肚子咕噜咕噜地响，是不是火生土？心火加强，肚子里没有东西给它煮了，所以饿肚子。

大家听了哈哈大笑，看来我们要赶紧去食堂，给肚子里加些水谷啊，免得空锅烧水，把自己饿晕了。

这时聪明的向明接着说，你们有没有发现，现在不适合吃东西啊。

大家疑惑地问，为什么不适合呢？向明说，我跑完后，觉得口干舌燥，现在最想的不是吃面包馒头，而是想喝碗温开水。我们还是先回宿舍补补水，再去吃早餐吧。你们看这咽干口燥，是不是火克金啊？因为咽喉乃肺之门户，咽喉干燥是因为心火太大，所以这时要往体内补点水，润润肺，这样火气就不会太大，出汗损失的津液也能够被补回来。

夏天火热太厉害，导致津液损伤，这种气脱津伤的病症，用生脉饮效果最好。生脉饮里不正有人参补心之气、麦冬养肺之阴吗？

我们回宿舍的路上，看到一条小狗，跑热后，伸出舌头，喘着粗气。古怪的强仔灵机一动，指着狗说，大家看，心开窍于舌，你们看，这狗跑热了，用舌头来散热啊！大家又是一阵哈哈大笑。

回到宿舍，大家出了很多汗，想到水池边洗手。我连忙制止大家，大伙儿都不解。我说，这可是我爷爷用几十年的经验教给我的养生秘诀，就是运动大热、大汗出后，不要急着洗凉水，更不要喝冷饮、吹空调，这时最好是喝点温开水，等心平气静、身体稍凉了再去洗手。

强仔不解地问，为什么呢？我笑笑说，你们高中有没有学过化学实验，烧红的试管突然放在冷水里是什么结果？阿发反应最快，说，炸开了呗。

然后我接着说，没错，现在很多人一运动完，就往胃里灌冰冻可乐，膨胀的胃马上紧缩。热胀冷缩，人人都知道，但却人人都容易犯错，不能活用好这个道理。所以很多人经常运动，不注意养生，反而弄出了胃病、风湿。

阿发不解地问，运动后洗冷水澡，还会得风湿，不是吧？不是说洗冷水澡，可以强大意志、强大身体吗？我接着说，水能够克火，张仲景在《伤寒论》里讲到，汗出入水中，水就会伤心。而风湿痹证，大都生于汗出后，取冷伤水所致。

大家听后，点点头。从此我们宿舍都养成了运动大汗后绝不喝凉饮、不洗冷水、不吹空调的好习惯。为什么能够做到呢？因为我们明理了，明白了中医的基础理论，用理论去指导实践行动，就会更健康。

28、《内经》——老师第一大

随着上课铃声响起，我们迎来了《内经》的老师。吴曼老师研究《内经》几十年了，整部《内经》倒背如流，引经据典，脱口而出。

大家原以为吴老师年纪大了应该记性不太好，可吴老师打破了老年人记性不好的常规，他给我们上课，连课本都不用看。全部《内经》条文，都是背诵出来，写在黑板上，想要讲哪一条、哪一句话，吴老师想都不用想，脱口而出。

大家都很羡慕吴老师的记忆功夫，问他，为什么年老了记忆力还这么好？

吴老师说，功在少年，年轻时用心，一辈子都牢固。你们正年轻，像一张白纸，记什么都牢固，但要用心。我现在老了，但每天都会坚持读几篇《内经》。大家恍然大悟，惊人的记忆力不是天生的，而是靠平时点滴、持久的努力得来的。

吴老师讲《内经》很有特点，他能讲出书本里没有的意思。这叫言语在文字以外。比如讲第一篇《上古天真论》时，吴老师首先问，同学们，你们想想，为什么中国古代的医术又叫岐黄之术？

这时班长王展飞站起来说，《内经》是天师岐伯与黄帝通过对话的形式将医道讲述出来，所以后人又称医道为岐黄之道。

吴老师点点头说，这一点讲得不错，但还有另一点更深层次的意思。

大家都疑惑，岐黄被视为中医的术语、代名词，还有什么更深层次的意思呢？

吴老师笑笑说，岐黄更体现中国传统尊师重道的精神，为什么叫岐黄之术，而不叫黄岐之术？黄帝多大，但是老师更大，黄帝都尊师，所以古人把岐伯放在黄帝之前，是让我们万世都记住，学医首先要尊师重道，师长是传递知识、维续慧命的代表。尊师就有知识，尊师就有智慧。

为什么孔子能成为万世师表？他创的儒学又称为孔孟之道。这是说真正传播智慧的师长，值得人们万世景仰。而《内经》传播的正是千古养生的大智慧，是教人如何正确使用身体、活得长寿健康的知识。大家说说，这样的知识是不是很值得我们后人去学习、去敬仰呢？

教室里传来热烈的掌声，大家纷纷点头，原来岐黄还有这层深意，若非吴老师研习《内经》通透，真难以道破。

随后吴老师在黑板上写了《上古天真论》的第一段文字：

昔在黄帝，生而神灵，弱而能言，幼而徇齐，长而敦敏，成而登天。乃问于天师曰：余闻上古之人，春秋皆度百岁，而动作不衰；今时之人，年半百而动作皆衰，时世异耶，人将失之耶？

吴老师说，第一句讲了一个人的成才规律。你们看，什么样的人容易成才呢？有三个条件。第一个是天生聪颖。这叫生而神灵，弱而能言。

第二个是勤奋努力上进。这叫幼而徇齐，懂得见贤思齐，向好的方面学习。

第三个是品性纯良，长而敦敏。聪明的人不是机心斗巧，大凡思维敏捷智慧的人，大都性格敦厚。《论语》里讲，君子欲讷于言，而敏于行，就是这个道理。

大家眼睛又为之一亮，原来古人写《内经》，先是教人如何做人，如何成才。

吴老师又说，你们看贵为黄帝之尊，还要谦虚地请教天师岐伯，这是为什么呢？大家都明白了，异口同声地说，是尊师重道，是谦虚的精神。

吴老师又说，大家要仔细地看看黄帝问什么。一个人关注什么，往往可以看出他的胸怀境界。你们看，黄帝关注的是天下人的健康寿命，关注的是天下苍生啊！黄帝问，为什么古代的人活到百岁，还动作不衰，现在的人才活到五十多岁就动作迟钝，反应衰退，这是时代不同了，还是人们失去了养生之术呢？

从黄帝关注的角度，我们就可以知道这整部《内经》都是在围绕人怎么活得更长寿、更健康而讲的。如果用心地读进去，你们会少生很多病，多活许多年。

大家听后都非常震撼，虽然吴老师讲话很慢，但每一字每一句都刻入大家心中，特别是吴老师讲黄帝是以苍生为念，就像是一位真正的大医，时时以民众疾苦为忧一样，就像父母唯其子疾是忧一样。黄帝对待民众，就像对待自己的孩子一样，他跟天师岐伯讨论医道，研习医术，然后把养生的智慧、长命百岁却动作不衰的方法记录下来，流传后世，使得我们能代代昌盛，幸福安康。

我听完吴老师第一节《内经》课，脑子里一下子亮堂了，我学医不能只是为了解除我自己和周围人的病苦，应该以天下苍生为念。正如我们前面学《大医精诚》时，就知道这样的医生叫作苍生大医，时刻以病苦苍生为念，恫瘝在抱。

29. 健康三大基石——饮食有节

岐伯对曰：上古之人，其知道者，法于阴阳，和于术数，食饮有节，起居有常，不妄作劳，故能形与神俱，而尽终其天年，度百岁乃去。今时之人不然也，以酒为浆，以妄为常，醉以入房，以欲竭其精，以耗散其真，不知持满，不时御神，务快其心，逆于生乐，起居无节，故半百而衰也。

夫上古圣人之教下也，皆谓之虚邪贼风，避之有时，恬淡虚无，真气从之，精神内守，病安从来。是以志闲而少欲，心安而不惧，形劳而不倦，气从以顺，各从其欲，皆得所愿。故美其食，任其服，乐其俗，高下不相慕，其民故曰朴。是以嗜欲不能劳其目，淫邪不能惑其心，愚智贤不肖不惧于物，故合于道。所以能年皆度百岁而动作不衰者，以其德全不危也。

吴老师说，接下来《内经》就开始讲一个人怎么能终其天年，动作不衰，百岁乃去。《内经》开篇就不跟你谈什么高深的医理，而是讲些最为平常的养生之道。天下无神奇之法，只有平常之法，能疗平常之疾，乃为神奇。

岐伯回答黄帝说，健康很简单，有三点，我们称之为健康三大基石。第一是食饮有节，第二是起居有常，第三是不妄作劳。

大家听了可千万别以为这太简单了，殊不知人们每天都跟这三点打交道。身体能够强壮健康靠的就是这三点，身体出问题也是这三点没做好。

什么是食饮有节？食是吃饭，饮是饮水。吃东西必须要节制，没有节制会怎么样？吃得太饱了会撑伤，太饥饿、太渴了也会损坏身体。现在为什么那么多慢性胃病的人，胃不是天生不好，而是让你吃坏了。《内经》讲，饮食自倍，肠胃乃伤。你一餐吃太多东西，撑得肚子胀满，都走不动了，这时绝对伤到胃肠。

前几天我还听说，有个老人节日里吃得太饱，引发心脏病，被送到医院。还好抢救及时，等胃肠排空，身体就舒服了。

很多人都知道吃得太饱会伤身体，连小孩子都懂的道理，大人未必能做到。

上次有一个小孩，老是发热不退，全国都快跑遍了，他父母非常有钱，就是没有大夫能治好他孩子的病。后来找到北京，一位老中医看后，对证下药，发现吃药后效果不错，可不久发热又起。

老中医就说，吃药后病退，可你回家后病又起来，说明这疾病是你在家里不注意导致的。这父母就很疑惑地问，我们很注意了，应该没什么问题吧。

老中医说，你们都注意了什么呢？这父母说，我们给他吃最好的东西，农家的鸡汤、排骨，从来没有让他饿着过。

老中医摇摇头说，你们错了，你家的孩子应该七分饱。他的发热是因为食积引起的，我用药把积滞消掉，热就退了，但你回去又让孩子吃那么多，还吃得那么油腻，胃肠一堵塞，热又上来了。他父母说，那我们该怎么办呢？

老中医说，张仲景认为损谷则愈，对于这种食伤，生活条件太好导致的病，应该吃得清淡些，吃得少些，应该注意饮食有节。你试着给孩子吃些清淡的五谷杂粮，而且不要让孩子吃撑。几年来老是发热的疾病，在调整饮食结构后，这孩子就很少再发热了。如果不懂得这道理，这病苦就有得受了，药苦也有得尝了。

后世研究《内经》时，提出一个重要的观点，叫万病横生，年命横夭，皆由饮食之患。这是孙思邈讲的。对于小儿来说，就是若要小儿安，三分饥与寒。

还有一个小孩子，一上幼儿园就咽炎、上火，很快就变为发热。用退热药后，稍微好些，不久又咽炎发热。老是这样，他父母就很担心，频繁地往医院跑。最后他们来找我，想看看中医有什么好办法。

我一看这孩子非常好动，舌尖红，一派火曰炎上之象。便说，你的孩子是不是平时很少喝水？这父母惊讶地问，大夫，你怎么知道？

我跟他说，你家孩子在幼儿园里整天跑跑跳跳，渴了却忘了去喝水。水箱没水，发动机就会发热。身体缺乏津液，人就容易上火，甚至发热。你给孩子买个保温瓶，与幼儿园老师沟通好，提醒孩子及时喝水，而且水要喝足。

这个小习惯调整后，孩子的父母很高兴，因为孩子很少再有咽炎、上火了。

这父母感慨地说，以前我们在孩子身上没少花钱，也没少花时间，现在就一个暖水壶，解决了我们的大烦恼。

这正是饮食有节这句话的巨大威力。饮水非常重要，暴饮不行，而你干渴到咽干口燥，忘了喝水，也会把身体搞坏。所以大家看饮食重不重要啊，非常重要。

要恰到好处，不饥不饱，不渴不胀。所谓的中医，其实医的就是偏颇，让病人不良的行为习惯回归到正常状态。

饮水讲究什么？讲究质、量、度。质就是要饮优质的水，水污染重的地方多病，有些村子一半以上的人都得肾结石，这就是水质的问题了。

量就是每天要定量，不能今天喝一两杯水，明天就灌得满肚子都是水。饮水的量以自己口中滋润、不干渴为度。

度就是温度，不能拿冰冻饮料当水喝，更不能贪凉饮冷。喝冰冻饮料，当时爽了，过后容易坏肚子。比较合适的饮水温度，应该是40度上下，身体容易上火的喝稍微凉一点的水，身体容易伤寒的就要喝温热一点的水，慢慢小口饮，切不可过凉、过烫。

那么吃东西应该怎么讲究呢？我总结出六点，称为养胃六点。

第一吃少点。夜饭减一口，定能致高寿。

第二吃暖点。生冷伤胃，温暖养脾。

第三吃熟点。不以脾胃暖冷物，熟生物。

第四吃慢点。细嚼慢咽者命寿，狼吞虎咽者命促。

第五吃淡点。若要身体安，淡食胜灵丹。

第六吃鲜点。新鲜的东西健康。

30. 健康三大基石——起居有常

我们想不到《内经》里的一两句话就可以讲出这么多道理。

吴老师说，《内经》之所以成为医学宗典，里面的只字片语都值得参究琢磨，都有巨大的价值。下面我们看起居有常。你们别小看起居有常，这看似很容易做到，但很多人生病就是在这里栽跟头。

有个商人，身体虚胖。他说，大夫，我喝口水都长肉，怎么办？我喝了不少减肥茶，还是发胖。吴老师就问他，你有没有注意饮食啊？

这商人说，我基本都吃素了，也没吃太饱。吴老师说，肥胖的人问题主要出现在两个地方，一个是暴饮暴食，另一个是颠倒作息，你晚上几点钟睡觉啊？

这商人说，我晚上一两点才睡，不过我白天睡到十点多，每天都保证有八小时的睡眠。吴老师说，错得离谱，现在很多虚胖的人都是熬夜导致的。你一熬夜，超过十点钟睡觉，三焦经得不到好好休整，水湿就会潴留在体内，排泄不畅。

这商人惊讶地说，原来是这样，我还以为每天睡足八小时就可以了。吴老师说，要按天地规律来。晚上不及时睡觉，就容易疲劳，白天又睡懒觉，身体的很多赘肉得不到阳气去气化消耗，身体当然既胖又虚。

后来吴老师教他早睡早起，再开些汤药，调了一个多月，他体重就减下来了。

吴老师说，现代很多人的生活其实是违背常规的，古代人日出而作，日落而息，与天地规律相顺。现在很多人反过来了，经常熬夜，这样伤阴，早上又起得很晚，阳气得不到生发，阴阳失调，容易疲劳，容易累，所以现代的杂病特别多。

如果不能回归到规律的生活，身体就会越来越差。之所以现代疾病越来越多越复杂，是因为人们偏离正常规律越来越离谱了。

商场有商场的规律，国家有国家的法律，学校有学校的秩序，身体也有自己的规律。你如果违背了这些生活的常规，身体就容易出问题。它出问题不是要你的命，而是提醒你赶紧回归到起居有常吧。《内经》讲，知常达变。古人讲，以不变应万变。你用规律有序的常态去生活，就可以扭转复杂多变的疾病。

现代研究发现，人和自然界有着奇妙的对应关系，如果顺着自然界起居、昼夜交替、四季变化而生活，身体就会比较调顺，这种现象人们称之为生物钟。

人体的各个器官功能是按生物钟来运转的，生物钟准点是健康的保证，如果出现错点，人就容易柔弱、生病、早衰、夭折。《内经》里讲起居有常，这个"常"字就是符合常态的生物钟。

现代研究认为，每天按时起居、工作，会让人精力旺盛。每天按时进餐，会让食物消化彻底。每天定时排便，身体更强健。如果熬夜，打通宵麻将，看通宵电影，打乱了这个正常规律，第二天就会很疲劳，很容易累，也容易生病。

有个军人身体非常棒，在军队里非常规律地生活，可离开部队后，他就喜欢上了晚上打麻将，不久就因为冠心病发作而住进医院。

你身体再强悍，那只代表过去。你如果违背了生物钟，违背了起居有常，刚开始看似没什么，时间一久，周身气机混乱，得病就是必然的了。可以反过来想，有些人得病，我们只要让他回归起居有常、饮食有节的生活，就有助于身体康复。

越是复杂难治的疾病，对于饮食起居的规律越是要严格，不严不足以整顿身体纲纪，祛除脏腑病气。

有个人生下来身体非常弱，年少时就是个药罐子，经常生病吃药。后来他觉得这样下去不行，必须找到一种少生病的生活方式。从此他就开始规律生活，晚上十点准时睡觉，早上五点起床，连续几十年如一日，没错过钟点。每天七点整准时外出，散步锻炼，周围的居民都用他外出的时间来对钟表，精确到这种程度。结果他成为长寿健康的老人，一直活到八十多岁。他就是德国的大哲学家康德。

不管是古代还是当今，不管是中国还是外国，你去研究，会发现那些健康高寿者各有各的养生法门，但有一条却是共同的，就是起居有常，生活非常规律，绝不会今天来个通宵，明天就睡个懒觉。

31、健康三大基石——不妄作劳

古人认为，体欲常劳，但不可过劳。

《内经》讲，不妄作劳，就是说，过度劳累，不管是劳心、劳身，还是房劳，最后都会导致气血亏虚，筋疲力尽，累倒病倒。大家都知道，疲劳是交通意外的最大杀手，而疲劳也是身体疾病的最大杀手。很多人不是病了，而是累了。

有个相声演员，猝死在卫生间里。

有个企业老总，在商界叱咤风云，猝死在健身房里。

有个年轻小伙子，连续三天三夜在网吧上网，睡着后再也没有醒过来。

……

如果他们知道人体使用手册《内经》讲不妄作劳的道理，他们就不会那么突然地走向生命的终点。

司马迁在《史记》里讲，神大用则竭，形大劳则敝。

《庄子》讲了一个故事。有个叫东野的人，驾马车的技术非常了得，他在卫庄公面前表演，人车合一，左右回旋，随心所欲，令人叹为观止。周围的人没有不鼓掌称赞的。东野便飘飘然，为了显示自己高超的驾马技巧，便继续表演，结果马却因为精疲力竭而倒地。

人也是这样，过度透支，精气神枯竭，生命就变短了。

当代的很多人为什么容易早衰，不是缺营养，也不是医疗条件落后，而是人们透支自己身心的速度是古人的十倍、百倍，甚至千倍。

《内经》在后面会讲到生病起于过用的道理，千般疾病最后都会走向诸虚劳损，正气如果不虚，身体如果不透支过用，就不会垮。

吴老师又给我们讲了一个案例。一白领视力不断减退，戴八百度的眼镜，眼睛都眯成一条线了，他担心某一天眼睛彻底看不见了。吴老师给他开了杞菊地黄丸，然后叫他要少看电视、电脑，少用眼。他说，没办法，我的工作必须用电脑。

吴老师说，中医认为久视伤血，久坐伤肉，凡是过久地劳损自己身体，没有不出问题的。眼睛就像灯火一样，明亮的眼睛靠的是五脏的真阴，如果五脏灯油让你耗损一空，那么眼睛看不见是小问题，脏腑生病才是大问题。

这白领听后，才有些警醒，难怪这一两年我老觉得胁胀满不适。吴老师说，这是肝告急，过度用眼，消耗太多肝血，肝血一方面要滋润肝脏，一方面又要被你抽出来看电视、电影，用电脑工作，最后都不够用了，你的眼睛和你的肝在抢血用，它们在打架，所以局部就胀痛不舒服。

这番比喻马上让这白领恍然大悟。吴老师说，杞菊地黄丸帮你养肝肾，但是最养肝肾的是不妄作劳。你过度劳累，不知节制，神仙金丹也救不了你。古人讲，睡养眼。你不早睡，眼睛怎么会水灵，视力怎么会恢复？

原来这白领每天晚上不到十二点多不睡觉。现在听了吴老师讲的，十点多就睡觉了。加上吃杞菊地黄丸，八百度的眼镜后来换为了五百多度。

为什么现在城市里戴眼镜的孩子越来越多？孩子天天捧着游戏机，对着电脑，看个不停，任你天生一级棒的视力，也容易昏花暗淡。

最可怕的还不是眼睛的问题，很多精血都从这里消耗，脏腑正气一亏空，身体就容易得各种各样的疾病。如果你只知道到处寻求治病的医生，不从治过度用眼的原因下手，那么永远都是徒劳无功。

有个寺庙，门背后写着四个字"莫向外求"，其实这对于我们保养身体也很关键。身体出问题了，都是自作自受，自己饮食起居劳逸出问题了，你不自己调整，医生怎么可以帮你代劳呢？

很多时候医生只能够帮你缓解，但根治还是要靠你自己回归健康的生活作息。《内经》里的三句话，食饮有节，起居有常，不妄作劳，就是我们这里重点讲的健康三大基石。然后吴老师在黑板上写下一首养生心得：

> 要如牛马壮，营养在吃草。
>
> 要如龟寿长，生命在静养。
>
> 老农身健康，作息看太阳。
>
> 顺应四时养，身上少病殃。

32、火主温煦与心其华在面

阿雅最苦恼的是她额头上的青春痘，稍微吃点煎炸烧烤之物，额头上就冒痘痘，像天上的星星一样。她吃了不少下火药，比如穿心莲片、黄连上清片，青春痘鼓得没那么厉害了。但是阿雅却老觉得胃痛，不想吃饭。原来这是下火下得太凶了，中焦锅釜火少不能腐熟水谷食物。

她听老师讲到心其华在面时，就非常认真地做笔记。其实所有女孩子听到这句话都会高度关注，为什么呢？

宋老师风趣地说，你们想美容，那一定要把这句话学到肚子里去。《中医基础理论》讲，心其华在面，是说心脏是面部的老板，当老板管理不善时，外面的面部就会反映出病气来。中医叫司外揣内，要从面部读到脏腑气血运转的真相。

阿雅平时比较内向羞涩，不敢直接去找宋老师看病，她就来找我。我把了下阿雅的脉，发现脾胃脉濡弱，心脉火力不足，一摸双手冰凉，便说，阿雅，你是不是经常吃下火药啊？

阿雅用惊异的眼光看着我，好像我是她肚子里的蛔虫一样，她吃什么我都知道。然后阿雅点点头说，为了去掉脸上的痘痘，吃了不少下火药。

我跟阿雅说，药过病所，反而会伤了人体正气。如果真的是上火，吃几次下火药就好了，反复吃了不好，就不是火气上攻。我看你的青春痘不是那么红肿，反而有些偏白，手又凉，脉又迟缓，说明你这身体心火主温煦的功能不够，主血脉的功能减退，所以脸色有些偏白，而不是红扑扑的，手有些凉，而不是暖和的。

阿雅说，那该怎么办呢？我说，试试用加强心主温煦的办法吧。于是叫阿雅用桂枝汤试试。阿雅在学校药房里代煎中药，喝了一周，脸色红润，痘痘消失了，胃口也开了，吃嘛嘛香。原来这是心火起来了，心主欲望，食欲自然增强。

阿雅也去晨跑，为什么呢？因为强仔跟她说，通过跑步可以增强心脏动力，把面部的垃圾以发汗的形式排出体外，这样新陈代谢加快，不吃桂枝汤，却胜服桂枝汤。后来阿雅很少再起青春痘，她一直都坚持每天慢跑一小时，身体越来越好。大家都知道阿雅有个口号：

> 想要容貌好就去慢跑。
>
> 想要身体好就去慢跑。
>
> 想要胃口好就去慢跑。
>
> 想要睡眠好就去慢跑。

33．邓老的一节医学史课

> 以铜为镜，可以正衣冠。
>
> 以史为镜，可以见兴替。
>
> 以人为镜，可以知得失。

中国医学史很重要，对于学中医的人来说，能够了解中医药的起源、形成发展的规律过程，有助于吸取历史经验教训，培养尚医德、精医术的优良传统。

我们学校的邓老是研究医学史的，他给我们所有的新生讲了一课医学史。学生们如醍醐灌顶，对中医充满了自信。

邓老说，你必须站在医学发展史上来看我们当代的中医，就知道21世纪是中医的世纪，是中国人的世纪。

当今攻克疾病，必须要从养生和治疗两方面下手，两手抓，两手都要硬。

中医养生学跑在世界的前沿，中药取之自然，以自然之中药疗人体自然之疾病，所以中医药学是符合天地自然规律的医学。

邓老又讲到，古往今来，每一个时代都有大医出现，他们勤求古训，博采众方，病人疾苦，视为己出，所以能成为苍生大医。

学生们最关心的是怎么学好中医。邓老说，学我者，必超我。你们学医必须要先立志，志于成为苍生大医，就是学习中医最好的方法。

第二，要重视经典。经典是中医的根，我们学医的人不能学无根基。《内经》《伤寒论》这些都是中医学的根本，是根基，是渊源。

第三，要重视民间医学。民间医学简验便廉，挖掘民间中医这个散失的宝库，非常重要。古代学医者都是不贵儒医、下问铃医的。孙思邈并不以为自己是个尊贵的学者就高高在上，反而谦虚地向民间草医们请教。赵学敏一部《串雅》，就是向民间中医请教的典范，堪称集民间简验便廉方药之大成。

所以怎么做学问呢？贵在虚心下人。三人行，必有我师。

清初大思想家唐甄在《潜书·虚受》中说，学问之道，贵能下人；能下人，孰不乐告之以善。池沼下，故一隅之水归之；江汉下，故一方之水归之；海下，故天下之水归之。自始学以至成圣，皆不外此。

随后邓老又提到，非典期间，因为中医药的介入，大大提高了治疗效果，减少了病死率和各种后遗症。

有人说古方不能治今病，那是因为他们没有学好古方。经过历史长河，大浪淘沙留下来的中医药，是一个巨大的宝库，需要我们努力发掘，加以提高。

大家听后，特别受震撼，原来传说中最恐怖的非典，中医药在治疗过程中也起到了非常关键的作用。

最后邓老在黑板上写下四句话给众学子共勉：四大经典为根，各家学说为本。临床乃中医之生命线，仁心仁术乃中医之魂。

34．天桥底下中西医之争

强仔到大学城中山大学天桥脚下摆摊，跟中大的一个勤工俭学的学生李克一见如故，聊得很投机。李克是学西医的。当讲到中医的时候，李克摇摇头说，现在哪还有中医，大都西化了，中医都快进博物馆了。

强仔不服气地说，四大文明才进博物馆。中医药永远都为解除民众疾苦而生，这棵千年老树更亘古常青，只要它能解决问题，就不会被人遗忘在历史的尘埃里。

李克笑笑说，兄弟啊，你得看清现实啊，不能活得不现实。你看现在学中医的有哪个赚钱了，现在我们这个城市里，医学生中中医的比例占多少啊？十个里头不到一个，而且你们学中医的毕业后都找不到工作，自己就放弃了中医。我们中山大学的附属医院，就有很多中医研究生过来干西医，而且是高才生，不相信的话你可以去打听啊。

强仔听了，愤愤不平地说，那些对中医没信心的人，不谈也罢。你们不要只看表面，不看实质，不是说赚钱多的就是好医学，老百姓不点头，疗效不理想，你赚再多的钱也白搭。

李克笑笑说，照你这样说，中医很牛哦，有本事就拿出来，让哥们见识见识。

强仔听后，搔头抓耳，正在想有什么办法，让这些不信中医的人服气，煞煞他们的威风。李克看到强仔又急又恼的样子，便笑笑说，兄弟，人不能不服这个大势啊，大势所趋，现在就是西医的天下，中医要靠边站啊！

强仔说，有了，就这么办，是骡子是马，拉出来遛遛就知道了。你们宿舍区里不是有很多同学生病吗？李克说，是啊。

强仔说，这样吧，我们组织一次免费中医义诊，你找几个人过来，我给你们找个小郎中，免费帮你们看病，让你们见识见识中医究竟牛不牛。

李克就嘀咕，这么好的事，既可以免费治病，还可以看看中医是怎么治病的，估计哪个学生都想试试。

关于这个中医疗效的挑战，中医究竟会不会被丢到博物馆里去，大家拭目以待，等着看强仔的布局吧。

35．应战

关于学生之间中西医之争的消息不胫而走。大家情绪很高，都在拭目以待。

中山大学代表的是西医的顶尖水平，广州中医药大学代表的是中医的顶尖水平。强仔能不能让大家对中医刮目相看，重新认识中医呢？

大家不禁平添了几分担忧。可大家都知道强仔是一个有主见、有计划的人，断然不会那么草率地做出这样的挑战。强仔说，我不是为了一时的意气之争，我只想洗刷世人对中医的偏见。如果中医学生对中医都没底气、没信心了，那中医就真的没救了。不过我相信底气、信心源自于临床实效。

这时强仔找到了我，然后跟我说这件事，问我敢不敢去应这个挑战。我说，学医不是为了跟别人争一个高下，这样的挑战我不能去。

强仔的如意算盘打得很好，想不到居然听到我不去的回答。他马上怔住了，然后说，你是不是学中医的？我点点头说，是啊！

强仔说，个人的得失，你可以不计较不管，但是为了中医的名誉不能不管啊！你如果作壁上观，那就是中医的孬种，不是我强仔心中的小郎中。

我听后觉得强仔说得挺在理的，便说，我也刚上大学，更不能代表中医，这样去了万一来个马失前蹄，看不好人家的病，这不是让人家笑话吗？你还是另找高明吧，不是有很多高年级的师兄师姐吗？他们已经见习、实习过了，让他们去应战，相信更能独当一面。

强仔说，正因为我们初出茅庐，才不怕输，即使输了也不丢人。如果不去应战，不去实践，那才丢人。失败不可怕，没去实践，不敢应战，那才是最可怕的。

强仔就是这样的人，他自己笑对逆境，能够自己给自己打气鼓励，大家都喜欢跟他在一起。虽然说有本事的人不需要别人打气，我也对这些所谓的意气之争并不感兴趣，但经他这么一说，我把那些顾虑都抛到九霄云外去了。姑且把这个当成大学生活里的一个小插曲。

强仔在做生意的同时，把这消息公布了出去，然后同学们又通过 QQ 群，还有发短信，把这件事传到大学城的各个角落。消息虽然没有翅膀，却飞得比什么都快。大家都决定在这个礼拜天到中山大学的宿舍区去比拼应战。

36、徒手治落枕

星期天，当清晨的第一缕阳光照进宿舍时，我们已经洗漱完毕，吃完早餐。向明说，指月啊，打擂台，你紧不紧张啊？阿发说，废话，怎么会不紧张呢？强仔说，让紧张随风去吧！我笑笑说，没什么得失之心，又何紧张之有？

向明说，看来我们是皇上不急，太监急啊，我们可是抱着存亡之心啊，指月，你可千万别把这件事不当回事啊。我说，尽力吧。

我们一到中山大学宿舍楼下，他们早已经摆好了阵势，虽然只有七点多，但宿舍区明显跟往常不同，非常热闹。看来不仅是中山大学的学生关注，其他九所高校，应该都有些好事的人来观看。

这时李克走过来说，强仔，你们来了。强仔笑笑说，让你们久等了。

李克说，你们不是说要带个医生过来吗，我怎么没看见呢？原来李克根本没把我们宿舍这些学生当成是医生。

强仔说，你看，这就是我带来的小郎中。李克把眼光移到我身上，看到我一身朴素的着装，年龄比他小多了，一副未谙世事的样子。

李克便有些失望，说，你起码要叫个有水平的师兄师姐过来，最少可以解决点小问题，你如果请不动他们，我可以帮你请啊！李克的言下之意是，我们这批大一新生，刚学中医，就敢出来，真是不知天高地厚。

强仔并不理会李克的藐视，说，废话少说，把你的人叫过来吧。李克摇摇头，暗笑了一下，看来他早已经料定结果了。不过出于礼貌，他还是在前面领路，把我们带到宿舍楼下，那一大块空地早已经摆好了桌椅。

我往周围扫视了一圈，发现有一百来号人，大部分是他们中山大学的学生，我们中医药大学应该也来了二三十个学生。我深吸一口气，心中念道，凡大医者，必当安神定志，无欲无求，先发大慈恻隐之心，誓愿普救含灵之苦……

然后我走到已经布置好的桌台前坐下，我对面有五个穿着整齐的学生，他们都是中山大学的。李克说，要不要我先介绍一下？

我摇摇头说，先别忙，把病看好再说。这时的我大有三国关羽温酒斩华雄的气势。坐在桌台前，我自己感觉心安得像龙宫里的定海神针一样。不管怎么样，短时间内把病苦拿下，是我思考的事情，所以一切的客套我都丢在旁边。

李克看我这么心急，就要进入正题，倒觉得有些意外。我随手指着这五个人里的一个，叫他坐过来。他慢慢走了过来，生怕走得太快会痛苦，随着他坐下的动作，他头都没有弯，我笑笑说，你是不是颈椎有问题啊，或者昨天落枕了？

李克立马露出震惊的神情。这学生更是不可思议地说，你怎么知道我落枕了？我是今天早上才不舒服的，我没有告诉任何人啊，莫非李克先跟你透露了。这学生望向李克，看到李克惊讶的神情，知道李克肯定也一头雾水，不知何故。

强仔微微一笑说，望而知之谓之神。我笑笑说，强仔，话别说得那么大，把人家的病痛解决了那才是本事。强仔说，那该怎么办呢？

像这类落枕的颈椎疾病，我在竹篱茅舍跟爷爷处理过不少，最快的就是外治法。我说，强仔，这个病人就交给你。强仔愣了，呆在那里，不知怎么办。

然后我说，后溪督脉通于颈。大家都听不懂我这句口诀，听不懂没关系，只要按部就班操作就行。于是我伸出手，一握拳，指着掌横纹的尽端处，在小鱼际周围，用我自己的手指甲指着这个后溪穴，跟强仔说，强仔，就这里，你使劲地用拇指帮他点按揉揉，把那些粘连绷紧之处拨开打散。

强仔马上会意，强仔的动手能力可是很强的，他也不理会什么医理，动起手来再说。别看强仔个子小，力量挺大的，因为他经常四处摆摊，背着货物，所以练了一些内力。

当强仔使劲地按这学生的后溪穴时，这学生马上"啊"的一声叫了起来。

我说，强仔继续，力量再大点。同时我又跟这学生说，你跟着我这样做，左右摇摇头，多摇几圈，不要管手上的痛苦。这学生咬了下牙，点点头，摇了几下。不到三十秒，我对强仔说，可以了。这学生再摇一下头，一脸茫然，好像要找到刚才颈椎僵硬疼痛的感觉，找来找去都找不到，一下子活动利索了。

他惊奇地说，咦，真是神了，以前我落枕没有几天都好不了，现在今天早上才不舒服，怎么现在就好了，不痛了，也不僵硬了，你这是什么魔术啊？

李克这时不仅脸色一变，神情也是惊呆的样子，周围响起了热烈的掌声。

37、立竿见影治咽痛

第二个学生主动走过来，说，小大夫，你帮我看看。我叫他坐下，示意他先别说话。然后平心静气，帮他号脉，明显双脉上冲，火曰炎上。

周围鸦雀无声，似乎一根针掉在地上都听得见。我说，你这咽喉怎么样啊？

这时最吃惊的不是病人，而是旁边的李克，单凭这几分钟的诊断，精确到位，就足以颠覆李克之前对中医的看法。这些满脑子读的都是现代教科书的高才生，只知道人云亦云地说，中医是有意无意的骗子。现在亲眼见识了望闻问切的威力，不由得开始重新审视中医。

这咽痛的学生张大了嘴，一副不敢相信的样子，说，我到医院，医生还要问问，叫我把嘴张开，看看出了什么问题。你怎么一摸脉就知道了，不可能我宿舍的人提前跟你通风报信吧？

他又把眼光望向李克，看着他一脸无辜的样子，知道肯定没有提前泄露。不过大家更关注的还是当下的治疗，疗效才能说明问题。

这学生说，我这咽喉肿痛好几天了，现在连吃饭都痛，早餐就只喝了点豆浆，啥都吃不下。如果这两天再治不好，我就要去医院了，不能再拖下去了。

我便叫向明过来，说，向明，这个病人交给你了。向明一脸茫然，不知所措，支支吾吾地说，指月，你不会开玩笑吧，我可是新手哦。

我笑笑说，新手又怎么样，拳怕少壮，你只需要在拇指上面，肺经的少商穴上扎一针，然后挤出点血，就好了。我告诉你穴位在哪，难道你这都办不到吗？

向明呵呵笑道，怎么办不到，又不是在自己手上扎，这还不简单。

向明扎了一下这学生的少商穴，然后用力地把血挤出来，刚开始血是暗红色的，很黏稠，后来挤出几滴黄豆粒大小的血滴后，这血液慢慢就变鲜红清稀了。

我叫这学生吞吞唾沫，感受感受。他边吞边点头说，奇怪，我早上吞口水都觉得梗在那里，痛得不得了，现在这咽喉部的梗塞感好像没有了，吞唾沫没那么难受了，原来火辣辣的痛，现在好像好了很多。

李克在旁边说道，你是真好，还是假好？不要用"好像"这个词。这学生再吞几下唾沫，感受了一下，露出一脸不解的样子，说，师兄，我是真感觉好些了，这可不能骗人啊！

又是一个变戏法，大家再次愣住了，全场又响起一阵热烈的掌声。

38. 金针通鼻

这时最激动的莫过于第三个女同学，我还没叫她，她就着急地跑过来说，小大夫，小大夫，你能帮我看看吗？

我一听她说话，带着浓重的鼻音，便问，你鼻子怎么样啊？这一问就好像碰到老病号一样，马上拉近了距离。

她着急地说，我正是为这鼻子苦恼，每天晚上鼻子不通气，搞得我睡不好觉。现在我鼻子还不通畅，有时呼吸还要用嘴巴，这可不可以治啊？

旁边的李克也没那么吃惊了，大家都等着看怎么治。我先号她的脉，发现肺脉闭郁，肺开窍于鼻，不宣通肺气，这鼻子就没法正常呼吸。可肺气为什么会闭塞呢？肺主皮毛，肯定跟皮毛受凉有关。然后我问，你是不是经常接触冷水啊？

她惊讶地说，小大夫，连这个你也知道，我真是佩服你，我在学校食堂勤工俭学，专门洗碗，一天要洗好多碗，洗得手都发凉。

我说，这就是病因所在。你阳气不足，长期受寒水干扰，毛孔会闭塞，鼻孔会不通。心脏是阳气之大主，属火，火怕水来克。你找工作，尽量不要选择跟水湿打交道的。比如图书馆管理员，还有教室管理员。

这女生听后，点点头说，那我跟同学调换调换，试试看。我说，这样吧，我先帮你把闭塞的鼻孔通开再说吧，你怕不怕针刺？

为了治病，她咬咬牙说，打针那么粗的针都要忍着，你这小小的毫针怕什么呢？长痛不如短痛，如果能治好病，多扎几针又何妨。

我说，就三针，不多不少，这针法是我们学校金锐老先生所创，号称金三针。治疗一个病，大都是选取三个穴位，或者下三针。我研究过金老师的书，所以对金三针有一定了解，你这鼻子不通气，直接用鼻三针就行了。刚才第一个落枕的师兄，如果用颈三针也管用。那个咽喉痛的师兄，用咽三针，效果也应该不错。

这学生说，行，那赶快给我下针吧，我正好感受一下针灸的魅力。听说现在针灸在全世界都得到广泛认可。现在不花钱又可以得到体验，何乐不为？我是因为关注中医，听李克说有这机会才专门来的。

我随手从竹筒里抽出一根针，这时就没有人能代劳了，因为针刺靠的是认穴之准和手上的指力。如果不经过长期专门训练，是不可能将这小小的毫针精准地刺进去的。大家静悄悄地围成一圈，所有人的目光都集中在我手中这根针上，都在看这针刺是怎么回事。这小小的像头发一样的细针，难道就能够治病？一切的疑惑和不解都将接下来揭晓。

我找到两边鼻子旁的迎香穴。针灸歌赋说，鼻旁五分是迎香。

为什么叫迎香穴呢？这穴位的命名可有很深的学问。古人从不轻易命名，一旦命名，便意有所指。比如迎香穴，一听名字就知道，当鼻子不通气或者嗅觉失灵，鼻不能闻香臭时，扎这个穴位，就可以闻到脾胃五谷之香气。

不到五秒钟，两旁迎香穴，我各进一针，轻轻捻转几下，然后又在两眉间的印堂穴加一针，可以加强针感。这样三针就形成一个三角形，共同指向鼻子，把阳气往鼻孔方面聚。

这女生不由自主地流下了鼻涕和眼泪，然后长长地吸了一口气，高兴地说，我鼻子通了，我闻到了食堂飘过来的面包香味。以前我都闻不到的，这太神奇了！

我知道这效果是最好的，因为如果针扎得好，马上就能够让病人鼻头酸，流眼泪，因为整个肺气被宣发上来，堵塞在鼻子里的寒气一下子就会被排出来。

这女学生接连打了四五个喷嚏说，好舒服，好舒服。以前我有喷嚏打不出来，憋得难受，现在打出来了，脑袋清醒了，真舒服，真舒服！

全场又一次响起热烈的掌声，我听到这掌声比前面更有力、更持久，而且这掌声是由惊讶转为肯定，由不解转为信任。

39. 导引之法——跺脚

第四个学生更直接了，他说，小中医，我就是腋下有点痛，一旦读书读久了，或者想事情想多了，这地方就痛。我也到医院检查过，没查出什么来。你能帮我看看是怎么回事，把这疼痛消掉吗？

我说，试试看吧。腋下肋部周围，中医认为是肝经所过之处，叫肝经布胸胁。肝气郁结，这地方就容易胀痛。所以中医用疏肝理气的办法，可以缓解胀痛感。

他说，怎么疏肝理气啊？我笑笑说，疏肝理气的办法有很多，比如泡橘叶茶或吃逍遥丸，是用药物去疏肝理气。又比如用针刺期门穴，这是肝经的穴位，就像给肝经经脉放放气，胀痛也会减轻，这是用针去疏肝理气。

他说，我这里煲药不方便，又比较怕针，有没有不用吃药，也不用针刺的。

大家都传来嘘嘘的声音，不想吃药，也不敢针灸，却要治好病，这不是难为人家小中医吗？我说，可以试试中医外治法——导引。他第一次听说导引这个词，连见多识广的向明、强仔也摇摇头，不知导引为何物。

阿发却笑笑说，指月啊，你不会给我们讲武侠小说吧，据说武侠小说才有气功导引之类的讲法，这种导引之术怎么可能出现在一个医生手中呢？

我跟他们解释说，导引这个词其实在《伤寒论》里就有记载，两千年前的《内经》里也有相关的描述，马王堆出土的典籍里就有导引图，你们可以到网上搜搜看。所以导引不是新名词，有几千年的历史了。

强仔笑着说，看来我们是少见多怪哦。我说，导引其实很简单，就是用一些意念和动作呼吸，使身体气血对流。人体气血就像货币和流水一样，只有在流通中才会增值，才会有力量。导引的大原则是通则不痛，身体健康。痛则不通，身体生病。也就是张仲景在《伤寒论》里说的，若五脏元真通畅，人即安和。只要令周身之气通而不滞，血活而不留瘀，气通血活，何患疾病不除？

这个学生急着说，小中医，你快点给我导引吧。大家也兴奋地喊起来，就让我们见识见识传统导引的魅力吧。

我摸了下他的脉，果然双关部郁结，可以用上病下移法，于是就教他跺脚。

随着一阵一阵的跺脚声，他越跺越觉得呼吸顺畅，额上出汗。跺完左脚，再跺右脚，两只脚起码各跺了一百来下，足足花了十五分钟左右。

我再上前摸他的脉象，发现气聚中焦的关郁脉，就像乌云被风吹散一样，原来随着他跺脚和注意力下注，周身的浊气被撤下来，放了几个屁，胸中畅通无阻，如拨云见日。他深吸了一口气，露出久违的微笑说，真舒服！我如果早知道这么简单的导引法，就不会白白受了这么长时间的压抑之苦，而且还花了几百块钱的检查费，我当时还担心是不是肝上长东西了。大家再次传来哈哈笑声。

我说，其实你早知道这个办法了。

他疑惑地说，我早知道，不可能啊，知道我还不会用吗？

我说，一个人生气后是什么样子呢？

他说，当然气得胸胁胀满、怒发冲冠了。

我说，还有一个词叫气得什么啊？

他马上反应过来说，气得直跺脚。

我笑笑说，其实这个动作就是人体阴阳失衡的自救。大家都洗耳恭听。

我说，中医认为怒则气上，你看一个人愤怒，气机就会堵在胸胁疼痛，冲上头面，脸红脖子粗，好像上冲的气球一样，这样很危险，容易脑出血。很多老年人，就是一激动生气，脑血管破裂了，中风偏瘫了。但为什么年轻人不会呢？因为年轻人身体自救机制强大，一生气，他就会跺脚。一跺脚，气就会往脚下跑，如果你有意地跺脚，像跳踢踏舞一样，那么就可以最大程度地减轻发脾气的害处。

比如说，发脾气后头痛胁胀，耳朵嗡嗡响，吃不下饭，这些都是怒则气上的表现，然后直接跺脚，跺脚则气消。就这么简单，中医叫上病下取，阳病治阴。

周围的人们再次喝彩，掌声一浪接一浪。

40. 加强版艾灸法

第五个学生，用手扶着腰，腰部绷直，好像不敢转腰，走路就像企鹅。一看就知道腰应该出了问题。

我问他，这腰怎么了？他说，我经常游泳，前天游泳回来，腰就开始痛。睡觉醒来，腰部转动不利，僵硬。我以为过两天就会好，可现在两天了，不仅没好，还加重了。这是怎么回事呢？我又没有扭到腰。

我摸他双脉沉紧，沉主里，紧主寒，有里寒。你这是受了寒水之邪。

他疑惑地说，我听不懂啊，我们学西医的认为一个病痛要么是细菌病毒感染，要么是自身免疫力问题。你说这寒冷的水也会染病，为什么那么多人在游泳池里游来游去，他们都没有染病，偏偏是我染病了呢？

我说，风雨寒暑，天气变化，都会引起一些疾病，这是中医的病因学。为什么天气剧烈变化的时候，感冒、风湿痹痛的病人就增多呢？你们可以去做个统计调查就知道。我在农村跟我爷爷出诊的时候，在天气剧烈变化前后病人最多，无形的天气变化也会引发一些疾病。

大家听了都点点头。我接着说，但《内经》认为，风雨寒暑，不得虚，邪不能独伤人。也就是说，中医认为正气存内，邪不可干，邪之所凑，其气必虚。当你身体正气不虚时，邪气就不容易侵袭人体。邪气之所以容易伤人，是因为你免疫力亏虚在前。就像你平时老是熬夜，寒流一来，你第一个就打喷嚏、感冒，别人按时起居，就有抵抗力，身体就好好的。

这么一说，他马上会意了，点点头说，有点道理，我就是因为赶论文，那几天没日没夜地查资料，可为什么我不是感冒，而是腰痛呢？

我说，《内经》认为至虚之处，便是容邪之所。腰为肾之府，如果不是肾精亏虚在前，腰部是不容易受到寒湿之气侵袭的。你再想想，是不是除了熬夜伤肾后，还有手淫伤精啊？他回忆后点点头说，似乎有这回事。原来游泳的前天晚上，他手淫了，加上熬夜，导致肾精暂时亏虚，没有保养恢复好，又马上跳到凉水里游泳，游得太久了，寒湿之气侵袭入体。

他说，该怎么办呢？我说，这个简单，阿发，把艾条拿出来点燃。

只见阿发快速地拿出一根艾条点燃，我看了看说，一根不够，得连点五根，他是寒气入里，深伏难出，如果不是加强版艾灸法，就难以把寒邪驱散。

当五根艾条点着后，我拿出一个大大的夹子，把五根艾条同时夹紧，然后叫他坐在椅子上，让阿发把他后背的衣服掀起来，然后利用温暖的艾火烤他的后背足膀胱经。我重点帮他烤了肾俞、命门周围的穴位，并且边烤边让他轻轻地转腰，能转多少就转多少。刚开始他忍着痛，咬着牙，转得很辛苦，好像生锈的螺丝转不动一样。等烤完半截艾条，他额头的汗水如黄豆粒滴到地上。

李克连忙给他递纸巾，又帮他擦汗。他长长地舒了一口气说，真舒服啊，我这两三天从来没有这么舒服过。

人体的经脉遇到寒气，就会收引不通，关节转摇不利，一旦碰到这艾火的阳气，就会松通舒畅，所以关节慢慢地灵活转摇。这就像天冷时拖拉机不容易打着火，打着后要慢慢热机一段时间后才开得动。艾条帮他热身，补助阳气，驱散寒气，那些收引拘急的筋脉马上就放松了，这叫热胀冷缩，以阳胜阴，以热治寒。

比如冬天有些人关节转动不利，第一时间就想烤烤火，烤火后关节马上变得灵活。好比冬天树枝被冻得干枯僵硬，可一到春天，春阳融雪，大地回暖，枝条又恢复了往日的柔和，就可以轻松摆动了。

也就是说，我利用艾火帮他暖腰，是让他的腰部由冬天寒冷的状态转为春天温暖的状态，说白了就是帮他的身体制造一个春夏的场。《内经》叫冬病夏治。就是说用夏天火热的场，来治疗冬天寒冷的病。

这虽然是一个简单的自然界常识，简单的阴阳道理，但对于这些西医院校的学生来说，他们觉得很新奇，好像第一次听到一样。

我问他，怎么样了？他说，我现在左右转，一点都不痛了。然后他站起来，做了几个鞠躬的动作，向各个方向做，都是漂亮的九十度鞠躬。然后他哈哈笑道，前两天，我三十度都弯不下，现在我九十度都可以弯下去了。你这是什么招法啊，我也要好好研究研究，为什么这么快就治好了我的腰痛？

宿舍楼下传来一阵惊呼声，他们有的说，中医真神奇！有的说，太牛了！但唯一能够表示佩服及惊讶之情的，只有用雷鸣般的掌声了。

41. 纷纷邀请

大家还沉浸在惊讶和佩服之中。只见李克站起来，用非常礼貌的态度说，指月，这次非常感谢你帮我这些同学减轻了病痛，也让我们改变了对中医的看法，我承认之前一直误解了中医，才会对中医有这么多偏见。

不过今天你的到来，和你们中医药大学同学的共同演示，让我们见识了中医的真实疗效，让我们看到了中医的魅力，让我们体验到了中医的智慧。我们以前小瞧了中医，不知道传统中医里也有很多精华所在。

我连忙站起来，向他回礼说，李克师兄，中医的好处，老百姓最清楚。中医的智慧只有体会过的人才有发言权。我们这次不是在对战，而是在相互了解，共同进步，中医和西医不是敌人，而是战友。大家只要多一分了解，就会少一分误解，你说是不是啊？李克师兄点点头。

我接着说，其实这次我答应强仔过来，并不是说进行中西之争，分高下，而是希望能够给大家普及点中医常识，把我所知所懂的东西告诉大家，让更多的人能受益于中医，这样我们学中医就没白学。

这时有个学生说，为什么那么多人批评中医，甚至说要取消中医呢？

我笑笑说，大家都是在道说是非，议论人物，相互攻击，学术不应该是争斗，而是争鸣。就像这样，大家把各自的绝技亮出来，只要为人们服务的医学就是好医学，就不会被取消，你们说是不是啊？大家异口同声地称是。

我接着说，只要山上还长草，人们还有病苦烦恼，那么这个世上永远都会长存传统的中医之道。中医不仅伴随着中国人走过了几千年，在防治疾病中立下了汗马功劳，同时这个时代，中医应该面向世界，伴随世界人们再走健康平安路！

这时华南理工大学的一个学生突然站起来说，广中医的哥们，好样的，我们想请你们到我们华南理工做中医知识普及、健康教育的讲座，你们愿意吗？

我还没有来得及答复，华南师范大学的一个学生站出来说，我是华师学生会的，也想请广中医的学生们给我们普及普及中医知识，好让我们知道如何保健养生，快乐学习。

跟样学样，大学城里只要来人的学校都向我们发出了热情的邀请，我就不知如何是好了。这时强仔站出来了，他说，这样吧，我们回去跟老师商量商量，如果有相关老师和师兄师姐们加入，到时给大家传播中医，普及中医，应该会更精彩。对于大家的诚挚邀请，我们会尽力而为。

42．竹叶与源清流自洁

关于这次中大之行，中西医的争论，在大学之间传得沸沸扬扬，每天强仔都给我报告新闻，说，网上谁谁谁又怎么看好中医，另外谁谁又怎么批判中医，不信中医。我对这些新闻都不感兴趣，我只在意现在我在做什么，只关注我能否把眼前的大学课程学好。

当强仔再次过来谈中西医之争时，我就叫他去看《大医精诚》。

强仔说，看这有什么用呢？我说，不得道听途说，议论人物。

强仔说，这样对中医也有推动作用啊。我笑笑说，推动中医不是靠争论学问之道，不在口说，而在身行。如果中医人自身正气充足，又何患邪气来干。如果我们能够内存正气，善养浩然之气，那么中医不需要去推动，它自己就动起来了。决定中医能否站起来，走出狭小的民间，走向广阔的世界，全在于我们传承中医人的精神面貌，而不在外面那些流言蜚语。

强仔听了说，真的没法跟你讲了，看来我也得跟着你一心只读圣贤书了。

我笑笑，强仔能够触类旁通，讲头知尾，所以他也没有再谈论这些东西。

旁边阿发皱着眉头说，指月啊，我这两天舌尖又红又痛，怎么办啊？晚上翻来覆去睡不着觉。我说，是不是近来太用功读书了？

阿发说，没办法，我们差距太大了，我得努力迎头赶上，所以我忙着背诵医古文，人家一天背一篇，我一天背两篇。我笑笑说，好事不在急中求，打基础要悠着点。俗话说，急不来，你越是急着背书，就越背不下来。

阿发说，既然急不来，那我怎么样才能把它背下来呢？我笑笑说，急不来，但是慢得来。你看练太极慢悠悠，却长寿得很。你一急，反而急火攻心，急出病来，因为生病耽搁了学习，是不是想快反慢啊？

阿发笑笑说，指月，你说得真对，我就是每次急着加班加点，或者考试前紧张复习，总会睡不着觉，口干舌燥，甚至口舌生疮。

我说，那些越爱着急的人，越容易上火，容易得高血压、口腔溃疡、咽喉肿痛、心肌梗死，或膀胱炎、尿道炎、前列腺炎。

阿发说，你等等，你说的高血压、咽炎、心肌梗死，我都知道，因为这是心主火，火曰炎上，所以心急上火，就容易出现七窍病变。俗话说急得七窍冒烟，应该是这个道理。但是你说越爱着急的人，越容易得膀胱炎、尿道炎、前列腺炎，这个我就想不通了。

我说，中医认为心与小肠相表里，心火旺的人，除了心开窍于舌表现为舌红，心主血脉表现为脉亢数外，常常还有尿黄、尿赤、尿涩痛。

阿发听后，点点头说，我这几天尿就黄赤短少，尿不出来，怎么办？

我说，这简单，不是心主火，心开窍于舌吗？你只要找一味清心降火、导赤热下行的药，既能清心，又能利小便，这样源清则流自洁，心清则眠自安。

阿发说，那用什么药呢？我说，刚好中心湖那边有片竹林，你去采些竹心，用竹心泡茶，加点冰糖，可以清心利小便。

阿发说干就干，马上采来一把竹心，泡茶喝，喝了一天。他说，指月，你这办法超好，我上午喝了几大杯竹心茶，下午排尿畅快无阻，而且本来尿黄尿热的，现在尿变清了。

我说，这叫源清流自洁。你的心是气血津液的源头，小便是津液的下流，源头清宁，下流就不浑浊，这叫降本流末，而生万物。

当天晚上阿发就睡了个好觉，从此他也没那么急功近利地读书了。而且阿发逢人就说，中医不比谁跑得快，而比谁跑得久。就像马拉松，刚开始跑得最快的，未必能跑到最后。中医是要活到老、学到老，所以悠着点，如果能够持之以恒，何必那么着急呢？

43、火生土与桂附理中丸

强仔说，指月啊，我要向你请教一个问题。我说，你但说无妨，不必客气。

强仔说，为什么一个人老看别人不顺眼呢？我说，看别人不顺眼，是因为自己修养不够。

强仔点点头说，指月，你说得真对，我爸就是这样的人，他看谁都看不惯，跟谁相处都会吵架，所以大家都不愿意跟他在一起。

我说，可恨之人必有可怜之处，虽然一个人让别人讨厌，但是他也不是故意这样表现的，他一定有他自己的苦衷。

强仔说，对，对，我老爸长期胃胀，消化不良，吃饭后常常会打饱嗝，稍微吃点生冷的东西就会拉肚子。这么多年来吃过不少健胃消食片，还有保和丸、参苓白术丸，都不管用。我也为此学习了很多关于调理胃肠方面的知识，就是不能调理好我老爸的脾胃病。

我问，你老爸是不是平时心脏容易不舒服，而且冬天手脚偏凉，晚上甚至有夜尿呢？强仔一拍脑袋说，对啊，指月，你怎么知道，你没见过我老爸，怎么比我还清楚我老爸的病呢。

我笑笑说，强仔，你之前说的那些中药、中成药，只用对了一半，照顾了脾胃，但是没照顾脾胃的"母亲"。强仔不解地问，脾胃的"母亲"是什么？

我说，生我者，父母也。心火能够生胃土，而脾土脾阳又源自于肾中命门之火。如果心火足，手就不容易凉，心就不容易慌；如果命门阳火足，冬天脚就不容易凉，夜尿就不会那么频繁。强仔激动地说，快告诉我怎么治疗吧。

我说，我没摸你老爸的脉，估计你老爸的脉应该偏于迟缓或沉弱，你先试试给你老爸用点桂附理中丸，用桂枝强心火、生胃土，附子助肾阳火、生脾土，使脾胃升降有动力，那么身体消化能力应该会增强不少。强仔说，那就试试看吧。

一周后，强仔跟家人通电话，挂上电话后，隔着大老远就叫，指月，指月，我们中了。大家还以为强仔中了彩票，准备叫他请客呢。

听到强仔一解释，才知道是用药中了病所，把病治好了。

强仔说，指月，我爸自从吃了桂附理中丸后，胃口真叫好，也不拉肚子了，也很少打饱嗝，就连心情都好多了。以前老跟我妈吵架，这看不惯那看不惯的，现在好像发脾气少了。我妈跟我说，你爸最近身体好，心态好，脾气好，要好好感谢你同学。

我笑笑说，强仔，看来心态会影响身体，好心态的人容易拥有好身体，同时身体也会影响到心态，如果身体差得很，心情自然不容易好。所以我们学中医，既能帮人调好身体，也能减少家庭矛盾，促进社会和谐啊！

强仔笑笑说，指月啊，你说得好，我现在明白了身修而后家齐、家齐而后国治、国治而后天下平的道理。

44、医古文——医生三个层次

李老师今天给我们说医生有三个层次，问我们知不知道是哪三个层次？

班长王展飞说道，第一层次是草医郎中，采点草药就能治病；第二层次是汤方医生，掌握不少汤方、偏方、验方；第三层次是辨证医生，懂得医理，又知道望闻问切之术，一切从实际出发，以人为本，量体裁衣，辨证用药。是不是这三个层次呢？大家听后都点点头，班长果然是班长，知识确实渊博。

李老师说，这医分三层，是仁者见仁，智者见智，各有各的说法。你们还有什么见解，都可以拿到课堂上来说说。

这时强仔马上站起来说，我认为第一种是没真本事、专门赚钱的医生，他们学医纯粹是为了牟取暴利，所以不问医术，但问用什么招法可以赚到大钱，这应该属于含灵巨贼。大家听了哈哈一笑。

李老师说，那第二种呢？强仔清了清嗓子说，第二种是富贵医，他们学识渊博，既要求图利赚钱，又要努力把病人的病看好。

那第三种呢？大家问道。强仔说，第三种就是《大医精诚》里说的苍生大医，若有疾厄来求救者，不问其富贵与贫贱，普同一等，皆如至亲之想，见到他有病苦，好像自己生病一样，不管昼夜寒暑疲劳，也不会瞻前顾后，自虑吉凶，总之能够一心赴救，并不图回报，这样的就是苍生大医。

好！一阵鼓掌声，大家听了都很振奋。

李老师说，可以用名利来分医生的层次，也可以用医术来分医生的层次，但是我更偏向于用存心、发心来分医生层次。我认为医生可以按发心大小、见地高低来分为三层。比如第一层是地方医，这医生在当地有名气，治当地的病，他发心要把周围的人的病治好，来一个治一个，一生以解除民众当下疾苦为己任。

第二层是时代医，就是有些医生看到病苦丛生，他就会想，病从何起，疾从何生？每个时代都有每个时代的特点，比如贫穷落后的年代，人们普遍吃不饱，又要干很多重体力活，这时你只需要用些损者益之、劳者温之的办法。比如一首补中益气汤加减变化，可以治百余种疾病，这就是切中时代的弊病。生活富裕的时候，人们普遍饱食过度，劳伤肠胃。这时就要注意饭到七分饱，配合保和丸，消食健胃，诸症自愈。有些医生，为什么能凭借一两个汤方就打天下，比如麻瑞亭的下气汤，他看到的是整个时代，人们气机普遍上亢，六腑不能很好地通降，于是他就能够成为时代之医。

同学们听后，眼睛一亮，这样的医生是大家心目中的榜样。

李老师接着说，第三层的医生叫历史医。他们知道功、德、言三不朽事业，除了拯危救逆，立功也；一心赴救，不图名利，立德也，同时他们还想到功德只能够让后人称颂效仿，而自己一身医术，如果不传之后世，是为不孝，愧对岐黄。所谓不孝有三，无后为大，当你的学术不能传之后世，扬之四海，这也是大不孝。

这些历史医，最怕的是学问没有传承人，不能够薪火相续。他们知道凭借自己一人一时之力，即使成为神人，也难以拯救无量的病苦众生，难以解除无边的烦恼痛苦。所以他们想到必须培养一批批后浪能推前浪的医者，他们开始带徒弟，著书立说，教育后人。比如汉有张仲景作《伤寒论》，唐有孙思邈著《千金要方》，金元有李东垣等四大家，清有叶天士述《临证指南医案》，近代有张锡纯撰《医学衷中参西录》，他们皆可以令医者学医三年，便可以行道救人。这样的医生就是真正的苍生大医、历史医，他们的功德是代代相传的，他们的思想是惠益千秋的，在历史长河里都有他们的身影，后世之人看他们如看高山，顿生仰慕。

大家听后脑子里好像一下子被点亮一样，原以为时代医就是可望不可及的，想不到还有这么高尚的历史医。时代医的眼光是看到这个时代的疾苦，而历史医看到的却是整个历史长河薪火相传的医道。如果说地方医在做枝叶，时代医在做枝干，那么历史医便是在做土壤和根须。因为有这些历史医的努力，后世才可以不断地产生时代医、地方医，这些时代医、地方医都是在不断学习历史医的著作中而成就的。

这节课令学生们如醍醐灌顶，马上明确了自己学医的方向，要发大心做大医，不想做大医的医生不是个好医生。每个人都心潮澎湃，希望用自己年轻的热血，浇灌出一条通往大医之路。

李老师接着说，你们知不知道，周恩来为什么能成为我们国家伟大的总理？

只见向明站起来说，周恩来从小就立大愿，为中华之崛起而读书。

李老师说，没错，周恩来也提过一个校训，用的就是《医学衷中参西录》中张锡纯的话。他说，医学生必有此心方可。这是一颗什么样的心呢？张锡纯讲：

人生有大愿力，而后有大建树，一介寒儒，伏处草茅，无所谓建树也，而其愿力固不可没也。老安友信少怀，孔子之愿力也。当令一切众生皆成佛，如来之愿力也。医虽小道，实济世活人之一端。故学医者为身家温饱计则愿力小，为济世活人计则愿力大。

大家听后都纷纷把张锡纯这段愿力之文，抄在《大医精诚》这篇文章后面，这样一读《大医精诚》，就知道自己要如何发心立愿，心发则医道可成，愿立则众生能救。

我一辈子都难以忘怀这节课的情景，它将成为我不断上进的动力，成为我攻克任何疑难杂病的强有力的精神力量。

有这大医精诚、大医愿力注入体内，必定可以奏响新时代的大医乐章！

45、火冷金寒的咳嗽

天气渐渐凉了，秋风一起，学生们纷纷加被加衣。

> 自古逢秋悲寂寥，我言秋日胜春朝。
> 晴空一鹤排云上，便引诗情到碧霄。

秋天虽然凉，但是暑气却消，读书清爽，感觉真好。我正在温习《中医基础理论》，传来了敲门声，我打开门一看，原来是隔壁宿舍的启明。

他说，指月啊，我想向你请教一个问题。

我说，尽管讲吧。然后示意启明坐下来慢慢谈。

启明说，每年秋天，就是现在天气转凉的时候，我爷爷老是咳嗽，晚上忘了盖被单，第二天就会咳一整天。我说，这是受凉了吧？

启明说，对啊！他咳了很多白色的痰。

我说，诸病水液，澄澈清冷，皆属于寒。老年人阳火不足，所以咳痰清稀，气化不够，所以多寒痰留饮。

启明说，到了冬天就更厉害，咳得没法睡觉，甚至有时还喘。

我说，启明，你爷爷心脏怎么样？有没有经常觉得心慌短气呢？

启明惊讶地说，咦，我向你请教我爷爷肺的问题，你怎么问到心脏？你怎么知道我爷爷心脏不好？

我笑笑说，这是中医整体观的思维啊，心肺同居上焦，肺像天空，心像太阳，天空温暖，是因为太阳比较靠近地表，阳气足，就像夏天，所以你爷爷夏天很少咳嗽。当太阳跑到南回归线去时，我们北半球就进入冬天，天空阳气比较少了，所以天气转凉，天气一转凉，人就容易受寒。中医认为天人合一，当心脏阳气不够，大自然阳气缺少时，很容易就被寒气所侵犯，所以秋冬天大家要穿衣加被，要吃温暖的东西，要注意防寒。

启明点点头说，那我爷爷这种情况该怎么办？

我说，你爷爷这种情况，应该叫作火冷金寒，心脏阳火不够，肺金就会冷飕飕的，这时就不能吃生冷水果，吃了就会加重咳嗽或腹泻。

启明激动地说，指月，你说得对极了，我爷爷吃点香蕉、苹果之类凉的东西，就咳嗽、胸闷，甚至拉肚子、腹胀，吃不下饭。

我说，年老就应该避寒就温，饮食尽量要偏温暖点，本身老年人阳气就少，如同夕阳西下，这时保护阳气都来不及，不能轻易耗损阳气了。

启明说，那怎么给我爷爷调理调理呢？

我说，这个得你学好中医后，帮你爷爷把把脉，中医没有见到人、切到脉是不能随便开处方的。

启明说，你就搞个小小食疗方也行啊。

我笑笑说，其实食疗方你自己都可以开，病因病位都明白了，治法方药自然随手而出，医理都理顺了，处方用药难道还会不知道吗？

启明摸摸头说，我没有给别人开过方啊，你的意思是用点温阳暖心脏的药，让心脏温热起来，就像给身体制造一个夏天的气场，它就不怕秋冬的寒凉？

我笑着说，你真聪明，一下子就想到了。

启明说，我看用点生姜、大枣，可以培补中焦，土能生金，可不可以再放点肉桂，刚好能够温暖心脏，使火暖金不寒，心火温煦，肺金不冷。

我点点头说，就是这样，这就是脏腑辨证用药的整体观。中医讲，病痰饮者，当以温药合之。姜、枣可以温养脾胃这生痰之源，肉桂可以温暖心肾，使阳火充足，寒气自退。你可以搞个食疗粥，用姜、枣熬粥，再撒点肉桂粉，先喝几天看看。反正这些都是食疗之品，只要方向对了，估计多少都会有效。

一周后，启明激动地跑来，说，太感谢你了，我爷爷的咳嗽明显轻多了。指月，你不仅帮我爷爷减轻了咳嗽的痛苦，同时还帮我理顺了中医思路，让我切身体会到中医整体观、辨证用药的精髓。

我笑笑说，我哪有那么大的功劳啊，这不是你自己一个人想出来的吗？

启明说，如果不是你指点，我怎么能想出来呢。

46、百岁老人的长寿经

大学城里有很多小村寨，如贝岗村、穗石村、南亭村、北亭村等，以前中心湖里还有旧的祠堂村落。刚好逢上周末，我和阿发就到附近这些村落逛逛。

当我们走到北亭村的老祠堂门口时，发现有位老人，胡须花白，精神矍铄，远远望去，像一棵古松。他坐在祠堂门口的石板上，气定神闲，波澜不惊，沧桑岁月在他脸上写下一道道皱纹，但是这些皱纹就像古松的树皮一样，历久而弥韧。

我以前听爷爷说，想要做好生意就要多跟成功的商人在一起，想要长寿健康，就要多向这些长寿老人请教养生之道。一位长寿老人，就是一本养生书，需要你去挖掘。

阿发说，我们逛逛街吧，这么多新鲜的玩意，那老人有什么好看呢？

我笑笑说，阿发，假如有一片千年古松林和一片只有几年就长得很高的桉树林，你说你想去游览古松林，还是去游览桉树林呢？

阿发说，大家千里迢迢去游览黄山，不就去看那千年迎客松，所以古松林当然值得我们去游览。

我笑笑说，阿发，百岁老人不是你想碰到就能碰到的，但是逛街、逛超市你哪天都可以去。

阿发点点头说，好，听你的，我们就去跟老人家聊聊天。

我们走上前去，跟老人家打了个招呼，礼貌地问好。

这老爷爷人称牛爷，以前他是养牛的。现在大家生活好了，耕种都机械化了，所以他也不再养牛了。现在牛爷都95岁了，仍然生活能自理。

阿发开门见山，直接就问，牛爷，你身体这么棒是怎么练成的？

牛爷一听别人夸赞他，就眯上眼睛，张开嘴巴，哈哈大笑。开朗是长寿的本钱，这句话一点都没错。只见牛爷笑完后说，年轻人，你们问这个干什么？现在的人都问怎么赚钱，很少问我老头子怎么健康长寿。

我跟牛爷说，我们是学医的，研究的就是健康长寿的道理。

牛爷点点头说，原来这样。我倒没有什么长寿的秘诀，只是我养牛养出点经验。我发现吃饲料的牛，还有关在牛棚里的牛，容易生病、夭折。而干农活的牛，吃青草，却越干越壮。所以我养牛是只喂青草，不喂饲料，经常拉出去放养，而不关在牛棚里，让它们吃饲料。

阿发听后，一头雾水，就想这牛爷是不是老糊涂了，我们问他人怎么活得长寿，他却跟我们讲怎么养牛，真是驴唇不对马嘴，看来这就叫风马牛不相及。但是我却不这么想，我觉得经多世事即文章，练达人情乃道理。

这牛爷肯定话里有话，意有所指。我仔细一思量，好像听出点门道来，便问，牛爷，你的意思是人要吃新鲜的蔬菜，要少吃那些加工肉、炮制品，同时人要多到田野山间去运动，不要关在狭小的卧室里玩电脑、看电视、喝饮料。

牛爷听后，眼睛一亮，说，小伙子有悟性，我在这里几十年，发现能听得懂我说话的人不多，你算是一个。看来长江后浪推前浪，大学城的后生可畏啊！

阿发这时才不敢掉以轻心，马上正襟危坐。我接着说，牛爷，现在疾病越来越多，你老人家应该也会生病，怎么办呢？

牛爷说，每个人都会生病，只是生病后不知道为什么生病，那就可怕了。

阿发问道，为什么生病呢？

牛爷说，为什么我现在吃自己种的菜？阿发摇摇头，以为老人家是省钱。

牛爷说，现在买来的蔬菜，很多是温室里种的，根本没有一年四季春夏秋冬的概念，那些蔬菜娇生惯养，没有经过风吹雨打，只有农药的保护和化肥的刺激，所以长得飞快。吃的肉，很多是用铁笼子养的鸡、鸭、鹅、猪、牛、羊，它们吃饲料，很少吃草，关在一起，很少活动。这些东西名叫动物，其实在我眼中形同死物，生命力极其脆弱，生长周期又相当短暂。

我听后非常震撼，牛爷这些普通的再也普通不过的道理，却指出了很多人生命脆弱的根本原因。说白了就是饮食的质量下降了，运动的强度减退了，从猪、牛、羊身上就可以看出人的命运。笼养、饲料养的生命力脆弱，自然界放养的、跑动的生命力更强悍。

牛爷接着说，我只要一天能动，我一天就不窝在家里看电视，我自己种的菜，街坊邻居经常可以吃到。我认为能够辛勤付出，奉献给别人，是一种福气。我这一身老骨头，其实就像狗一样贱，每天如果不走走，就不舒服。如果去拔拔草，锄锄地，今晚就能多吃一碗饭，多睡一个小时。

我听后点点头，这牛爷真是一部新时代的《内经》，他为什么能够年近百岁，而动作不衰，这都得益于他幽默的说法，叫少吃饲料，多吃青草。说白了就是少吃加工肉等肉制品，多吃自己亲手种的无公害蔬菜，而且每天都要多活动，不能懒惰、窝在家里。

曾国藩讲过百事俱废，皆由于一个"懒"字。现在很多老年人过早中风偏瘫，身体功能废用，也是由于年轻时只注重享受，上下楼梯都不用脚走，一点都不重视运动。大家看看这百岁老人，仍然勤习劳苦，务农种菜，我们就可以知道，运动对身体多么重要，没有一个长寿者是懒汉。

阿发颇受触动，从此每天他都会多花点时间跑跑步，发现表面上看减少了学习的时间，而实际上反而学习效率更高，学得更好。

47、减小肚子与脾主运化

高大威是我们中医班篮球队的队长，人如其名，高大威猛，只要他上场，人气就旺，胜算就高。但高大威不敢花太多时间打篮球，因为功课有点跟不上，上课老师提问他时，他老是答非所问。

老师愤愤地说，不要做头脑简单、四肢发达的人。你们现在学医，将来是要对人类健康负责，怎么可以草率应付呢？书到用时方恨少，该记的就要用心记，该背的就要努力背。你们想想，如果等到你们亲人病了，你又拿不出知识来救他，那时后悔就没用了。

经过老师的一番训斥，高大威本来天天打球的，现在他给自己定下了规矩，不把书读好，绝不轻易出现在篮球场上，而且一周只打一次。

高大威真是言出必践，说到做到，任别人怎么叫他去打篮球，他都不去，搞得篮球队人心涣散，连连输球，甚至一些重要的比赛，高大威也没有去。

高大威说，不能因为我个人的兴趣爱好而误了我将来的学业啊！

高大威就这样天天读书，渴了就灌啤酒，又没有去运动排汗，结果可想而知，小肚子一天比一天大，后来还经常腹部胀满，严重影响了学习效率。

他听说我的中医不错，还有家传，又在上次中山大学的中西医之争里出尽风头，于是就敲开了我宿舍的门。

他站在门口，头都快顶到门框了，这样雄壮的人，难道也会生病吗？

只见高大威一脸苦恼，然后向我倾诉。我笑笑说，你这都不是什么大问题，就是这段时间思虑多，运动少，啤酒喝得多，双脚活动少。

高大威说，那怎么办呢？我又不能再回到篮球场上，一回去，心都在球上，根本顾不着学业啊。

我笑笑说，思虑伤什么？高大威说，思虑伤脾啊。

我又说，脾主什么？高大威说，脾主大腹，主运化。

我接着又说，那补脾圣药是什么呢？高大威说，是苍术、白术。

我笑笑说，这不就对了吗，你买点苍术、白术各15克泡茶，不要喝啤酒，改为喝温开水，免得啤酒肚越来越大，并且下午在操场上跑半小时。这样劳逸结合，学习效率更高。既能强身健体，也不影响读书学习。

高大威摸摸脑袋，呵呵笑着说，我怎么没想到呢，你说得真对，我这脑子就是转不过弯来。

后来高大威又来到我宿舍，是带他生病的舍友过来，首先是感谢说，多亏了上次的苍术、白术，泡茶喝了，肚子不胀，舌苔也不水滑了，加上每天下午运动半小时，小肚子也回去了，现在也不喝啤酒了，身体好，学习慢慢也能跟上了。

48、脾开窍于口与理中汤

宋老师是搞脾胃病的，他临床上也是推崇脾胃学说，治疗很多慢性病、疑难杂病有独到的见解，往往从调脾胃里显功效。

今天宋老师给我们讲藏象学说里的脾胃。他在黑板上写道，脾主运化，开窍于口，其华在唇。

大家都知道脾胃能消化食物，为全身提供营养。古人讲，五脏六腑之气血，全赖脾胃生发供养。李东垣在《脾胃论》中提到，百病皆由脾胃衰而生。

张仲景在《金匮要略》里讲，四季脾旺不受邪。也就是说，脾胃是人体的正气所在，是免疫力，对于很多反复出现的疾病，免疫力不足、正气亏虚的病人，都要从培养后天脾胃做起。脾胃渐渐壮大，疾病就不容易反复。

然后宋老师给我们讲了一个口腔溃疡的案例。这病人反复口腔溃疡四五年了。上嘴唇烂刚好，下嘴唇又烂，搞得吃饭不香，睡觉不安，工作没劲，精神低落。什么消炎药、止痛药、杀菌药、下火药，还有各种维生素，他都一一试过，都只能管一时，一停药又反弹。这病人都绝望了，换了那么多医生，都没有把病治好。

宋老师说，这口腔的问题，如果从脏腑来思考，是什么问题呢？

大家异口同声地说，脾开窍于口。

宋老师点点头，笑道，没错，这口唇背后的老板就是脾胃，你们看脾胃气血充足的人，口唇肌肉丰满，不容易得溃疡，而且口唇色泽淡红光亮。而这个病人口唇淡白，医院检查还有贫血，你们说说是什么道理呢？

班长王展飞最热心发言，而且常常言必有中。他说，中医认为，脾胃为气血生化之源，脾胃运化不好，化生气血就不好，所以嘴唇就显得淡白无华，身体也容易因为贫血而疲劳，精神不好。

宋老师点点头说，《内经》讲，察色按脉，先别阴阳。我们望他嘴唇的色泽，知道是脾虚，气血不足。然后再切他的脉，发现脾胃中焦脉濡缓，偏弱，这是阳气不够。再加上中医认为脾主肌肉，嘴唇的肌肉反复溃烂，生长修复不好，是因为脾脏气血不内壮。《内经》讲，阳生阴长。阳气不能升腾，阴血这些肌肉物质就不能丰满发达。

经过宋老师这么一分析，大家马上就跳开口腔溃疡这个病名的束缚，直接看到病人脾胃虚寒的病机。

宋老师说，我为了验证我的想法，然后再问他，是不是不太想吃饭，而且吃凉的东西容易大便不成形，拉肚子？他点点头。大家该知道怎么办了吗？

这时强仔反应最快，说，应该健脾胃，长肌肉，帮助口腔修复。

宋老师点点头说，你们以后学方剂就知道了，健脾胃，长肌肉，最好的一个方子就是理中汤，由人参、白术、干姜、甘草四味药组成。

我就给他开了这四味药，他一看嫌药物太少，怕白跑一趟，想叫我给他多开几味药。大家想想，有没有这个必要？全班同学都在思考。

宋老师说，你们不是军训过吗？用药就像打靶，几颗子弹就够了，瞄不准了铺天盖地地乱打，给你一箱子弹也没用。中医的辨证就像瞄准，用药就像扣下扳机。药物贵精而不贵多，辨证贵准而不贵杂。

大家听后都知道宋老师要从现在开始培养我们精准辨证的思维。

大家都很关注结果。宋老师接着说，这病人一个月后才回来找我，原来不是看口腔溃疡的病了，他的口腔溃疡自从吃了理中汤后就没有再发过。于是对我很信任，有其他病也都到我这里来看。

我听完这节课后，觉得传统中医最精华的东西不是秘方，而是辨证论治，不是对病用药，而是对人用药。

如果一看到口腔溃疡就是上火，用下火药、消炎药拼命地灭火，结果火没有消灭掉，正气倒消耗不少，反而变成反复难愈的疾病。

我们要跳出病名的框架，用脏腑辨证的思维，看到病机实质。

中医就是这样重实质，而不重名相。

49. 骑自行车和土枢四象

星期六，大家一起相约去骑自行车。很多人骑着自行车，绕着大学城的内环路、中环路、外环路兜风，并且可以一览十所名校的外观。我们宿舍四人，每人都有自己的自行车，在大学城里骑自行车，真是一种享受。为什么这样说呢？

整个大学城道路相当平坦，而且宽阔，全部都是柏油路，沿路两旁都种了漂亮的树木，中心湖周围还有一大片绿草和湖泊，累了可以在这里休息。

我们四人边骑车边观光，每个大学都有每个大学的特点，比如我们广州中医药大学的楼房建设，绿白相间，朴素淡雅，而广东工业大学就像一个大工厂一样，钢筋林立，中山大学优雅大气，当然还有广东美术学院、星海音乐学院，他们的学校建设富有艺术美。

强仔边骑车边说，我们学了一段时间中医了。向明说，三句话不离本行。

阿发说，早就步入中医之门了，也发现了中医之美。

我说，我们步入中医之门，不要小门，要步入大门，发现中医之美，不要小美，要大美。

向明说，那我们怎么样在游玩时也看到中医之美，领悟到医理之妙呢？

这时强仔低着头，往我的脚上看。我还以为我自行车坏了呢，也没发现有什么问题。阿发说，强仔，你可别失神哦，骑车可别闹着玩，摔了可是你受罪。

强仔马上从深思中醒来，说，哈哈，我们出来游玩，就要玩得有价值，我今天可想到了好东西啊！

向明说，想到了什么呢？快快说来。

强仔说，我看指月骑自行车，看到了五脏的运行。

阿发说，你又不是扁鹊，也没有饮上池之水，不可能隔着墙看到人，也没有孙悟空的火眼金睛，能隔着肚皮看五脏六腑怎么转。

强仔说，我是在观物取象，与透视完全是两码事。一个是现实可以做到的，一个是一种神话。

向明说，那你说说看。

强仔说，你们看，自行车是怎么动的？

阿发说，你说的都是废话，中间踏板一转，两边的轮子不就转动起来了吗？就这么简单，还用问。

强仔笑笑说，那中间踏板是不是一升一降啊？

向明点点头说，是啊，踏板当然一升一降，围绕着轮轴在转动。

强仔说，你说这是不是轴动轮行，轴滞轮停？

确实，如果中轴卡住了，自行车就踩不动了，就会出现故障，慢慢停下来。

我笑笑说，强仔的意思，我已猜到八成。他应该想讲，人体五脏的运动，中央的脾土升降有序，四维的轮子就带动起来，脾者土也，主中央，这样四方东西南北，木金火水四气就被带动。这有点像黄元御先生的一气周流理论，一气者，源自于中央土气也，虽然有五行之气，但五气统于一气，这也是《四圣心源》里讲的一气周流、土枢四象的道理。大家听后点点头，不知道是对我的解释点头，还是对强仔的观物取象能力点头。

向明嘿嘿地笑道，你们知不知道，是什么原动力使这脾胃能转起来呢？

这冷不丁地一问，大家思维都有点卡壳了。

向明说，你不是说心火下降于胃土吗？我这前脚用力往下踏，就是心火生胃土，我这后脚升起来，就是肾阳生脾土。这样脾升胃降，运转就有力。

大家听完后都非常高兴，骑自行车都可以有巨大的收获。

我笑笑说，我给你们讲一个小案例吧。大家一听讲案例故事，就来了精神，都喜欢听，这也是为何我喜欢用大白话的形式讲中医故事来传播中医，让大家理解中医的道理。

有位老爷子，七十多岁了，大便一直不通，有时七八天都排不出大便，非常痛苦。老人家说，真是活受罪啊！城市里堵一会车都会烦，我这大便一堵好多天，真是烦得要死啊！后来我爷爷给他开了四味药，有生姜、甘草，生姜降胃，甘草补中土，健脾。但胃的动力源自于心，所以加了点肉桂；脾的动力源自于肾，又加了点肉苁蓉。这简单的四味药一下去，老人家马上排便有劲，非常畅通，每天按时大便，从此这便秘的毛病就慢慢好了。

大家听后，更是振奋，原来治病可以用这么科学的圆运动模式，我们称之为自行车模式。只要顺着脏腑一气周流的方向去用药，就像顺着自行车前进方向踩踏板一样，轮子一转动起来，阻滞一被搬开，身体自动会向好的方面转化。

所谓的疾病，不过是这圆运动周流过程中出现瘀滞障碍罢了。

所谓的用药，不过是把身体转动不畅的气机理顺而已。

50、拜访吴老师

我们宿舍四人酷爱中医，而且关系非常好，外人都称我们为中医四友。讲《内经》的吴老师非常好客，这天我们四人提前跟吴老师约好了，要到他家去拜访。

一进入吴老师的家，整个屋里光明透亮，摆有一些花草，阳台上更是吴老师养的各种花木，如玫瑰花、仙人掌、芦荟、月季花，还有漂亮的榕树，以及像藤一样绕来绕去，我叫不出名的植物。

吴老师的家还有个特点，就是家具特少，最为独特的是摆了一个假山流水，还养了些小鱼。大家很奇怪，问为什么？

吴老师说，我喜欢自然的感觉，人禀天地之气生，受四时之法成，可现在居住在城市里，你们知道最缺乏的是什么吗？大家摇摇头。

吴老师说，最缺乏的是绿化，缺乏的是自然的生机。我们住着钢筋水泥地，就是一个金克木的象。我临床观察，发现抑郁的病人特别多，肝病的病人近些年来也越来越多，这都是一个金克木之象。所以我们平时要多到公园、山里去与大自然树木沟通，同时还要自己养养花，这样可以培养木气，疏肝解郁。

大家听后点点头，原来很多喜欢养花或种菜的老人比较长寿，这是因为他们经常与富有生机的植物沟通。

吴老师风趣地说，其实人要长寿很简单，多跟大自然打交道，少跟人打交道。你看我家里就没有电视。

强仔不解地问，没电视怎么看新闻呢？吴老师说，要看新闻，学校报亭里天天都有，啥时去都看得到，回到家里我就想让心安静下来。

向明说，吴老师，大家都说你喜欢爬白云山，而且还喜欢赤脚在山里走路。

吴老师笑笑说，我刚才不是跟大家讲了吗，在城市里，所见所行的都是钢筋水泥地，走久了关节容易痛，容易累，因为是硬土，是死土，是板结之土。但白云山不同，那里是黄土地，你赤脚走，就直接接地气。为什么农村不穿鞋、接地气的老农寿命长呢？可能你会觉得踩着土壤脏，但是古人讲，万物生于土，复归于土，身体里有些湿气病气的，在大地土壤上走一段时间，就会觉得越走越轻松。

前些年，我有时做学问太累了，睡不着觉，自己开药吃了不太管用，可到了白云山，走上几个下午，晚上就能呼呼大睡。

现在很多失眠、精神疾患的病人，他们缺乏的不是安定药、安神药，而是缺乏大自然的疗养。这就是为什么很多疗养院要建在山里。

你们想想，为什么城市里大医院的中医搞脾胃病非常吃香？现在很多人脾胃功能不好，除了饮食不节、饱食过度外，还有一个重要原因，住高楼接不到地气，不能与大地合而为一。

大家听后茅塞顿开，原来吴老师的家庭布局、生活喜好都有着意味深长之处，一个小小的习惯，比如养花、赤脚、爬山，都饱含着中医人对生命的感悟，对养生的认识。

我听了吴老师的这番讲述后，陷入了沉思。以后有城市来的病人，我会注意他们有没有肝郁，看看他们是不是土气不足，消化不好。如果是的话，要劝他们养养花，爬爬山，少窝在郁闷的钢筋水泥笼里，要多到大自然中透透气。

51、土生金与久咳不愈

宋老师讲课有个特点，喜欢用临床案例说话，所以大家都很喜欢听。

今天宋老师讲到土生金，脾土是如何生肺金的呢？为什么中医认为虚则补其母？这时宋老师便讲了一个案例。

有个咳嗽的病人，自从夏天喝冷饮拉肚子后，就一直咳嗽，大便不成形，到现在秋天了，咳嗽还没有好。这病人吃了几十种药，市面上的各类咳嗽药，他吃了个遍，自己还用道地药材熬制川贝枇杷膏，都没能把病治好。

宋老师说，同学们，你们看，为什么一个疾病这么难治？我们应该怎样理顺治病用药思路？

王展飞说，是不是没有辨证用药啊？

而宣传委员刘燕燕说，是不是要考虑到中医的整体观啊？

宋老师点点头说，你们都说得不错，中医的精华就在这里，把你们两个讲的合起来，就是攻克很多疑难杂病的钥匙。很多疑难杂病看似疑难，那是因为你没找到开门的钥匙。任何事情都是难易相成的，你们看电脑的设计多么复杂，但是使用者使用起来却很简单。就像我们中医一样，找到窍门很重要。

接下来宋老师就给我们分析这个案例，如何找到窍门，运用中医基础理论去破解疑难杂病。宋老师在黑板上写了大大的三个字——土生金。

五行之中脾胃属土，肺属金。这病人久病咳嗽不愈，中医认为久病必虚，肺虚了，为什么用补肺治肺的药治不好呢？因为没有考虑到五脏相关，母子相连。中医认为母病及子，虚则补其母。肺虚就要找肺的母亲来治疗，就像婴儿生病了，可以通过母亲吃药，过奶给孩子。对于久病肺虚之人，要查查他的脾胃功能。

结果发现病人舌体淡胖、有齿痕，是为脾虚，脉象濡弱也代表中气不足。同时病人有大便不成形，这是什么？大家异口同声说道，这是湿气，是水湿不运化。

宋老师点点头说，大家都学得很好，这是脾不运化水湿的表现，所以也是脾健运功能受损的表现。经过望闻问切，四诊合参，我们可以得出这病人是脾虚，肺气不足，所以久咳不愈。找到病机了，治法就随着出来了，这叫法随理出，我们就用培土生金之法。通过健脾胃，除湿气，来提高脾土生肺金的能力。我选择用参苓白术散，叫病人服用参苓白术颗粒，配合复方甘草片。

学生问，为什么用复方甘草片？

宋老师说，问得好，《内经》里讲到，土生甘，甘生脾，脾生肉，肉生肺。而甘草其味甘，直入中土，能培土，又能缓急止咳，一物而二用，有助于土生金，配合参苓白术颗粒，能明显健脾除湿。

整个汤方，没有刻意去止咳，也没有用典型的咳嗽药。病人吃了一周后，大便成形，咳嗽消失，呼吸顺畅，夜寐得安。

中医不是缺乏新药，而是缺乏会用药的人。你们看，就因为没有把药用好，花了那么多钱和时间，付出那么多代价，不仅治不好病，还加重了。

如果知道中医辨证论治，用中医五脏相关的整体观去思考，那么你就能很快地找到解开疑难杂病的钥匙，就可以花最少的价钱，选用最到位的药物，最快速地把疾病拿下。

大家听后意犹未尽，这堂课开阔了大家视野，使同学们的中医思辨能力一下子提高了。原来看病不是看病名，而是看五脏。用药不是用好药，而是辨证用药。

52．爬白云山

下了场雨，天气格外清新，吴老师约我们一起去爬白云山。

白云山是广东四大名山之一，其他的还有罗浮山、鼎湖山、丹霞山。

白云山是广州的北肺，广州背靠白云山，面向珠江、大海，非常有气势。

我们很奇怪，为什么不从白云山的正门，走水泥路上去，偏偏选择白云山的西门，旁边有广州外语外贸大学，那里有条小山路，可以直接上白云山。

吴老师说，走水泥路，人容易疲劳，走山路，越走越精神。

确实，山路两旁树木林立，空气格外清新，吸一口，就觉得胸中饱满，头脑清爽，大有洗涤心灵、冲刷烦恼的意味。难怪广州人说，一日云山，一日神仙。意思是每天爬一次白云山，快活似神仙。当然这种福气，只有那些退休的老人，而且还有健康觉悟的人，才能够享受到。

吴老师说，我体会到运动一天都不可少。运动和吃饭一样重要，《内经》讲不妄作劳，有两层意思，一层是不要过度劳累，另一层是不要过度安逸。过劳、过逸都伤身体，像我们这样悠闲地走，连续走一两个小时都不累，越走越精神，才是对身体有用的运动。

我想起爷爷以前说过，现在很多病是懒出来的，闲出来的，大概就是这个道理。现代很多人只知有劳，不知有逸，也就是说，只知道劳累过度会得病，不知道安逸过度也会得病。

生于忧患，死于安乐，大概就是这个意思。忧劳可以兴国，逸豫可以亡身，说的应该是这个道理。

爬了一段时间后，我们几个学生都喘着粗气，只见吴老师呼吸深沉，气定神闲，一点都不觉得累。

看来年轻人不锻炼，真比不上老人家啊！吴老师在前面边笑边说。

爬了将近一个小时，才算爬到一座山的山顶，这白云山有很多山，一峰连着一峰。站在山峰上，极目远眺，大半个广州城尽收眼底。

向明说，这空气真清新啊，森林就是森林，与我们平原的空气相比，真是天壤之别。

吴老师边下山，边让我们感受肺的功能。

我说，这肺的第一大功能是主气，司呼吸，通于天气。

吴老师说，没错，感冒的时候，鼻孔闭塞，会导致呼吸不利，这时中医治疗就要宣肺。

向明说，中医认为肺主行水，它是怎么行的呢？

吴老师说，《内经》里讲，肺主通调水道。肺能够把水液宣发到头面毛窍，就像这地气变为云一样。同时肺又能够把水液肃降到其他脏腑，最后下归膀胱。这就像天气下而为雨一样。你们往天上看，蓝天白云就像肺。你们往地下看，这些瀑布流水和下雨，整个气机下降，人变得清凉，这都是肺功能的体现。

我说，吴老师是不是讲，当一个人心烦气热时，这时就可以通过肃降肺部气机，助肺通调水道，这样气降则热降，身体五脏六腑就像下一场雨，格外清凉？

吴老师说，指月，你讲得没错，跟你们出来，也有收获。你们看清气化痰丸，用的就是肃降胸肺痰热的思路。你们以后学方剂时就会明白，若肺气肃降，则周身之气莫不服从而顺行，这是《医门法律》里讲的，与我们大自然之理真是妙合。再热的天气，下一场雨后，都凉风习习，清爽无比。

你们知不知道，为什么城市里的人们普遍容易上火、发热吗？

这时阿发说了，是不是城市里呼吸的空气浑浊，甚至越是闹市，空气夹杂的汽车尾气越多，还有人口越密集，二氧化碳就越多，森林覆盖率越少，空气就越不清凉，这些原因都使得城市里的人们普遍容易发热、上火。

强仔又补了一句说，所以你看王老吉、王振龙这些凉茶，在城市里卖得好，也是这个道理。

吴老师笑笑说，你们思维都很活跃，在城市里如果不懂得保养肺，人就很容易得病。病从口入，病也从鼻子里面入，所以我认为最好的降火方法不是大量地喝凉茶，而是要定时到山里来，呼吸新鲜空气，大自然会为你降火。你看我背包里就背了几个空矿泉水瓶，你们知道这是干嘛用的吗？

向明说，难道吴老师想要到桃花谷去背泉水？

吴老师笑笑说，正是。我们现在快下到山底了，顺路经过桃花谷，桃花谷里有两处泉水，从石壁里冒出来，甘甜无比，什么凉茶都比不上这清凉的泉水。所以我每次来白云山，都会背几瓶回去，可以泡茶，可以煲汤，喝了特别神清气爽。

大家爬山爬得意犹未尽，一个下午很快就过去了，我们恋恋不舍地回到大学城。现在很多人都认为不上火，应该多喝凉茶。他们不知道不上火，不应该靠喝药，而应该学会过一种不上火的生活。

懂得忙中偷闲，在喧嚣的闹市，在快节奏的城市生活之余，抽出时间到山里去运动出汗，感悟天地之道，饮用自然清泉，这就是真正懂得养生的中医生活。

53．低估了医学史的价值

书卷多情似故人，晨昏忧乐每相亲。

这是程桂林宿舍桌台上方贴的一句座右铭，桂林极好传统文学，常以书为友，以书为伴，就算他睡觉的枕头都是用大部头的书。跟桂林谈话，书香味俱足。

为了学好医学史，我打算研究一下古代的医生。

这千百年以来，医家辈出，百家争鸣，各有各的看法。究竟要听谁的，用谁的，如果不能明白医学史的发展，你将无所适从。

我去找桂林，桂林这人不在宿舍，就在教室，不在教室，就在图书馆，所以不用跟他打招呼。宿舍没人，我就往图书馆方向走去。

只见他坐在图书馆旁边的那排座椅上，对着湖泊，津津有味地阅读着书籍。

大家都很不解，以为只有操场上玩乐，或者逛街，才能真正开心。而桂林却大不同，只要让他捧上一本书，找一个角落一坐，他就可以开心上一整天，所以图书馆是他最开心的地方。

我说，桂林啊，你看一整天书，不累吗？

桂林说，书卷乃养心第一妙物。孔夫子说发奋读书，乐以忘忧，不知老之将至。读书专注反而会增加正能量，不仅不觉得累，反而更精神。

估计这番话在中医学院，只有桂林一个人能做到，因为他的心纯净得像天空的白云，他的神澄清得像山里的清泉。

我说，桂林，你在看什么呢？

桂林说，我在看医学史。

我说，大家都攻读《内经》《中医基础理论》，都不怎么看医学史，你却看得津津有味，还这么重视，为什么啊？

桂林说，你看邓老为什么研究医学史，给我们讲医学史课，他知道医学史的重要，现在我们都远远低估了学习历史的价值。司马迁为什么要究天人之际、通古今之变呢？因为历史可以给人智慧，让人知道将来该怎么做，让人思考我们在这个时代有何使命。一个没有使命感的人，在任何行业里都很难真正做好。那些能够成为行业状元的人，他们都有着紧迫的时代使命感。

我说，这使命感和历史有什么关系呢？

桂林说，当然有很大关系了。每个时代都有每个时代的特点，比如金元时为什么会出现四大家？你看宋室衰弱，中原失陷，主弱客强，正虚邪盛，所以有补土派的李东垣，还有善于调补中宫脾胃的张洁古，他们以刚燥扶阳之药，振奋中土，令正气日进，邪气日退，正如收复山河失地。

我听了眼睛一亮，原来是时代造就了这些医生啊！

桂林接着说，朱丹溪以下的医生，为什么崇尚补阴？因为在那个年代，战乱纷起，主暗臣专，膏泽不下于民，这样民众亏虚，如水深火热，所以朱丹溪创立养阴派，滋阴降火，大补亏虚的民脂民膏。

我听后，眼睛再次一亮，桂林的言语有振聋发聩之感，他应该也想成为像李东垣、朱丹溪这样的医生，所以才对他们研究得如此透彻。

接着桂林又说，指月，你看为什么刘完素倡导火热论，认为六气皆从火化，提出化火化热是外感病的主要病机？我说，那内伤病呢？

桂林说，内伤病他崇尚五志过极，皆为热盛，所以他在治疗中以寒凉清热为主，后人称其为寒凉派。就有点像我们当今时代经济日益发展，竞争日益激烈，人们普遍火气浮躁于上，心灵交战一样，所以凉茶广告满天飞。

我听后更是震惊，这番论断必须是站在时代医角度才能听得懂的。桂林的意思是，当时金元时期非常混乱，兵戎相见，白骨露于野，千里无鸡鸣。人们惶惶不可终日，有欲报国者，有欲复仇者，有欲占山为王，有欲落草为寇，有欲逐鹿中原，问鼎天下者，每个人心中都像一团烈火，这时如果不是清凉之剂，便难以使得气爽神清。对于正处战乱而受到争斗影响的人们，他们需要的是心灵一片清凉。就像我们当今时代，竞争意识比较浓厚，生活、工作压力比较大，人们容易口腔溃疡、牙龈肿痛、烦躁失眠。这时如非降本流末，一派清凉之品，何以能熄灭炙热烈焰，平降心头燥火。

桂林说，我研究这些历史人物，发现体质亏虚，正气不足，就要崇尚李东垣补中土，灌四旁，寻求国家内强之道，用健脾胃之法，内壮精气神。

如果处于过劳，消耗过度，导致肾中精油膏脂燃烧殆尽，不能滋润五脏六腑，经常熬夜，房劳过度，这时导致眼花目盲，口干舌燥，腰酸腿软，神疲乏力，就要用滋阴之法，补回人体膏油。如同添油于灯，灯火愈明。

然后我接着说，如果碰到天人交战，人心不安，不知节欲，争名夺利，这时心中一片热火鼎沸，脑子像高速列车停不下来，脉势洪数有力，跳得过快，此乃一派阳火上越之象。应该崇尚刘完素清凉派，用清热降火之品，令得热退神安，烦去躁减，是不是啊？

桂林笑笑说，这样读古人的书，就不会受限于古人的书，学一家就能够融百家，能够明白这些医家思想产生的时代背景，从中就能够灵活地运用他们的医术。

我们相视哈哈大笑，这番谈论也使得我茅塞顿开，使我增强了学习医学史的兴趣，也看到了医学史的价值。

54. 书店老板的牙痛

广州外语外贸大学与我们广中医相邻，学校里有个村庄，叫贝岗村，因为学生越来越多，这个村发展得也越来越快，村里商铺林立，日用百货应有尽有，各色商品琳琅满目。平时大家嘴馋了，都喜欢结伴穿过小山，到贝岗村去，隔一两百米都可以闻到煎饼的飘香，贝岗村的煎饼整个大学城都闻名。

烙饼的阿叔，一天忙到晚，你去买饼，如果逢到节假日，那就像在食堂里打饭一样，必须排队，有时还要排很长的队。

今天我和强仔去贝岗村，目的就是去吃煎饼，想到煎饼，闻到那味道，口水都出来了。吃完饼，我们就到贝岗村里去转转，看看有什么新鲜的玩意。

贝岗村里有几间书店，里面卖大量的二手书，价格不贵，几块钱一本。虽然书有些旧，但知识却一点都不会因为书旧而打折扣。我喜欢青灯黄卷读古书的感觉。旧书不厌百回读，熟读深思子自知。

在逛书店的时候，我每次都买大量的医书，我有一个习惯，就是宁肯吃不饱，也不肯看书少。也就是说，饭可以少吃一两碗，书却不可以少看一两本。

在乡下时，村里人都称我书痴，读完竹篱茅舍的书，我就到街坊邻居及各村去借书。大家都认识我爷爷，而且我每次借书都按时还，把书保护得很好，所以他们有什么好书，都不吝啬借给我。

这使我明白一个道理，书品就是人品，一个人的借品很重要，当你能够得到别人信任的话，你什么时候都能够借到最好的东西。

在贝岗村的书店里，我又买了一大堆医书。

强仔说，指月啊，图书馆那么多书你还买，宿舍里都让你的书堆得放不下了，你真是书中蚕虫啊，怎么啃也觉得不够。

这时书店的老板也笑，不过笑的时候还带点痛苦，我看这书店老板不太自然的表情，就知道他可能有什么苦痛。

果然店老板说，你们买过几次书，我知道你们是隔壁广州中医药大学的学生，既然你们是学医的，你看我这个牙痛有没有好办法啊，已经痛了好几天，吃东西都吃不下。

我叫他张开嘴来看看，牙龈红肿，明显是足阳明胃经火气上攻，因为牙龈肉属于胃经所管，而脾胃又开窍于口，口腔的热火疾病必须要通降阳明。

有什么快捷的办法呢？书店老板说，我现在要看书店，既没时间去医院，也没时间熬药，你们有没有好办法，可以用中药泡茶喝？

强仔笑笑，拍拍胸脯说，那当然了，牙痛嘛，也不算什么大问题，有我们小郎中出马，必定马到成功。

书店老板笑笑说，那你给我出点主意啊，你如果给我治好牙痛，下回来买书，我给你打折扣。

我笑着说，强仔，话可别说那么大，到时治不好病，这脸可丢大了。

爷爷多次跟我说，你即使有十分的把握，也要当成七八分。天底下的道理，就像江海一样，不可以满盈。当一个人骄傲气满时，应该思考江海下百川的道理。

于是我跟老板说，你这个应该是胃火牙痛，所以你有口臭，胃火致肠道津液减少，所以这两天你的大便应该比较干结，很难排出。

书店老板点头如捣蒜说，果然是小郎中，连这你也看出来了，我这牙痛好几天，大便一点都拉不出来，饭也吃不下，只能喝些汤水。

我又问他，你是喜欢喝热的汤水，还是凉的汤水呢？

这老板说，当然是越凉越好了，热的喝不下。

我笑笑说，这好办了，热者寒之。你身体一派热火，所以喜凉饮来自救。我们就按照张仲景说的，各随其所欲而攻之。

于是我叫老板去抓三味药，大黄 10 克，生甘草 8 克，薄荷 5 克。用这三味药泡茶。旁边就有药店，一包一块钱都不到，包了三包。

这书店老板不可思议地问道，就这点药能治好我的病吗，要不要加量啊？

我笑笑说，这可是热火牙痛三药，是个秘方哦。尿泡虽大无斤两，秤砣虽小压千斤。这小小的一包药，就能够把你的牙火压下去，通过大便拉出来。

老板听后才安心服药。三天后，强仔又去贝岗村，回来时，给我带了个香喷喷的烧饼，我正要给强仔付钱。强仔说，送给你的，不用钱。

我说，无功不受禄，你的钱是自己一点一点赚来的，我怎么好意思要呢？

强仔笑笑说，这烧饼不是我买的。

我说，不是你买的，谁会送给我呢？

强仔说，就几天前的那书店老板，你忘了吗？他喝了你的第一剂药，下午大便就畅通无阻，当天晚上睡眠很好，第二天醒来牙不痛了，胃口也好了。结果后边的药，也不用喝了。他风趣地说，留着下次牙痛再用。

原来是这样。强仔说，书店老板讲，用几毛钱治好牙痛，真是想不到，中医应该好好发扬，不花大价钱就能治好病，老百姓太需要了。

55. 一大袋烧饼

强仔说，指月，你看这一个饼的价钱都比一包药要贵。

我说，药无贵贱，愈病者良。不能用价格的高低来判断药的好坏，就像不能用出生背景、贫富来判断一个人的人格、才华。有一句话叫英雄不问出处，就是说草根通过努力，也可以成为良才。就像毛毛草草，好像不值什么钱，但是辨证论治用好后，却能够救人疾苦，省了很多烦恼和金钱。

强仔笑笑说，这用药和用人相关啊！对了，书店老板的女儿咳嗽了半个多月还没好，他想让你出个招。

我说，强仔，这怎么治了一个又来一个啊。

强仔说，谁叫你疗效那么好呢。你有没有听说过，一个顾客背后有一百个顾客，你只要服务好一个顾客，让顾客满意，他的那些亲戚朋友都来找你。这就是商家把生意越做越大的秘诀。同样，一个病人背后也有一百个病人，现在我们这个时代，哪个人身上不多多少少带点病呢。你只要疗效好，花的钱又少，就像我摆地摊，卖商品都是选性价比高的，人家用好了，还会来再来买。

强仔就是满脑子生意经。我苦笑着说，强仔，你把我当烧饼卖了，我可不是你赚烧饼的工具啊，算了，这个烧饼，我还是送给你吃吧，下次你可别给我带一百个病人过来，到时我在大学城可没处可躲啊！

强仔笑笑说，没那么严重，救人一病，胜造七层楼啊，我们不图他烧饼，就图为我们中医长长志气，也好让你早临床、早上手啊！

我说，强仔，你有没有问清楚她咳嗽的前因后果啊？

强仔说，在书店里我已搜集了一下情报。强仔把病人的病症看成是敌方的情报，把各种舌色脉象看成是疾病的蛛丝马迹，把用药治病看成是侦探破案。

有一次他看福尔摩斯的书，我奇怪地问，强仔，你有医书不读，读小说干吗？

强仔笑笑说，你有所不知啊，医外看医那才叫爽。我不仅看福尔摩斯，还看卫斯理。有一个国医大师说，看病要有逻辑，逻辑清晰很重要。治病如同理乱丝，用药如同解死结。一个中医就是一个侦探，要懂得司外揣内，见微知著。我现在就看一些侦探小说来培养我的逻辑推理思维。

我一听无话可说，这强仔做什么事情都有一堆怪逻辑，我也不知道他说得对不对，反正他就名正言顺地大看小说，而且不亦乐乎。

这次我便问他，那你侦探到什么蛛丝马迹了？

强仔说，我侦探到这敌人好像没有藏在肺里。

我说，那藏在哪里呢？

强仔说，这书店老板的女儿，咳嗽了半个多月，咳的都是白痰，不太想吃饭，而且大便也不成形，一派神疲乏力的样子，准是脾虚，这病根应该藏在脾胃里。难怪她吃那么多消炎药、下火药、止咳药、润肺药都没治好。

我说，那你有没有看她的舌脉呢？

强仔说，有啊，舌苔白，滑滑的，脉象缓慢，可能是个女孩子吧，不太有力。

我笑笑说，强仔，你这样四诊一合参，不就把疾病的症结找到了吗，随手下点药不就行了？

强仔苦笑地说，我又没学中药，就像军训时，瞄准我是瞄得准，但是没学怎么给枪上子弹，也没办法啊。

我分析道，这是一个脾虚，土不生金的病机。有力无力辨虚实，她脉象无力，又一派脾主运化功能减退的样子，而且舌头反映有些湿气，要健脾除湿，让脾土旺起来，根本得固，枝叶自然茂盛，脾气强大，肺气自然充足。

强仔说，那用什么药呢？

我说，既然这样，我们就搞个既简单又安全的。

强仔说，没错，安全第一，疗效至上，简单为妙。

我笑笑说，让你学医都委屈你了，其实你去广告公司更好，你有天分啊！

强仔故作高深地说，没错，我就要做中医的宣传者，要替中华传统文化的奇葩——中国医术打广告。

我说，这样吧，既然明确是脾胃问题，你就搞点治脾胃的药，用白术、茯苓各 20 克，山药 50 克，煎水服用。

强仔乐呵呵地跑去贝岗，把这方子告诉了书店老板。三天后我都忘了这件事，强仔提了一大袋烧饼过来，我真是丈二和尚摸不着头脑，说，强仔，这烧饼可是几天的饭钱啊，你即使中了彩票，也不用一下子买这么多啊！

强仔说，这不是我买的，是别人送给你的。

我疑惑地问，我近来潜心读书，没跟什么人打交道，谁会平白无故送这么多烧饼给我呢？

强仔哈哈一笑说，还不是书店老板，他花了几百块都没有治好女儿的咳嗽，结果你用几块钱治好了他女儿的咳嗽，他说不买几十个烧饼来酬谢，无论如何都过意不去。

我笑笑说，这样吧，给其他室友们也分点，这烧饼要吃新鲜的，放时间长了不好吃，独乐乐不如众乐乐。

强仔笑笑说，好嘞，让他们也加把劲，学成中医不愁没饭吃啊！看来我也要努力学习了，为长远做打算，不要老去摆地摊。

56、一日不作，一日不食

内经教研室的吴老师德高望重，他虽然早已过了退休的年龄，但仍然被学校返聘，一边坐诊看病，一边带学生。

吴老师说，我的生命应该像蜡烛，燃烧到最后，人活一辈子就要奉献一辈子，如果谁中途不打算奉献光和热了，就像蜡烛被吹灭，无所作为。

上内经课的时候，吴老师常会给我们讲一些人生的道理，吴老师最常说的一句话是，学医不仅学的是医术，学的更是一种人生。

大家都劝吴老师别太劳累，别太操心，可吴老师依然学而不厌，诲人不倦。

我觉得吴老师不仅用语言来教导我们，而且用他自己对生活、对工作的态度来告诉我们什么是老当益壮，何况我们年轻后辈。

学校领导希望吴老师少上几节课，多留点时间静养。

吴老师说，我给你们讲个故事吧，这个故事叫一日不作，一日不食。

有个老师父，带了一大群弟子。老师父八十多岁了，还每天与弟子们扛着锄头，带上农具，到山坡上开垦良田，种植庄稼。

弟子说，师父都干了一辈子了，应当好好享享福。

老师父却说，吃苦了苦，享福消福。弟子还是不放心，怕老师父累坏了，既然用语言劝不服，那就用行动吧。弟子就把老师父的锄头、农具藏了起来，这样老师父就干不了活，可以享享老人的清福了。

谁知老师父却坐在那里不吃饭，弟子不解地问，师父，这是为什么？

老师父说，一日不作，一日不食。这是我的人生信条，也希望成为你们的人生信条。

弟子听后，恍然大悟，才知道人活在这个世上，不是来享福的，而是来造福的。如果只想着享福，年轻人很快就没福享，如果一直想着造福，即使活到一百岁，也可以带给人们光和热。

大家听了这个故事，对吴老师年过古稀，依然教学、临床不辍的精神大为敬仰。吴老师笑笑说，其实我不过让饭吃得香些，让觉睡得安些。

所以劳动耕耘的行动不可一日无，享乐安逸的念头不可一日有。

57. 遛狗的阿姨

晨跑回来，我们看到有条狗在飞奔，后面传来一个妇人的声音，小黄，别跑太快，等等我。而这小狗就好像羁鸟恋旧林，池鱼思故渊，一旦项上的铁链被放开，小狗大有海阔凭鱼跃、天高任鸟飞的感觉，蹦蹦跳跳，时而在草地上打转，时而用爪子在土地上刨土，时而在路上翻滚。

这妇人气喘吁吁，终于跟上了她的小黄。奇怪，我们跟她迎头碰上，见她并没有要把小黄锁起来的意思，反而大声喊，小黄，赶快跑啊，跑快点。

这小狗又跑起来，飘逸的狗毛，在清晨阳光照耀下显得格外有光泽，一看就知道这小狗精充气足神旺。

然后我就问，阿姨，你怎么又追狗，又叫狗跑快点呢？

阿姨边喘气边笑着说，你们是广中医的学生吧，这可是我养狗的经验。不瞒你说，我以前养狗都是用绳子拴着，怕狗到处乱跑，但是发现用绳子拴的狗，脾气大，身体差。

强仔哈哈大笑说，还有这道理。

阿姨说道，怎么没有呢？这可是我这么多年养狗的心得。我这条小黄刚来时，怕它跑掉，就天天用绳子拴着，结果小黄长了各种疮，狗毛掉了一片一片的，难看死了。我丈夫以为狗生病了，想要丢掉它。我不舍得，听人家说放养的狗少病，绳子拴的狗多病，我就开始每天早上出来遛狗。

把铁链解开后，它上跑下蹿，也没给狗擦药、吃药，这狗奔跑了十多天后，身上的疮竟然自己愈合了，而且枯黄的狗毛也渐渐变得光泽起来。从此我知道狗之所以养不好，不是因为吃的东西不行，而是你没让它自由地奔跑。你只要不用绳子把它束缚住，这狗不郁闷了，皮肤就好，毛色也漂亮。

这时向明笑笑说，这不是肺主皮毛吗？你看狗一奔跑，肺活量增大，皮肤一出汗，毛发就光泽，皮肤病就好得快。

这阿姨笑笑说，你们果然不愧是医学院的学生，还真是这回事。不说这狗，就说我，现在我带狗出来遛遛，其实不是为了狗，而是为了我。

阿发说道，怎么为了你呢？

阿姨说，不瞒你们说，两年前我一直有皮肤病，脚也痒，还有妇科炎症，瘙痒难耐，吃了不少抗生素、激素和消炎药，还吃过祛湿毒的中药，比如湿毒清胶囊、龙胆泻肝丸，吃了管点用，可一停药，又痒得要命。我以为这皮肤病就得带一辈子了，没辙了，省中医老教授的号我没少挂，他们都认识我了，还是没治好我的病。

向明关切地说，那最后你是怎么治好你的病的？

阿姨笑笑说，就是这条狗治好了我的病。

狗能够治病，就像《济公传》里的馒头可以做药一样，谁相信啊？

阿姨笑着说，我不讲出来，你们当然不相信了。刚开始我跟着狗跑，给它拴上绳子，还跟不上它，后来我干脆把绳子解开，每天早上，狗在家里一叫，想出来尿尿时，我就跟着它，围着大学城慢跑，有时跑一个小时，有时跑一个半小时。

刚开始跑得我肌肉酸麻，腿脚都提不动，满身衣服都湿透了，可跑了半个月后，身体减了几斤，身上不怎么痒了。我就喜欢上了遛狗，跟狗跑，为什么呢？不用吃药，又可以让我不痒，还可以减肥，我真的要好好感谢这条狗。

大家听了哈哈大笑，我豁然开悟，想通了好几个医学上的关键问题，以前有几个疑惑居然迎刃而解，真是言者无心，听者有意啊。

后来我在治疗皮肤顽疾时，都会用到一些宣肺、开肺盖和活血化瘀的思路，其实就是取象于运动，增加肺活量，帮助身体血脉流通，有助于皮肤病康复。

难怪古人说，处处留心皆学问，人情练达即文章。

从这阿姨的体会看来，真是他山之石，可以攻玉，她的经历马上成为我领悟医道、不断上进的阶梯，成为我攻克一些疑难病的金石。

皮肤病的人，要看到肺，肺不能被闭郁，要少关在家里，多花些时间运动、锻炼、跑步，这样与天地气机沟通对流，毛孔畅通，有助于皮肤病康复。

皮肤病了，不需要给它喂大量的药，而是告诉你它需要你多花些时间去运动，出出汗，把汗酸湿毒通过毛孔排出来，这样皮肤清爽，又何病之有，何痒之有？

这时强仔笑笑道，这样说我就明白了，为什么城市里很多人喜欢养宠物狗，还有外国人大都喜欢养狗，不仅是用狗来看门。

向明说，那用狗来干什么？

强仔笑笑说，用狗来锻炼身体啊，你想想一个人傻傻出来走路，会被人家笑话，可是你牵条狗出来遛狗，人家就不会笑话你无所事事了，而且边遛狗边慢跑，这身体气血活跃，一天的郁闷烦躁，马上随着汗水抛到九霄云外去。

所以说遛狗应该是城市里郁闷人群的一种自救方法，一种助肝疏泄的行为。

大家听后，都很高兴，看来今天又捡到宝了。

58. 脾在液为涎

吴老师给我们上了一节理论结合实践的内经课。

我们知道五液分属五脏，汗为心之液，鼻涕是肺之液，眼泪是肝之液，唾沫是肾之液，而口角流涎却是脾之液。流涎过多的疾病，应当考虑从脾论治。

吴老师说，你们懂得脏腑，还远远不够，还要懂得八纲。

大家对八纲辨证还有些陌生。吴老师说，阴阳、寒热、虚实、表里，八纲也。

病有虚实，药有攻补，你即使知道哪个脏腑出了问题，如果不能辨明虚实寒热，用药也会像两个黄鹂鸣翠柳，一行白鹭上青天。

大家听不懂吴老师怎么突然背起诗来。吴老师见大家迷惑的样子，便说，这叫离题十万里，不知所云。大家听后满堂大笑。

吴老师说，有个小孩子两岁时得过脑炎，治好后说话不太清晰，经常口角流涎，严重时整个枕头都湿了，连衣服也湿一大片，你们想想该怎么治呢？

桂林站起来说，是不是应该调其脾胃，因为小孩子脾常不足。

吴老师说，那该怎么调其脾胃呢？是该补脾，还是泻脾呢？大家才知道原来调脾胃也要分补泻。

吴老师继续说，这孩子之前用过大量抗生素消炎，炎症是消下去了，但脾胃却伤了，所以面色苍白，神疲乏力，舌体淡胖，苔薄白，这就属于脾虚气弱，直接用补脾法。我给他开了 7 剂四君子汤，稍加一点黄芪，为什么加黄芪呢？因为《神农本草经》里讲，黄芪主小儿体虚百病。

这小孩子吃了七天药，后来我收到他家人的短信说，孩子口角流涎，治了半年多没治好，吃了 7 剂药就好了。从此胃口大开，发育也慢慢恢复正常。

大家都知道这叫虚则补之。治一个病要明白病位在何脏何腑，病性是寒是热，身体为虚为实，这样用药就无大过矣。

为了加强我们对寒热虚实的理解，吴老师又举了一个例子。

有个十六岁的小伙子，近半个月来容易流口水，睡醒后，常常一边枕头全湿了，而且衣物被口水浸渍后，臭浊发硬，你们看看这个要怎么治呢？

强仔站起来说，都是流口水，是不是健其脾胃啊？

吴老师摇摇头说，脾胃疾病也分寒热，实则泻之，虚则补之，热则清之，寒则温之。我们来看这小伙子和前面小孩子的病证有何异同，都流口水，都要调脾胃，但是前面小孩子流的涎液清稀，病程日久，面色苍白，明显属于脾虚之证。

《内经》说，诸病水液，澄澈清冷，皆属于寒。也就是说，流这种清稀无味的水液，是身体有寒，加上暴病多实，久病多虚，病程日久，属于脾胃虚寒无疑，所以用四君子加黄芪，补脾而愈。

大家的思路马上理顺了，吴老师引用《内经》分析病因病机，真是信手拈来。

接着，吴老师又说，而这个案例，小伙子流口水，只有半个月，加上口水臭浊。《内经》里讲，诸病水液浑浊，皆属于热。又得知他经常口苦，舌尖红，脉弦数有力，有力无力辨虚实，就可以判断病人脾胃有郁热。

所以这个病人就不能再用补法了，根据实则泻之的道理，我就给他用了3剂泻黄散。黄者土也，脾胃也，泻黄散顾名思义就是泻脾胃土中湿热，里面有防风、栀子、石膏、藿香、甘草之类的药物。

这小伙子吃完3剂药后复诊，口角流涎消失，口中吞咽不再有苦浊味，口臭也没有了。

大家听后，没有不感到大开眼界的，原来同样一个流口水的疾病，居然需要分清寒热虚实，用药必须补泻有别。

吴老师说，这叫同病异治。相同的疾病，但是病人的体质不同，病机不同，用药也会有所不同。所以你们看病不要看病名、看形式，要透过现象看本质，而中医的病机就是治病用药的本质。

59. 八段锦

学校的各个社团都开始招新成员，阿发加入了文学社，向明和强仔加入了武术协会，而我则加入了医学求益社，还有很多同学同时加入了好几个社团。

因为大家都知道在社团里历练，可以提高社会活动能力。但是我认为如果加入太多的社团，把学业功课耽误了，反而本末倒置，得不偿失，所以我并没有选择加入太多的社团。其他的还有吉他社、舞蹈社、体育运动社、自行车学社、爱心社等。

我对爱心社还是比较感兴趣的，因为爱心社每周都会选择到各个社区老人活动中心去义诊，所以我们宿舍都加入了爱心社。其实很多学生都喜欢加入爱心社，因为义诊时有师兄师姐带着，可以迅速提高各种实操能力，比如量血压、测血糖、把脉，还有问病史，跟老人家进行交流，搜集病情资料。更重要的是爱心社的很多活动都得到了学校的认可，比如出去义诊一次是可以加学分的，这样大大地刺激了学生们的积极性。

这个周末，爱心社又组织了长洲岛义诊活动，长洲岛与我们大学城的小谷围岛就一水之隔，也是珠江口近海岛屿，岛上的人大都以耕田、种地、捕鱼为业。

这次有十多个学生一起去长洲岛义诊，爱心社的成员这么多，怎么这么少的人去长洲岛呢？原来义诊的点非常多，广州社区就有二三十个点，海珠区、越秀区、白云区、荔湾区，义诊的地点几乎遍布每个小区、老人活动中心，还有街道办公室。

这次我们被安排去长洲岛，大伙儿很开心，带着血压计，跟师兄们一起去。这次正好是大熊师兄带队，大熊师兄是武术协会的成员，负责教长拳、洪拳，还有八段锦健身功法。

这次到长洲岛义诊，除了帮老人家量血压，预防疾病，提出养生建议外，还要教他们一套功法。这套功法就是我们广州中医药大学邓老最为推崇的八段锦，武术协会的每个人都会练。以前邓老经常晨练八段锦，还带动师生们一起练，师生们集体练功、锻炼身体的氛围非常好，经常被刊登在校报上。

一到长洲岛，几十个老人早已等候多时，他们最喜欢中医药大学的学生过去，因为跟他们聊中医，谈养生，他们都有很大收获。比如为什么老年人不要吃得太咸，不要吃得太肥，不要吃得太饱。生病起于无知，健康源于觉悟。如果懂得早期预防，胜过生病后再进行处理。

大熊师兄开始教大家练八段锦。八段锦顾名思义，就是八大动作，简单易学，老少咸宜。大熊师兄考虑到老年人学习能力不强，于是每次只教一个动作。前几次来时教了两手托天理三焦、左右开弓射大雕。

这次教第三个动作——调理脾胃需单举，我很快就把这些动作学会，并且可以去帮忙纠正一些老人家的不正确姿势。

这些动作其实很简单，就像做早操一样，如同普通的伸展运动、扩胸运动、踢腿运动。只不过练八段锦时，节奏更缓慢，更适合养生，更适合体质差的中老年人。而做早操纯粹是强筋健骨，松通经络。对于骨骼坚韧、肌肉满壮的青少年来说，练习速度快点慢点都可以，但是运动速度太快，对老年人却是不合适的。

所以大熊师兄教八段锦都是悠闲缓慢，节奏不快，很适合老年人练习。

为什么叫调理脾胃须单举呢？原来这个动作是一手升一手降，然后交换升降，就像脾升胃降一样。有几个老年人做完后，马上打饱嗝，说，好舒服。

原来手势动作的升降，有利于引导脏腑气机的升降，这在古代叫作导引。通过动作、意念和呼吸，让五脏元真通畅，气机流转，身心舒适。

大熊师兄说，你们别小看这一个动作，它可以调脾胃病，可以强壮老年人的身体，人体脾胃升降得好，百病消除，脾胃升降故障，万邪蜂起。

脾胃就像我们宿舍楼的货运电梯，如果电梯上下不得，垃圾不能被搬运走，桶装水不能被带上来，清升浊降紊乱，宿舍学生们的生活就会受到影响。

人体脾升胃降功能失调，五脏六腑得不到新鲜气血供养，浊阴之气排泄不畅，马上就会病恹恹的。

所以我们处方用药，无论如何都要守住脾胃，不能以伤害脾胃为代价。因为食物赖脾胃以运化，而药物也赖脾胃发生作用。

而老年人为什么更要七分饱，因为老年人脾胃功能低，脏器容易下垂，稍微吃饱点就会导致中焦壅塞，正如十字路口堵车一样，问题就大了。

练八段锦可以很好地防治脾胃病，帮助脾胃气机升降。老年人学一两个养生功法，每天勤加练习，就可以少生很多病，多活很多年。

60、由木凳脚烂想到升阳除湿

练完八段锦后，一上午的交流就完了，大家收获都很大，准备回大学城去。

这时一个老奶奶说，后生仔，你们是学医的，能看看我这脚怎么治吗？

大熊师兄上前说，老奶奶，你这脚怎么了？

老奶奶说，我这脚常年湿疹。医生说，年老了不好治。老奶奶边说边把自己的脚露出来，果然踝关节周围一大片湿疹，抓得瘢痕累累，满目疮痍。她如果不把脚露出来，我们还不知道有这么严重的湿疹。

大熊师兄说，老奶奶，你应该到医院去找老先生给你瞧瞧。

老奶奶摇头说，我找过好多个老先生，治了好几年都没有好效果，我也不想再去了。今天看到你们后生仔，就想打听打听，有没有什么偏方可以给我试试？

这时大家倒没有去想偏方，而是把眼光集中到我这边来，很明显想看看我这个校园名医，在学校里可以治好学生的病，到了这里能不能治好老人家的病。

我慢慢走过去，看着老人活动中心的很多老式板凳，我陷入了深深的沉思。

大熊师兄看我有些为难的样子，便说，指月，如果没什么好办法就算了，毕竟老阿婆也找过不少老中医，我们治不了也没什么丢脸的。

确实皮肤病不好治，俗话说，治啥别治皮，治皮丢脸皮。因为引起皮肤病的原因很多，五脏六腑失调都会成为皮肤病的病因。要在错综复杂的脏腑关系里，理顺出一条真正的幕后病机，非常不容易，但我还是尝试着去辨证思考。

我说，老奶奶，你以前是干什么的？

老奶奶说，我以前跟我丈夫一起出海捕鱼。

我又说，你平时最喜欢吃什么呢？

老奶奶说，靠山吃山，靠海吃海，我当然是吃鱼了。

我又说，老奶奶，那你住在哪里呢？

老奶奶说，我以前住在江边，现在盖楼房了，我住一楼。

我说，为什么不住二楼、三楼呢？

老奶奶说，二楼、三楼给儿女住，我老了爬不上去了。确实我听出老奶奶说话明显中气不足，有时要缓口气才能把下半句讲出来。于是我心里就有底了。这时我又留意了一下老人活动中心的板凳，有些板凳的凳脚已经开始腐烂。

这时我自问自答，为什么凳脚会先腐烂呢？周围的人都莫名其妙，我应该谈谈老奶奶的病机和用药，怎么突然间思路跑到凳脚去了。

我接着说，地低多湿，湿气能够腐木，所以凳脚先烂。老人家住水边一楼低处，又好食鱼肉滑腻之物，容易生湿浊，湿性趋下，加上高年中气不足，阳气不升，所以湿腐双脚。

我这番话一说完，有一半的学生听完后都露出了微笑，好像赞同我说的，认为我找到了治疗这个病的钥匙。大熊师兄示意我继续说，看有什么好的治疗方法。

我接着说，老奶奶，你这个用专业术语来讲，就是中气不足，湿气下注。

老奶奶摇摇头说，我听不懂。然后我换一种通俗易懂的民间说法，老奶奶，你看到了吗？为什么那些用久了的木桌椅，总是桌脚、椅脚先烂呢，而且为什么椅子放在靠水的地方容易腐烂？

老奶奶说，那些地方湿气重，低处容易发霉，一发霉木头不就容易腐烂了。

我又问，老奶奶，是二楼的椅子容易腐烂，还是一楼的？

老奶奶笑笑说，当然一楼的了，二楼干燥一点，水气不容易上去。

我笑笑说，你这脚可不能老放一楼啊，要放二楼去。

老奶奶听了哈哈大笑说，小伙子，你说得有意思，有道理，我听你的。

我笑笑说，不是听我的，要听中医的，要听有道理的，而且你以后要少吃鱼了。鱼生痰，肉生火，青菜豆腐保平安。这些肉食之物会生痰湿，痰湿会阻碍血脉运行，中医叫湿阻气机。脚部血脉离心脏远，血脉运行本身就差，加上湿邪受阻，你这腿脚就沉重，湿疹就不容易好。

老奶奶说，好嘞，以后我注意一点，不老喝鱼汤、肉汤了。

我点点头，然后给她开了一个补中益气汤，并且加了四妙散。为什么呢？补中益气汤能升阳，治其阳气不足；四妙散能除湿，治其湿浊有余。

这样升阳除湿，老奶奶吃了10剂药后，上下楼梯腿脚有力，说话也不上气不接下气了，最重要的是脚上的湿疹居然慢慢向愈。

大熊师兄后来专门到宿舍找我，说，指月，你真有能耐，人家老中医看了那么久的病都没看好，用了那么多西药，花了几千块钱都没有拿下，你就简简单单几剂药就把她的病治好了。我后来再去长洲岛老人活动中心时，老奶奶每次都在那等你，她说，一定要请你到她家吃饭，好好答谢你。

我笑笑说，吃饭就不用了，这次治病也是碰巧治好的。

大熊师兄说，指月，你太谦虚了，有本事就是有本事，为什么别人没碰巧呢？

我笑笑说，也不是我那药多么神奇，很多老先生都能开出来，谁不知道湿性趋下，谁不知道老年人中气亏虚，谁不知道脾主四肢？

大熊师兄说，那他们都知道，为什么治不好病呢？

我说，病人不忌嘴，跑坏大夫腿。注重养生很重要，如果你一边吃升阳除湿的药，一边又吃肥甘厚腻的鱼肉、鸡蛋，一边又住低洼潮湿的地方，这样一边用药治病，一边这些不良的生活起居、饮食习惯又在制造疾病，两股力量就像在拉锯，医生想帮你往健康那面拉，你的不良生活习惯却往疾病这面拽。这样一来一去，病人的身体就像钢锯下面的木头，最后会被锯得残破不堪。

大熊师兄听了笑笑说，真有你的，这你都想得到，看来我要好好研究一下养生了。我以前对《中医养生学》这门课不太看重，以为那是给老年人看的，是给病人看的，我们医生管好开方用药就行。想不到医生如果不懂得养生，病人错了也不知道哪里错，医生辨证精准，也难以彻底根除疾病。

我说，是啊，《内经》讲上工养生，中工治病。会用药治病是半个医生，会养生防病是半个医生，如果能把治病和养生结合起来，那就是一个完整的传统中医。

61. 医古文之《扁鹊传》

大家都背了不少医古文，这节医古文课，李老师开始讲《扁鹊传》。

还没学医的时候，相信大家都知道扁鹊这个人物。小学课本里有一篇叫《扁鹊见蔡桓公》的文章，就讲到讳疾忌医必丧生的道理。

《内经》讲，善治者治皮毛，其次治肌肤，再次治血脉，再次治筋骨，最后治脏腑。如果等到病入脏腑、骨髓，再去治就半死半生了。

李老师说，就像老农种菜，辛勤的老农看到小草萌芽就锄掉，这样就不会跟庄稼抢肥料。高明的医生看到病人疾病的萌芽，就把病气祛除掉，这样疾病就不会跟脏腑抢气血，暗耗津液。可如果等到疾病长成后怎么办呢？

李老师接着说，就像田地里，杂草与庄稼一样高，你即使拔掉杂草，也会伤到庄稼的根。同时，草长这么高了，它在田地里吸收了很多肥料。对于很多慢性病、疑难杂病，反复治疗不愈，这些疾病就像顽固的杂草，已经蚕食了很多精血。

这时要治理就非常不容易，不攻病拔除杂草，又怕庄稼被掩盖，没有肥料，长不起来；如果拔除，又怕杂草的根与庄稼连在一起，最后伤了庄稼，这就是小病不治，到最后进退两难的道理。

经过李老师这番形象的比喻，我们一下子就对中医治病的思想有了更深一层的了解，中医不仅是整体观、辨证论治两大特点，还有第三大特点，就是中医讲究未病先防、有病早治，用这种治未病的方法，让疾病不发生、少发生。

俗话说，最厉害的不是能解决问题的人，而是那些懂得制订策略，眼光超前，能够避开问题，甚至让问题根本不发生的人。

然后李老师又给我们讲了扁鹊三兄弟的故事。扁鹊有三个兄弟，大家以为扁鹊医术最高，名闻天下。其实家人都知道扁鹊大哥的医术最高，二哥其次，扁鹊排第三。为什么呢？因为扁鹊大哥精通养生，在疾病还没出现的时候，就用导引吐纳化解于无形，所以大哥的名气没传出家门。

而二哥能见微知著，治病于萌芽，疾病稍微露出点蛛丝马迹，比如感冒初起、身上疮疡很小的时候，二哥就能随手用药，把这些小疾小病像拔小草一样，迅速除掉，所以二哥的名气没有超出乡里，因为乡里的人都认为二哥只会治小毛病。

而扁鹊就不同了，疾病已经形成了，疮疡大包块，病人卧病在床，奄奄一息，这时扁鹊又针又药，还能用刀，把病灶割开，排出脓水，然后让病人慢慢康复。这样大动手术，大用药物，让病人觉得很厉害，很高明，而且治疗的病都是病入脏腑深处，已经是大病铸成，可以说是九死一生之疾，十个能够救回三两个就很高明了。所以扁鹊的医名传得天下人都知道。

扁鹊却说，最厉害的还是我大哥，根本没有让疾病发生；其次是我二哥，根本没有让疾病发展，在疾病轻微的时候，就迅速除掉；最差的就是我了，只能病已成而后药之，乱已成而后治之。

大家听李老师讲得这么生动，不仅掩卷深思，一个不懂得养生防病的医生不是一个好医生。我们既要学会应对已经铸成的疾病，更要从根源上通过养生来杜绝疾病、根除疾病。

与其将来发展成大问题，不如在小问题的时候，就把它们解决掉。拔小草总比拔大草轻松吧，让田地小草不生，总比田地杂草丛生，庄稼要长得好吧。

62、讲故事学医学史

前面的医学史由邓老给我们中医新生打气，接下来的医学史课程，就由医学史教研室的郑迁老师负责。郑老师一上课就让我们大感兴趣，为什么这样说呢？

郑老师说，接下来我给大家讲医学史，用两条线来理顺医学史思路。一条线是人物，用讲故事的形式，把历史上一些出色的医家给大家做个简单介绍，看看这些医家的风采。这样大家可以见贤思齐。第二条主线是，介绍一些方书典籍，还有各个时代的医药成就。

大家一听，非常高兴，讲故事学医学史，既可以以史为鉴而见兴替，也可以以人为鉴而知得失。

首先郑老师给我们讲张仲景。张仲景是一个有大发心的人，他的发心源自于他看到时代疾苦，人们处于水深火热之中，疫病流行，天灾人祸，导致死亡遍地，出现白骨露于野、千里无鸡鸣的惨状。张仲景的家族原有两百多人，不到十年间有三分之二的人都因为生病而死去，其中死于伤寒的居然占了一百人，为什么疾病这么猖狂呢？是人们体质弱了，还是医术发展落后了呢？

张仲景经过调研后，发现当时的统治者从不关心医药的发展，士大夫们只追逐名利富贵，不肯钻研医术；一般的江湖医生，墨守成规，各成家技，秘而不宣，导致中医学得不到应有的发展。这样使得很多病人得病后，因为没有得到及时的用药治疗而枉送了性命。

张仲景就想，我做官做得再高，也只是享受一时富贵，百年很快就会过去，如果我将毕生的精力用于研究医术，探讨方药，总结前人经验，留给后人运用，这样人们在生病的时候，有医可治，有药可疗。这样就可以影响到以后的世人。

张仲景就做出惊人的决定，要舍小归大，放弃对自我荣华富贵的追求，进而去做人生的大事业。古籍里讲，举而措之天下之民，谓之事业。你们想想，什么叫作事业，什么叫作创业？

大家纷纷说，办个工厂，开个超市，或者盖个医院，这些都叫作事业。

郑老师笑笑说，这些在古代来说，还不能称之为事业，真正的事业是有利于天下之民的，而不是私己的。如果为一家温饱计而干活，那叫工作；如果为天下苍生计而奋斗，那就叫事业。

张仲景勤求古训，博采众方，建立了《伤寒论》六经辨证体系，很快就使得后世医子有章可循，有法可依，能迅速步入中医之门，领会中医之大美，同时大大提高了临床疗效，拓宽了治疗各类疑难杂病的思路。

大家听后很敬佩张仲景，大有心向往之的感触。郑老师说，一个大医，时代的大医，历史的大医，他之所以大，是因为他的精神，他的著作能够影响一代又一代的人。你们读张仲景就要学张仲景，做张仲景，可怎么做呢？

学医学史最大的好处，就是让你们时刻都与古人交流，与医学前辈们沟通。

张仲景打算学医的时候，就跟他的老乡张伯祖学医。张伯祖是地方医，张仲景很快就青出于蓝，医术超过老师，当时的人说，张仲景识用精微过其师。

为什么张仲景能做到学老师、超过老师呢？当时一个看相算命的术士看了张仲景说，你想学医可以，君用思精而韵不高，后将为良医。也就是说，张仲景心思非常缜密精细，但是这人有个特点，就是非常低调，从来不自负，更不认为自己有什么了不起，高于他人。

因为他时时刻刻都把疾病想得比现实中更可怕，把自己的医术看成是有缺陷的。不满足是向上的车轮，只有不看低你的对手，你才能够勇于上进。所以张仲景攻克了一个又一个的疾病，从来没有自负过，他继承了前人一个又一个的经典方子，从来没有骄傲过。就是用这种平淡的心态，用这种低调的态度，使得张仲景的医术与日俱增，后来终于成为汉朝，乃至整个历史上贡献最大的医家之一。

63、脾主肌肉与术后康复

吴老师今天给大家讲脾主肌肉的临床运用。

《内经》里讲到脾主身之肌肉。吴老师便说，大家想想，为什么脾主身之肌肉？

晓艳站起来说，脾主土，肌肉属于土，所以脾主肌肉。

春霞站起来说，五脏六腑的气血都是脾制造出来的，气血可以长肌肉，所以脾能够主肌肉。

吴老师点点头说，确实，全身的肌肉都是依靠脾胃运化的水谷精微来营养。这时肌肉才丰满强壮。古人讲脾主运化水谷之精，以生养肌肉，故脾主肉。

这时吴老师举了一个案例，有个病人车祸后骨折，医院帮他复了位，而骨头始终长不好，损伤的肌肉溃烂老是不愈合。用了不少消炎药，还有营养支持，皮肤还是溃烂，瘢痕累累，好几个月都没有完全收口。医生都摇摇头，无能为力。于是请吴老师过去会诊。

吴老师说，这病人舌淡苔白，神疲乏力，久卧病床，你们说说久卧伤什么？

向明站起来说，久卧伤气，久坐伤肉，久视伤血。

吴老师点点头说，没错，经常卧病在床的人，容易短气乏力，越睡越没劲，加上久坐伤肉，肉乃脾所主，那些久坐不动的人，脾胃大多不好。很多人坐一上午，没什么胃口，而一旦到外面活动活动，胃口就开了。

还有久视伤血，我发现这病人，住院后闲着没事干，不是看电视，就是看报纸，其实对于疾病康复的人来说，过度用眼、过度用神、过度说话都是不对的。

这病人喜欢与病房的其他人谈天论地，这样言多耗气，久视伤血，加上久卧伤气，久坐伤肉，气血肌肉受到损伤，胃口又不开，营养不能供到伤口处修复，这伤口怎么能长得好呢？经过吴老师这一番分析，大家的思路马上理顺了。

强仔说，吴老师，你用什么方子治疗的呢？

吴老师说，方从法出，已经诊断出他脾虚气弱，不统肌肉，这时只需要健脾胃、长肌肉即可。而健脾胃、长肌肉最快的一个方子就是补中益气汤。我摸他的双脉濡弱，知道气不升举，所以肌肉溃烂下陷。

向明说，就单用补中益气汤吗？

吴老师说，是啊，没有做加减，用原方。很多人只知道补中益气汤用于治疗胃下垂、脱肛、子宫脱垂等病。其实他们不知道只要中气下陷，肌肉溃烂，骨折后修复不好，都可以用。

我在补中益气汤里重用黄芪和白术，因为《难经》里讲，损其皮者，饮食不为肌肤。也就是说，一个病人脾胃受损后，吃的营养不能很好地供应到肌肤，去修复肌肤。所以这病人日常生活中虽然加强了营养，但没有保护好脾胃，营养不能被运用，反而做了不少无用功。

于是我交代他少看电视，少躺在床上，少跟人说话。服用补中益气汤半个月，肌肤溃烂之处就收口长好了。后来病人还说，原本担心手术后会留下瘢痕，吃了这补中益气汤后连瘢痕都没有了。

阿发说，照这样说，补中益气汤可以美容祛斑哦。

吴老师说，这就要看这瘢痕皮损是不是脾胃的问题，如果是脾虚气弱，这补中益气汤用上去，效果肯定不错。

原来还是要回归脏腑辨证，这样用药就更精准有效。

以后我碰到一些脸上痘斑久不愈，或者剖宫产后中气大虚，刀口长不好，以及疮疡后期，疮口流清水，肌肤溃烂不能很好收口等一系列脾不主肌肉的病证，我都知道用补中益气汤，而且重用黄芪、白术，加强脾主肌肉功能，使肌肉能得到水谷气，脏腑能得到精微供养，肌肤修复就快多了。

64. 医普团

大学城的其他高校都来邀请，希望中医药大学的学生们能够过去普及一些中医常识，让他们学点中医，为健康保驾护航。

辅导员王勇老师高兴地说，这正是我们普及中医的大好机会，也是学生们实践中医、提升中医的大好机会。我们要珍惜这次机会，可以搞个大学城巡回演讲，给各高校学子们普及一些中医知识，他们多了解一些中医，就会少误解一些中医。

学校的领导们都一致同意，可是这些事情该由谁去做呢？不能直接由老师出马，因为学生更需要锻炼，需要提升，而学生又怕知识不够，怎么办呢？

王勇老师说，要相信学生们的能力和智慧，他们学习有一段时间了，而且有些学生，上大学前就已经学过中医，有扎实的功底，比如指月，还有章少聪。

后来学校领导一致同意，由指月和章少聪一起组建一个中医知识普及团，专门向各大高校的学生普及中医，这个团简称为医普团。

很快这件事情就敲定下来了，当辅导员找我谈话时，我吃惊不小，说道，老师，我是力微莫负重，言轻难劝人啊！

辅导员鼓励我说，你是初生牛犊不畏虎，经过中山大学那次普及中医，已经在各高校里小有名气了，而且他们都期待你过去给他们讲，所以你是实至名归啊！

我还是觉得有些难以胜任，毕竟对大众演讲是我的短板，我从没有在公众场合搞过什么讲座，真怕到时候丢了中医药大学的脸啊！

辅导员看我担忧的样子，便笑笑说，指月，人生就是历练，你不历练怎么会提高，你现在不迈开这一步，将来怎么普及中医呢？难道你想一辈子都面对着一个个的病人，你不想向大众传播中医知识吗？

人生在世，要把眼光放高一点，你看以前小木船渡河，只能一个个地运送，现在大轮船过江，一批运送几百人，甚至汽车都可以渡过去。

你学成医技，治疗病人是一个一个地救治，但是你普及中医、传递中医智慧，却是像大轮船那样，一批批地送他们渡河啊！你说这样社会价值不更大吗？

听了辅导员这番激励之言，我如同拨开迷雾，站得高才看得远，努力地把自己的价值最大化，才真正不愧于生在这个时代，不愧于做一个传统中医。

我点头答应了。辅导员笑笑说，这是章少聪的电话，他是家传中医，也是世代中医传承，此人非常优秀，也跟你一样，大一就帮很多学生解除了病苦，在学校里人气很高，甚至外面的媒体也报道过他。我们决定让你和章少聪一起组建一个医普团，去大学城各高校巡回演讲中医，我们已经同各高校的学生会联系好了，他们也都非常期待医普团的巡回演讲。

65、肺咳治肝与用心体验中医

大家很喜欢听吴老师讲《内经》，因为每一句晦涩的条文，经过吴老师讲出来，都那么生动。就像冷饭硬饭，在高明的厨师手里，一回锅就格外香一样，而吴老师就是善于把经典进行回锅的人。他的回锅绝不是仅仅以理论讲理论，而是理论联系实际，古代的经典结合现代的病案，这样才能显示经典不同凡响的魅力。

今天吴老师给大家讲咳嗽非独治肺的道理。《内经》讲五脏六腑皆令人咳，非独肺也。这是说肺主一身之气机，能朝百脉，五脏六腑气机逆乱，都可以通过经脉影响到肺。肺就像一个钟，四面八方叩它，它都会鸣。所以外感虚邪贼风，人会咳嗽。你从里面叩它，它也会鸣。内伤七情、饮食不节、劳逸失调也会致咳。

吴老师说，俗话讲名医不治咳，治咳丢脸面。咳嗽不好治，不难于用药，而难以辨别阴阳脏腑。很多人一见到咳嗽就用止咳药，一半以上都治不好。所以古人讲，见咳不止咳，见血不止血，明得此中趣，方为医中杰。

同学们问，那该怎么治呢？

吴老师说，治咳嗽没有套路，也不要想着套方。套方、套路就像镣铐，又像拐杖，看似四平八稳，其实阻碍你灵活辨证，会成为束缚疗效的镣铐。

你会发现《内经》通篇都没怎么教你用方药，没有给你提供具体的治法，因为它是在理法的层面帮你理顺，你就可以无招胜有招。

然后吴老师给我们讲了一个他近来治疗的一个案例。一个女的，跟她丈夫吵架后，胁肋疼痛，每天晚上一两点就会咳嗽，打喷嚏，搞得一家人都没法安睡。这病人连续吃了一周的止咳药，咳嗽没好，反而加重了，大家想想为什么呢？

强仔说，是不是应该考虑到培土生金，脾和肺的关系啊？

吴老师摇摇头说，这病人脉弦硬，显然不是一个虚证。虚则补其母，虚证才要培土生金。这病人有个典型的病症，我问她口苦不苦，她点头，问她咽喉干燥不干燥，她也点头，问她眼睛是不是容易昏花，她还是点头。好像我能够料事如神，未卜先知一样，她很是吃惊。

学生们也是不懂，不解地问，吴老师，你怎么能够未卜先知呢？

吴老师笑笑说，这都不是什么秘密。这病人脉弦，舌红，本身就肝气郁结，你看生气的人，哪个不容易口苦咽干，哪个眼睛不容易胀、干涩。

你们学医首先不是学多少理论，一台电脑永远比你脑子里的知识多，但是为什么人高于电脑，因为人懂得活用知识。一个人如何活用知识，特别是要活用好我们中医的知识，就是要用我们的身体去体验中医。

学生们很想知道如何用身体去体验中医。吴老师说，很简单啊，比如你吃得饱胀，不消化，嗳气，胃胀，这就是一种脾胃中满的病证。然后你自己搞点保和丸或者陈皮、山楂、木香煎水喝，就可以消食化积，行气化滞。吃完后放几个屁，食物下去了，就不胀满了。你用身体去体验这个饮食不节导致的胀满和对证用药后消满的过程，你就知道病是怎么得的，药该怎么用。

为什么古人讲，百病生于气，气血冲和，百病不生，一有怫郁，诸疾生焉。

俗话说，气是下山猛虎。又说，怒生百病。究竟愤怒对身体有多大损害，相信每个人都生过气，小气则小害，大气则大害。为什么有些人生大气，但是身体很快恢复，那些生小气的人，身体反而受害更大？因为生大气，只是偶尔一两次，而生小气，却是一天好几次，水滴石穿，绳锯木断，不要轻视微小的情志毛病，当你累积多了，身体也会扛不住。你们告诉我，生气有什么感觉？

雷暴最有体会了，因为他小时候经常跟人打架，见人家瞪他一眼，他就不服气，要瞪回来，如果别人再瞪他，他就要握紧拳头，上前去跟人家打起来。火爆的脾气让他吃了不少苦头。现在上大学了，收敛了不少。

雷暴用他的切身体会说，老师，你们都没有我生的气多，我以前吃饭太烫了都生气，要把饭扔在地上。我发现生气最不好的一点是，每次生完气，我眼睛红得像兔子一样，而且生完气后咽喉干渴，怎么喝水都不解渴，好像七窍冒烟一样。

吴老师笑笑说，大家听到没有，这在《内经》里叫什么？叫怒则气上。你们看怒火是怎么烧的，是从下往上面烧，所以有个俗语叫气得七窍冒烟，又有个成语叫怒发冲冠。你们如果懂得用中医的思维去看这些成语俗语，会发现真的很有道理，里面蕴含着中医的很多智慧。你把这些智慧圆通后，看到一个病人眼红，头发乱，口苦口干，喝水也不解渴，你就知道这人平时容易生气，在开药时就会有意识地加些疏肝顺气之品。

大家听后莫不佩服，原来从我们耳熟能详的成语俗语里，也可以看出中医的道理来，看来要好好地研究研究。

这时阿紫站起来说，老师，我也生过气，每次生气我都觉得胸胁部胀满，吃不下饭，好几天都消不了，后来我就学乖了，不轻易生气，我知道生气是拿别人的错误通过病痛来惩罚自己的。大家听了哈哈大笑。

吴老师也笑笑说，阿紫，你说得没错，这是你的切身体会，你有这个体会，将来学习妇科，治疗乳腺增生肝郁气滞之类的疾病，就很有心得了。

《病因赋》里提到，妇人的很多疾病都是因为气郁、气逆导致的，当你尝过气郁、气逆滋味后，你再去用药就特别有感触、有体会，也容易药到病所。

这时大家都明白了，原来肝经是布胸胁的，所以怒伤肝，生气的人首先胸胁周围气机胀满，就像交通意外导致道路堵塞一样，这样饭吃不下，也不开心。

这时阿雅也站起来说，老师，我有一次生气，头痛得受不了，后来气消了，头痛自然就好了。这是怎么回事呢？

吴老师笑笑说，这也叫怒则气上。你的怒气都冲上头去了，一生气，一紧张，血管就会扭曲打结，不通则痛，特别是头部对生气是最敏感的。老百姓常说气上头了，很多老人中风都是生气激动后诱发的，脑血管马上充血，压力过大，一下子就破裂了。

大家各抒己见，非常热烈，都在讨论气郁后有什么病证。经过这堂课的讨论，大家对肝郁气滞导致的各种疾病便有了一个全面的理解。这时大家对中医就不再觉得那么玄秘了。好像吴老师能够未卜先知，其实如果让我们摸到病人脉弦，知道病人吵过架、生过气，也能够像做数学题一样，推导出病人一系列的不适感。只要推论正确，那么下药自然得心应手。

吴老师接着说，这个病人咳嗽这么久，又吃了这么多止咳药都没治好，因为她一直以为咳嗽是肺的问题，没有从五脏来思考，不知道肝气郁结、木郁化火也会导致木火刑金而咳。我用疏肝之法帮她治咳，利用柴胡解郁，黄芩降火，组合成一个小柴胡汤。病人吃了 3 剂药，咳嗽大减，口苦咽干消失。吃完 5 剂药，晚上不再咳嗽，胸胁胀满疼痛之感完全消失了。

大家听后马上鼓起掌来，吴老师不仅是一个中医师，更像一个侦探，通过病人病象的蛛丝马迹，找出疾病的实质，这样再用药就有好效果。

吴老师特别强调用心去体会《内经》的经文，用身体去验证医理医道，这样中医之路就可以走得更长，走得更远，走得更精彩。

66. 寒气伤，葱姜汤

大学城有十所高校，其他九所都向广州中医药大学发出了邀请，希望我们过去普及点中医知识，目的是学习一些保健防病的知识，这样学生们少生点病，多点时间学习。十所高校，我分五所，章少聪分五所。

除了我们广州中医药大学和广东药学院两所大学的学生有些医学功底外，其他大学的学生，要么学经济管理，要么学市场贸易，要么学师范教育，还有理工等，反正跟中医很难搭得上边。我琢磨了很久，到底该给这些完全不了解中医，甚至有些误解中医的现代高才生们讲点什么呢？

要知道，只有一两节课的时间，你讲一大堆医学道理，他们用不上，你讲案例他们又不想做医生，他们最想听的应该是日常生活中怎么用中医保护自己。碰上一些小毛病，怎么随手用中医的知识来保护自己，还有如何过一种少生病、不生病的中医生活。所以我主要分两个方面来讲中医，一个是常见的小毛病如何用中医调理，第二个是平时如何注重保健养生。

我的第一站演讲在广州大学。陪伴我过去的，除了舍友，还有一些学生会的师兄师姐，他们早已跟广州大学学生会的负责人联系好了。

今天是星期六，讲座从八点开始，讲到十一点，三个小时，其中半小时是现场互动时间，可以答疑解惑。

我一到广州大学，就觉得这所大学氛围特别不同，后来才知道广州大学的很多学生家庭条件比较好，他们穿名牌，用最新潮的手机，连骑的自行车都是进口的。而广中医的学生显得很朴素，很多学生都是农村出来的，而广州大学的学生据说大部分都是城里人，过的是一种城市生活。看到这点后，我心里就有些底了。

在一个大教室里，早已准备好电脑、多媒体，投影仪也已经打开了。

我在师兄师姐的帮助下，提前做了一个PPT，讲课的大框架都在这PPT上。现场很热闹，一百多张座位，座无虚席，连走廊都站了人。

我准备以不变应万变，再加上随机应变。由于我在中山大学的表现，使得很多人都来了兴趣，所以这次来听讲的，不少是中医的粉丝，还有很多是有问题、想寻求解答的人，所以整个会场的气氛跟以前中山大学那次完全不一样。在中山大学是要表现中医，证明中医，而在这里只需要宣传中医，了解中医。

师兄坐在一边，打开PPT，我就站在讲台上，对着PPT开始讲了起来。

中医是什么？是草药，是针灸，还是拔罐、刮痧？这些都是中医的组成，是中医治病救人的手段。中医是千百年来老祖宗留给我们防身护命的一个大礼包，是我们的朋友，只是很多人疏远了这个朋友。这个朋友专门帮我们清扫疾病，增进健康。我们今天不讲高深莫测的中医基础理论，就看看中医在日用生活中如何体现它的价值。

小时候，我不小心淋雨了，回到家，全身衣服湿透，就开始打喷嚏，怕冷，这时如果不及时医治，就容易感冒，甚至发热。

爷爷一看到我这样子，就跟我说，指月，赶紧把湿衣服换掉，把头发擦干，爷爷熬碗葱姜汤给你喝，出出汗，把寒气往外赶赶，鼻子通气了，就不打喷嚏了。

不一会儿，爷爷从厨房里端出一碗热腾腾的葱姜汤。我一喝觉得既烫嘴又辣，说，爷爷，能不能放凉点喝，或者少喝一点？

爷爷笑笑说，要趁热慢慢喝，而且喝完才有效，喝完后还要盖被子，浑身出些汗，你就不会感冒了。

我知道生病与喝这葱姜汤比起来苦多了，而且搞不好要被送到卫生站打针，那比喝这葱姜汤更难受。所以我就慢慢地一口一口地喝，本来鼻塞，呼吸不畅，被这葱姜汤的热气一熏，鼻子很快就通了。喝完后没盖被子，身体就出了很多汗，用被子一捂，身上汗出透了，就去换套衣服，身上马上舒服了，又活蹦乱跳了。

爷爷便教我说，寒气伤，葱姜汤，趁热喝，发汗良。我很小就记得这句口诀，凡是感受风寒湿初起，不用爷爷劳心费神去煮葱姜汤了，我自己一个人就知道跑到厨房去切姜丝和葱花，水稍微一滚，把这些放进去，记住不要熬太久，烧开一两分钟后，赶紧把盖子盖牢，焖出药气来。这一碗葱姜汤喝下去，一般及时的话，都会好个七七八八。我从小很少吃其他的感冒药，我吃的就是厨房里的食疗之品，既方便又健康，而且很少一个感冒拖个十天半个月的，都是两三天就好。

为什么一个小小感冒会拖十天半月，一个是因为病已经铸成了，另外一个是失治误治。而爷爷教我病还没有完全长成时，身体稍有不适就下手，这叫其在皮者，汗而发之。绝对不能等到感冒严重得不能上学了，才想到求医问药。治病不能讲究后发制人，应该先发制人，如果反应时间慢了，等疾病一变化，费上好几倍的时间都很难快速治好。所以古人讲治外感病如将，兵贵神速，机圆法活。

你们看将军打仗应该讲究什么？讲究把握先机，讲究第一时间下手，慢了就吃大亏了。大家稍微觉得身体有些风吹草动，比如受寒后鼻塞、颈僵、骨节酸痛、打喷嚏，还有畏寒怕冷，这时你如果再懂点中医的摸脉技术，一摸脉浮，中医认为有一分浮脉，就有一分表证，这时往往一汗而解。

掌握了这个葱姜汤，可以少吃很多药，省下很多钱。现在看一个感冒，都是几十块、几百块地花，而这葱姜汤才多少钱？几毛钱、几块钱而已，更重要的是自己也可以少受很多病痛的折磨。

大家听后，不断地喝彩说，这个好啊，以后我冒风受凉后就有招了。

67、花升子降茶

我发现在场的绝大部分学生都戴眼镜，中医叫作望而知之，看到这种校园现象，我们就要想到学生们普遍用眼过度。大家别以为近视不是病，近视也是一个问题，你不正视它，解决它，你的视力就会不断下滑。

可为什么会近视呢？《内经》讲，生病起于过用。当你过度使用眼睛后，眼睛就生病。就是教我们凡事切莫过度，过犹不及，过度了就会伤身体，就像弹吉他一样，弦绷得太紧就会断。又像古代人射箭一样，弓拉得太满也会折。中医养生其实很重视这点。

现在的大学生戴眼镜的越来越多，一个跟长期熬夜有关，另外一个就是老是对着手机、电脑，这样容易伤到眼睛，使眼睛发热干涩，甚至胀痛，看不清。

这时该怎么办呢？有个高考的学生，高考前期复习非常紧张，他的视力一直下降，一个月换一次眼镜，家人都换怕了，不是怕花钱，而是怕孩子的眼睛会坏了，但是又怕孩子不努力学习，考不上重点大学，这样左右两难，他家人就到竹篱茅舍来找我爷爷。

我爷爷教这孩子不要长期对着书本，看半小时，就要去看绿色植物，而且晚上不要熬夜。熬夜熬的是肝肾的精油，眼睛能够明亮，就像灯火一样，全凭下面精油充足。最重要的是年轻人不能养成手淫的习惯。孔子在《论语》里说，人年少，血气未定，戒之在色。如果过度手淫，损耗肾精，肾精不足，眼睛自然难以精光外现，所以很快就会暗淡下来。

你们看那些有黑眼眶，视力下降的，眼睛干涩的，很多都是熬夜、上网、看电视，加上纵欲过度的不良生活习惯养成的。很多人认为眼睛花了，就点点眼药水，你们认为这种杯水车薪的行为管用吗？完全是缓不济急。如果眼药水能够解决问题，那就不会有这么多学生眼睛干涩、视力下降了。最重要的还是要作息规律，保持充足的睡眠。中医叫作睡养眼。

如果真的眼花、眼干涩，怎么办？如果属于过度用眼所致，就像那个高考生一样，爷爷给他用一个花升子降茶，一把枸杞子，加上一把菊花，熬出来的汤茶，可以喝一上午，也可以放在热水里泡，像泡茶一样。这高考生连喝了一周后，眼睛转润泽，看东西清晰，居然又去换眼镜了，换什么眼镜呢？换度数低点的眼镜。原来视力在恢复，眼睛功能好转了。

过度消耗导致的眼疾，通过保养休息，加上一些养肝肾的枸杞子、明目的菊花，可以让你的眼睛看东西不干涩，视力增强。大家记住这个花升子降茶，菊花就像把你的眼睛像花开一样打开，枸杞子能够补肝肾，就像往你的油灯里面添油，一个挑灯垢，一个添灯油，这灯火不就更亮了。

这时台下的一个学生惊呼道，早知如此，我高考就不会那么苦恼了，也不用老是换眼镜。如果让我早点懂些中医常识，我的视力就不会搞得这么差了。

大家听后都开始情不自禁地鼓掌，希望我继续讲些大家都适用的中医常识，在现实生活中对自己有帮助的中医常识。

68、姜枣茶治痛经

在座的诸位，相信家里经济条件都不错，你们可能会以为中医是低端的消费，是民间落后地区给老百姓治病的东西。而在城市里应该有病找大医院，用昂贵的医疗手段，先进的仪器，最新的药物，其实这种想法并不是最合理的。为什么呢？

大家看，是最贵的鞋子好，还是最合脚的鞋子好，是最漂亮的衣服好，还是最合身的衣服好？不管中医、西医，能治好病的医药就是好医药。而治好病不看含有多少高科技，也不看价格有多昂贵，关键是我们是否适合用。

比如说，大家到乡村山庄去吃饭，怎么点菜啊？毫无疑问都是点土生土长的农家菜，如果有用化肥和农药种出来的大棚蔬菜和农家土肥种的土家菜，你们选择吃哪样呢？

学生们异口同声地说，当然农家菜好吃了，无公害，既环保又健康。

我笑笑说，大家想过没有，最好的医疗应该是最自然的，最接地气的，对人体副作用最少的。你们想想，符合这几样的，不就是我们中国几千年来一直在用的中医吗？中医能够以自然之药，顺自然之理，来调自然之身。

它在民间以简验便廉著称，用花费最少的代价，却可以调治最让人头疼的疾病。像这样伟大的宝库，我们是不是应该加紧去学习、使用呢？

大家听后，纷纷高声喊道，没错，我们从小到大中医知识普及得太少了，现在希望广州中医药大学的小郎中们给我们多补补课。

我知道大家对中医已经有深一层的认识了，接下来就讲很多女孩子都很头疼的问题——痛经。师兄已经把 PPT 翻到痛经这一页。

所有的女同学们没有不认真听讲的，全场静悄悄的。

很多女孩子在月经来临时，情绪紧张，或者吃了冰凉的东西，还有吹空调，肚子就会疼痛，月经排泄不畅，久而久之，就会经常腹痛。像这种腹痛，吃止痛药效果不太好，因为止痛药治标不治本，它只把疼痛的结果剪掉，没有去找出疼痛的原因。正如你到田里拔草，把那些草的叶子摘掉，留了个根在那里，不久又重新长出满地杂草，这叫斩草不除根，随后它又生。所以这些女孩子反反复复痛经，不知道原因在哪里。大家要注意痛经最常见的三大原因。

第一大原因是月经期间招风受凉。很多女孩子爱漂亮，爱风度，却不爱温度，这很危险。她们穿着短裙，不知道保暖，穿梭于空调房，坐在风扇下，冷风就可以通过皮肤钻进身体。《内经》认为，人体的血脉遇寒则凝，得温则行。一旦受寒受冷，它就凝滞不通，不通则痛，就像为什么跌打损伤后局部会疼痛呢？因为局部有瘀血，气血不通，所以就会疼痛。

有个女孩子，非常爱漂亮，即使冻得嘴唇发白，秋天照样穿短裙，夏天照样吹空调，每个月月经来临时，都是活受罪，腹痛得在床上打滚，百药乏效。

后来爷爷叫她把裙子换为裤子，远离寒凉，避寒就温，而且月经期间切莫用冷水洗头。结果还没怎么吃药，第二个月来月经时肚子就不痛了。

中医认为防寒就是防病，有一半以上的痛症都是因为寒气的侵入。一息寒气一息病，一息阳气一息命啊！我们要多近太阳，少待在阴凉的地方，不要怕热，不要怕出汗，身体出出汗更健康。那些不喜欢运动、不喜欢太阳、不喜欢出汗的女孩子，疾病很快就会喜欢上她。

大家听后都鼓掌，因为有不少人就是打着太阳伞怕被晒黑，吹着空调怕出汗，结果身体这边关节痛，那边肚子痛。如果懂得调整一下这些不良生活习惯，把爱美放在第二位，把健康放在第一位，那么你既会健康，又会美丽。因为健康的才是美丽的。林黛玉的病态美，在我们这个时代已经不流行了。

学生们问第二大原因是什么呢？我示意师兄把PPT翻到下一页，只见黑板上显示痛经的第二大原因，吃生冷瓜果，喝冰冻可乐，吃雪糕、冰激凌。

未论治病，先论防病。不知道病因何在，到各大医院跑断腿都会徒劳无功。我们经常会碰到很多女孩子在月经来临时，嘴馋吃了一些冰激凌、雪糕，肚子马上痛起来，严重的子宫闭缩，月经不畅，甚至闭经。

所以女同学们要注意了，月经期间，一定不要嘴馋，贪凉饮冷只是暂时爽快，病痛随后就会过来。而喝温开水，虽然平淡无味，却淡泊长久，健健康康。

很多女孩子恍然大悟地说，原来是这样，我每个月都肚子痛，怎么也找不出原因，原来是我自己制造的啊，真叫自作自受。

大家听了哈哈大笑，既然知道原因了，下次就会提防，痛经就会减少。

真正根除疾病，必须靠正确的生活作息，加上正确的用药思路。医生只能帮你一半，另外一半，你如果不能觉悟，调整生活规律，使饮食起居合乎自然科学，那么你想要根除疾病又怎么可能呢？

然后我又示意师兄翻到下一页。黑板上显示痛经第三大原因——容易生气、激动、情绪紧张。

中医管这种情况叫肝气郁结，气滞则血瘀。一个人身上的经脉，就像水管一样，人生气就像把水管打结扭曲，水就过不去了。经脉不通畅，不通则痛。常生气的人，不仅容易痛经，还容易胁痛、睾丸痛、眼睛痛、头痛、胃痛。

你如果不从修身养性下手，你的痛症就会没完没了。疼痛不是上天惩罚你，也不是身体跟你过不去，而是在提醒你要注意纠正你的坏脾气。

所以爱生气的女孩子，身上小毛病、小疼痛会很多，今天这不舒服，明天那不舒服，总之没有一天是好过的。不是别人惹你，而是你自己缺乏对心性的修养。有什么样的心性就招什么样的疾病，有什么样的心性就有什么样的身体。现在中西医都认可这个观点，身心疾病已经成为我们这个时代主要的疾病。

很多时候身体的问题是不良心态的投影，你想要抹掉影子，不把竹竿拿开，怎么可能? 你想要清除疼痛烦恼, 不反求诸己, 纠正坏脾气, 怎么可能?

有些女孩子听后在下面不断点头, 好像这些讲到了她们心坎里一样。

谈话演讲, 必须让人心中点头, 这点很重要。这些经验当然不是我自己想到的, 是爷爷看了几十年病后总结出来的经验, 传给我的。也是中国几千年来老祖宗智慧的结晶, 最后传递到我们手上来的。我们现在能够懂得这么多, 靠的是继承了传统中医的智慧。

大家听后都很开心, 因为找到了问题的关键点, 以后生病了就不会慌了手脚, 恐惧担忧。因为你能够有意识地少生气, 少吃凉饮, 少吹冷风, 同时多运动, 多出汗, 多晒太阳。如果这"三少"做到了, 就会少生很多病。若这"三多"做到了, 就相当于给健康上了保险。

大家听完再次鼓掌, 同学们就问道, 既然知道怎么防病了, 那么痛经已经出现了怎么办呢?

我叫师兄把 PPT 翻到下一页, 说道, 很简单, 知道是寒凝气滞, 不通则痛, 你只需要喝点温通的汤茶, 身上暖和, 气机通畅, 自然通则不痛。

黑板上显示, 用一大块生姜, 配上 5 枚大枣, 生姜要拍烂切碎, 大枣要掰开。这两样煮开, 再调点红糖, 能够补血入血, 趁热喝下去, 马上从胃到肚子都暖洋洋的, 最好还要把这些姜渣、大枣肉嚼烂吞下去, 那么这股热力就更有渗透力, 更能够持续地把寒气驱出体外。

你如果懂得这个小小的姜枣茶, 那么一半以上的痛经, 你都能够很快地治好。

大家听后, 再次高呼, 中医真行, 中医真牛!

……

三个小时很快就过去了, 大家意犹未尽, 我也只能讲些中医的皮毛, 可是大家却觉得非常受用, 并且问我下一站到哪所大学演讲, 大家都想过去听, 并且希望我们再来广州大学, 继续普及中医, 讲些中医常识, 为他们的身心健康加加油!

69. 普及与临床一样重要

从广州大学回来后, 师兄们和舍友们都很激动, 说我超常发挥, 效果好得超出他们意料之外, 既对非医的学生普及中医知识, 也给他们学习中医很多启发。他们希望我继续讲下去, 这样能使我们学习中医的学生更有自信, 更有方向。

我也想不到一场演讲能带来这么大的反响, 甚至广州大学的很多学生都成了中医爱好者，他们都尝试着了解中医、学习中医。

有个学生说，指月兄弟，你说的那些中医招法，我也有切身体会。以前我在家里，家人一见我生病，就爱带我去看中医。我觉得中医不仅是一门学问，更是人生的一种技能，是人生最大的保险。

这么一说，使得我们很多中医学生都非常自豪，确实中医不应该成为大学里的选修课，而应该成为人生的必修课。

懂点中医，不是为了成为医生，也不是为了替自己治病，减少医药费，更不是仅仅拿中医来治疗这些小毛病。而是你能够见微知著，在问题还小的时候，就知道用中医去调理，这样看似治小病、治未病，其实你无形之中减少了很多得大病、得疑难杂病的概率。最善于解决问题的人，绝不是等问题闹大后再费九牛二虎之力把它平息。而是在问题还很小的时候就把它处理掉，甚至问题还没有发生，就让它不发生。

对于医生治病也是这样，我们要从扁鹊三兄弟的故事里得到启发，善于治未病、治小病，防止大病出现，这是中医的真正精神。就像看到风来了就要收衣服，看到乌云盖顶就要带伞一样。这就叫有备无患，预防胜于治疗啊！与其病后多服药，不如病前多预防。

当辅导员王勇老师知道这次广州大学演讲非常成功，受到学生们普遍欢迎后，便再次找我谈话说，指月，振兴中医，不仅是那些国医大师在做，我们年轻中医，甚至初学者也要尽一分力，振兴中医，每个中国人都有责任。我们学中医的人责任更大，你更应该借这次机会，在演讲过程中，努力地点燃中医的薪火，每次演讲，只要有一人真正受益，你这次演讲就成功了。

接下来你要多花些心思去做，把这件事做好，对于你将来中医的成就，应该很有帮助。请记住，中医的教育普及和中医临床看病，它们一样重要。没有广大的中医热爱者，中医很难发展好。

我点点头，对王老师这番语重心长的勉励感触很深，说，谢谢王老师给我这个机会，接下来我会尽我最大努力让来听讲的大学生们都能够对中医多些了解。然后使他们受用于中医，感动于中医，赞叹于中医。

70. 提壶揭盖与哮喘

为什么王老师有如此深刻的体会呢？

王老师说，如果病人或者大众都不了解中医，中医治疗根本无从谈起。

我自己就有切身体会。我的村里有个亲戚，年老哮喘，有一年冬天哮喘发作，在田地里干活，突然倒地，气不足吸。他服用常规的止咳平喘糖浆之类的药，非但没有缓解，喘得更厉害，一直喘到晚上，连晚饭都没法吃。排不出尿来，小肚子胀满难耐，便送到当地医院急诊。急诊科医生说，这要导尿，要病人先去交钱。

这病人有些传统，死活都不肯导尿，便要回家。医生不同意，说，这尿如果不排出来，憋一两天，身体就坏了。但固执的病人还是坚持己见。回到家里怎么办呢？只能找乡村土郎中，我们那村里的土郎中到家后，看到这种情况后说，这样吧，先看看能不能让尿排出来。我那亲戚家人很着急，说，现在他连汤药都喝不下去，尿又怎么能排出来呢？

这土郎中便从药箱里拿出一瓶药粉，后来我才知道这瓶药粉叫取嚏散，主要的药物就是皂角。

土郎中把这药粉吹到病人鼻孔里，他马上打了十来个喷嚏，一个连一个，想不到打完喷嚏后，本来尿急得不得了的，现在很快就尿出来了。尿完后病人舒了口气说，真舒服，真舒服！

随后土郎中又给他开了点调肝脾的药，可能别人会很奇怪，为什么哮喘不治肺，要调肝脾呢？因为中医认为，木叩金鸣，土不生金。所以咳喘不仅要看肺，还要看与肺相关的五脏，特别是肝、脾两脏。

激动生气会让哮喘加重，这叫木叩金鸣。劳累过度，脾虚也会加重哮喘，这叫土虚母病及子。那该怎么办呢？就用四逆散加四君子汤。

我那亲戚喝了十多天的汤药，整个冬天都没怎么喘。以后每逢秋冬容易哮喘的季节，他就提前吃这张方子，吃一段日子，这个秋冬季就很舒服。

我听后点点头，这乡村土郎中真有一手。

我说，王老师，他用的取嚏法，中医叫提壶揭盖法。只要把肺气宣开，膀胱尿道就通畅，同时他调肝脾来治哮喘，是五脏相关的中医整体观。

王老师点点头说，所以中医的普及非常重要，现在很多病人一有病就往大医院送，而且要到省级、市级医院，他们不知道周围就有良医，他们也不相信中医。

可是现在很多人以为传统中医是落后的东西，不知道治病不看落后先进，而看管不管用。就像一千年前吃大米，一千年后我们还是吃大米。像这种自然医学，对人体有利，我们就要努力普及宣传，让更多的人了解中医，他们就在病苦之中多些出路，而中医的发展也多些进步。

我点点头，原来王老师是亲身体会到普及中医的重要，如果那病人不知道找中医，这病拖下去就危险多了。而且如不用中药调理，每天用些激素、止喘之类的药止咳平喘，未必能够根治。

71、肺主宣发肃降

今天宋老师来上课，带了个茶壶过来。奇怪，宋老师平时不怎么喝茶，更不会在上课的时候喝茶，他带茶壶过来干什么？

大家心里都在琢磨，直到宋老师讲到肺主宣发肃降时，我们才知道他的用意。

只见宋老师很自然地从茶壶里倒些水出来，大家看了觉得这没什么奇怪的啊！

宋老师笑笑说，你们仔细看，我给你们变个戏法。然后宋老师叫一个学生上来，把茶壶加满水。这时宋老师再拿起茶壶倒水，发现茶壶里的水倒不出来，这是怎么回事呢？

有些学生不解地发出咦咦的声音，有些学生干脆把眼镜取下，用手擦擦眼睛，看看自己有没有看错。还有一些学生急不可待地说，宋老师，茶壶里的水跑哪去了呢？现在是上课，怎么老师给我们玩起变魔术了呢？

宋老师哈哈一笑，轻轻地松动大拇指，说，这不水出来了吗？果然水哗哗地从茶壶嘴里流出来了。大家都以为这茶壶肯定有机关，怎么能够叫它不出水它就不出水，叫它出水它就出水？

宋老师笑笑说，看来你们中间潮汕人比较少，你们平时没有泡过功夫茶，泡过功夫茶就知道这茶壶盖子上有个小洞，这小洞通气水就会下来，如果把这小洞塞住，水就下不来。你们看，刚才我用拇指把壶盖洞口堵住，整壶水就郁在那里，而我轻轻一松手，水就流下来。

这时对中医领悟比较好的海灯马上脱口说，这难道就是提壶揭盖法？

宋老师笑笑说，没错，我再给你们讲讲吧。你们看，这壶盖在五脏里像不像肺啊，肺为五脏六腑之华盖，处于脏腑的最上位，能通过鼻孔与大自然沟通。

当肺孔通畅时，膀胱水道就很顺畅，这叫肺主通调水道，因为肺正常宣发肃降，水道就会通畅。

海灯说，如果不正常宣发肃降呢？

宋老师说，问得好，不正常宣发肃降，首先鼻子会塞，胸会闷，再下来尿排不畅，甚至癃闭，西医叫尿潴留，水液潴留后，周身会肿胀，进而加重咳喘。

大家点点头，这样一个肺气闭郁，就可以牵引出一系列问题。肺出现问题，不仅自身肺系会有障碍，也会影响到五脏的功能，真正一荣俱荣，一损俱损啊！

接着宋老师给我们举了一个案例。有个肾结石的病人，碎石术后吹空调着凉了，感冒，流清鼻涕，后来尿就排不出来了。一两天后，身上开始水肿，非常难受。病人不可能天天到医院去导尿，便来找我。

我们中医不能见病治病，不能说你这个小便不通就找泌尿科医生，你这个感冒咳嗽就到呼吸科去，我们得五脏整体观。

病人之前用了不少利小便的药物，比如车前草、滑石、泽泻，利尿又能排石，可是服用了这么多药，小便还是不利，尿还是少，怎么利不出来呢？

后来我一摸他的脉浮紧，前面我们讲过，有一分浮脉，就有一分表证。这浮脉代表他身体肌表被风寒所束。中医认为肺主皮表，而足太阳膀胱经也主表。当皮表受寒后，膀胱气化就不太好，尿就容易潴留，小腹就容易胀满。这时你不帮他解开肌表孔窍，让毛孔通透，下面小便就解不出来。

于是我就给他用了些荆芥、防风、苏叶、杏仁等通宣理肺的药，没有用一味利小便之品。病人吃了 1 剂药，原本绷紧的身体现在觉得像松开一样，三焦膀胱水道很快通畅。大家看，这是什么原因呢？

这就是身体肌表被寒气束缚，孔窍堵塞，气机闭塞，水就流不出来，于是出现尿少、水肿、癃闭。这时用通宣理肺之品，把肺盖一打开，小便就下来了。

中医把这种治法比喻成提壶揭盖法，大家看是不是很形象啊！

听完宋老师这一番解释，我们没有不豁然开悟的。

中医真是太奇妙了，可以通过上观天象，下法地理，远取诸物，近取诸身，借助这种取象比类的思维，迅速理顺医理，用于实践，取得理想的临床效果。

这时大家终于明白这节课宋老师带一个茶壶来上课的道理了。

然后宋老师继续说道，你们知不知道这个治法古人早已经用了？清代有个名医张志聪，他接治过一个小便不通、水肿的病人。这病人看过很多医生，大都开的是利小便、通水道的汤方，比如五淋散、八正散，可是为什么越治小便越少，水肿越严重呢？为什么这些通水道的药，反而不能把水道打通呢？

张志聪便想起中医理论里提壶揭盖的道理，于是开了防风、紫苏叶、杏仁各等份，用来通宣理肺，解表透气。稍微水煮后趁热一服，病人微微出汗，小便畅通，水肿就像退潮一样消下去了。

大家看，肺的宣发肃降与水液代谢是不是关系很大啊？《内经》讲肺主通调水道，又讲肺是水之上源，你们现在能明白这个道理了吗？

大家听完后，异口同声地说道，明白了！

72. 采药罗浮山

我们新生都有一次采药认药的体验课，这周轮到我们中医班，由唐老师带队。唐老师可是老药农，从种药到药物炮制，从采药到药材加工，没有哪个环节他不熟悉的。他就是一部大药典，几千种中药，他认得丝毫不差，而且这药归属哪一类，大致有何功效，什么时候采集最好，主要分布在哪里，唐老师心里都有数。

早年唐老师走遍大半个中国，不仅常用中草药他搞得滚瓜烂熟，很多地方草药，他看一眼也能很快把它的名字叫出来。

这个周六，学校安排两辆大巴车，把我们班一百多人送到罗浮山。罗浮山脚下有我们学校的药材基地，方便中药系的学生过来采药认药。还有一些搞药物科研的高年级学生，长期留守在这里，进行各种研究。

我们这次到罗浮山药材基地，目的很简单，就是由唐老师带领大家，跟我们将来的草药朋友打个招呼，问个好，照个面，不要以后进山了，还叫不出名字。

大家都带了干粮，还有温开水，有的同学早已从图书馆借来《岭南采药志》及各种中草药手册，还有些同学早已准备好数码相机，准备把中药拍下来，回去可以好好学习。有些条件好的学生，还带了摄像机，看来他们打算录制采药认药过程，回去可以精彩回放，或放在校园网上，供大家欣赏学习。

在学校里闷了几个月，大家都想出来呼吸一下新鲜空气，所以我们的心就像放飞的小鸟一样，异常欢悦。车子还在行驶，还没到罗浮山，大家的心早就飞到山里去了，很多生活在城里的学生平时很少爬山，他们都充满了向往。

有些家长还给孩子准备了小药箱，里面有驱蚊虫的药，治水土不服的药，还有跌打损伤的药，考虑得很周全。他们没想到我们的唐老师就是一部大药典，整个山就是一座大药库。大家都知道"罗浮山下四时春"的诗句。这罗浮山可是道家名胜，山里有上千种草药，真是罗浮无闲草，四处都是宝啊！

罗浮山脚下就有药厂，而罗浮山的百草油更是广东驰名。

罗浮山自古有"山山瀑布，处处流泉"之誉。其中最著名的瀑布为白水门瀑布、白石漓瀑布和黄龙洞瀑布。白水门瀑布是广东最大的瀑布。拨云寺北 2.5 公里为白水门，有石池宽 20 米，水流汇于石池，再从 100 米高的崖顶直泻而下，真是飞泉直下三千尺，十里吹来毛骨寒。

黄龙洞口松千树，满径苍苔落凤毛。这就有仙家住处，令人超尘脱俗之感。

百尺泉溅洗衲石，万株松锁雨花台。这又有世外洞天，令人充满遐想之感。

……

73、止血的墨旱莲

从大学城到罗浮山脚下，一个多小时就到了。我们一下车就感到浓浓的山林气味，到了秋天，这山中还一片油绿，四处鸟啼声声，好像在欢迎大伙儿的到来。

班长在前面带队，唐老师说，你们路上要小心，不要光顾着欣赏美景，走路可要看着脚下啊，入山可不比走平路。经唐老师提醒，大家都纷纷打起精神。

唐老师说，这回进山，我带你们认识一百种草药，你们只要记住几十种就不虚此行了。

这时突然听到阿紫叫了一声，原来阿雅在下车时，手不小心被车门的铁片刮到，手上直流鲜血。

唐老师走过去说，我都跟大家讲了，出门在外，一定要步步小心，你们看，还没开始打仗，就先负伤了。旁边的人听了哈哈一笑，尴尬的气氛马上变得缓和。

有些同学正准备拿出云南白药，还有止血贴，只见唐老师摇摇手，示意先别紧张。唐老师说，你们要学点野外的生存技巧。像这种小伤口，草药敷敷就好。

唐老师就在周围左瞧瞧，右瞧瞧，然后说道，有了。他弯下腰，在一旁的草丛里，拔出一棵开着白花的草药，他把这草药的叶子摘下来，用双手把叶子揉烂，揉成墨绿色的一团药泥。

然后走到阿雅的身边，叫阿雅把手抬起来，说，大家看，这就是止血效果非常好的旱莲草，又叫墨旱莲，你们看这叶子一揉就是墨绿色的，这下都记得了吗？

说完，唐老师把这团揉烂的药泥敷在阿雅手臂伤口上，血马上止住了。

同学们做笔记的做笔记，拍照的拍照，还有几个同学到唐老师采过药的地方又拔了几株旱莲草，准备拿回去做标本。

强仔在我旁边，看我并没有做任何举动，说，指月，你怎么不赶快学习呢？

我笑笑说，强仔，小时候我就学过了这些。

强仔说，我忘了，你从小就跟爷爷入山采药，这下好了，我不懂的就问你。

117

强仔马上在笔记本上写道，旱莲草，止血效果好。阿雅受伤了，捣烂外敷立见效。

74、车前草利尿药

山路弯曲，山峰叠翠，云淡风轻，罗浮山上风景如画，山中的流水带来阵阵凉意，使得大家身心如洗。大山可以洗涤心灵，清除烦恼。

大自然可以把你身体的病气赶跑，这是我最深刻的体会。所以一回到山里，我好像感到全身的细胞都在膨胀，都在畅快地呼吸着新鲜的空气。

在一条山路上，两旁长了很多低矮的草，这些草铺地而生，中间长出一条杆子，可以开花结子。这是什么草呢？长在路旁，被人踩了，它照样长得那么旺盛。

只见唐老师介绍说，这叫车前草，专门长在车道两旁。你们别小看这车前草，它可是民间最好的利尿药。

启明不解地问，什么是利尿药呢？

唐老师说，顾名思义，就是你小便不通利了，它可以帮你清利。对于尿黄、尿赤、尿短少的泌尿系统感染、尿路结石等各种小便不通利的疾病，往往少不了这些利尿药。大家边做笔记边点头。

强仔随手拔了一棵车前草，装在他已经准备好的袋子里，还有几个学生组成一组，拿出手中的标签，写上"车前草"三个字，贴在车前草叶子上面，并且用数码相机拍下来。原来他们早就有备而来，这样既能感受到游山之乐，又能在游山时认识草药，学有所获。看来他们完全不把这次活动只当成游玩，也不简单地记几十种药物就满足了，而是要学到一切可以学的，一味中药也不放过。

唐老师看到他们这股学习热情，不禁点点头说，你们这些学生非常好学，是我见到过的最勤奋的学生，将来的中医发展就靠你们了。

这时唐老师跟我们讲了一个用车前草治病的故事。他的邻居得了泌尿系感染，尿频急，小便黄赤，小便时尿道涩痛，难以忍受，搞得他心烦气躁，睡不好觉。他知道唐老师是草药专家，便请教唐老师。

唐老师说，就是一个尿道不畅，湿热淋证。然后随手在山脚田边拔了几棵车前草让他熬水，上午喝了，下午就好了。车前草利尿的功效就这么好。

邻居既羡慕又佩服，羡慕的是唐老师有这身本领，佩服的是佩服中医药居然这么神奇，不花钱，居然可以治好病。

唐老师说，其实很多人生病，他周围就有非常好的草药。因为我们缺乏对中医的了解和学习，所以失去了很多自然界的生存能力。我建议大家在大自然里生存，要多学些中医药常识，就像在社会里学习，要多学些社会技能一样。

现在的家长，他们普遍重视帮孩子培养社会技能，却忽视了帮助孩子培养些自然生存能力，补充些中医药常识，这些知识非常重要。

强仔又在他的小笔记本中写道：车前草，利尿药。邻居尿赤小便痛，熬水一喝很快好。

75、青苔也是药

唐老师走到一条小溪旁边，叫大伙儿看看小溪周围有什么药，大家瞪大眼睛，什么都没找到。

这时唐老师说，远在天边，近在眼前，这青苔也是一味药。

青苔也是药？大家想都没想过。

唐老师说，你们看这青苔一派阴湿，青翠入肝，专门擅长解阳热之毒。它长在水边，禀水湿之气而生，非常清凉。凉利之药生湿地，所以它能凉血清热。

这时那边传来一声尖叫，原来是刘敏被一只小蜜蜂蛰到了，痛得眼泪都流出来了，但看到大家都在看她，她又不好意思哭。原来她看到旁边有几朵小花，手一伸过去，惊动了几只正在采花的小蜜蜂，被蛰了个正着。

我小时候被蜜蜂蛰过，知道被蛰后的几分钟火辣辣地痛，非常难受。

很快刘敏的手臂就又红又肿，大家正愁着不知怎么办。

唐老师说，你过来。刘敏走过去。

唐老师很快从溪边的乱石壁上抓了一把青苔，然后把青苔放在一块平石板上，再用石头将这青苔捶烂如泥，直到青苔流出很多绿色的汁液。

唐老师说，别怕，敷一敷，很快就好了。

唐老师把这些捣好的青苔敷在刘敏肿痛的手臂上，等着青苔稍微有些热了，然后又换新鲜的青苔，边换边问，怎么样啊？

刘敏破涕为笑说，每换一次，都觉得清凉了一点，没那么痛了。

最后唐老师找一块手绢，把一大团青苔包在刘敏手臂上，原来红肿的伤口，本来是凸起来的，现在慢慢地消下去了。

向明看后说，太神奇了。大家都在欢呼。

唐老师说，你们知道用这青苔治蜜蜂蜇伤的道理吗？大家摇摇头。

唐老师说，你们学阴阳，要会用阴阳啊。中医基础理论你们不是都学得滚瓜烂熟吗？怎么放在日常生活实践里就不会用了？

大家都不解，用青苔治疗蜜蜂蜇伤肿痛，与中医基础理论有什么关系呢？

唐老师说，以阳治阴，以阴治阳，寒者热之，热者寒之。

大家还是有些听不懂。唐老师接着说，你们看这蜜蜂蜇伤，局部是不是红肿热痛？大家点点头。

红热是不是属于火？肿胀起来是不是属于阳？大家又点点头。

如果是阳火的话，治疗是不是应该用阴药呢？大家马上反应过来，纷纷说道，疗热以寒药，被蜜蜂蜇伤，红肿热痛，可以看成是阳热疮肿，用这溪边清凉的青苔，就是阴凉之药，以阴凉之药治阳热之病，所以用了就见效。

唐老师笑笑说，你们不能只看表面，不看实质啊，不能只懂得这小偏方，这小偏方里有大道理，小偏方里面蕴含着丰富的中医基础理论啊。

看来每出现些问题，都能够从问题里找到解决办法，增长智慧。

中医药就是人们与疾病相处搏斗中总结出来的智慧的结晶，古人讲吃一堑长一智，现在同学们吃点病苦、痛苦，就增长点知识、智慧，真是痛苦没有白受。一个字——值！

强仔马上在他的小笔记本中写道：蜜蜂蜇，红肿痛。阳毒盛，用阴药。水边青苔绿意浓，捣烂一敷效果好。

76、山溪边的菖蒲

这时另一个女孩子，叫作美兰的，她在后面走，差点掉队了。

同行的同学问她，美兰，你怎么了？

美兰说，我头有点晕，一路坐大巴过来，我坐在空调下，一直吹冷风，现在还觉得有些不舒服。

唐老师知道后，说，这是受了风冷，要找点辛温开窍的药，把风寒冷气赶出体外就没事了。

可这山里怎么找辛温开窍的药呢？大家都知道如果在厨房里，那简单，搞点葱、姜熬汤，一喝就好，可在山里你别说葱、姜难找，找来了要熬汤也不可能啊。而且更不可能吃感康之类的感冒药，吃了晕晕沉沉、想睡觉，还怎么爬山。

这时唐老师沿着小溪往前走，边走边瞧，他看到小溪两旁土石堆中长满了一种绿油油的植物，高兴地说，有了，找到了。

大家都望过去，只见唐老师拿起小药锄就开始挖，很快就挖了一大把。

学生们不解地问，唐老师，这是什么中药呢？

唐老师说，这就是你们书里讲的菖蒲。端午节前，在一些地方的民间，就要挂上艾叶、菖蒲，你们知道为什么吗？大家摇摇头。

唐老师把菖蒲拗断，分成好多块，分给大家说，你们各自闻闻尝尝，就知道为什么了。然后将最大的一块交给美兰，叫美兰把这块大菖蒲慢慢嚼烂，咽下去。

其他同学也在嚼菖蒲，每个人都感受到菖蒲浓浓的香气。

这时唐老师说，菖蒲是芳香开窍药，芳香药有个特点，就是能够辟恶浊气，在农村管菖蒲这种功效为辟邪气，又叫作芳香辟秽。

当你坐车感到中焦清浊升降不好，头晕欲呕，有些晕车之感，这时就有个办法，用点生姜和菖蒲就会好些。现在没有生姜，直接用点菖蒲，它辛温能够开表，升清气，可以迅速解除头晕感。

我小时候背过《药性赋》，马上脱口而出，菖蒲开心气散冷。意思是菖蒲能够把心胸中郁闷之气打开，使得清阳出上窍，则头不晕，耳不鸣，眼不花。它又可以它独到的辛温之气，祛散外在风冷邪气。不管是吹空调着凉，还是受山岚风气，嚼嚼菖蒲，都有好处。可以很快把毛窍打开，寒气散出来。

美兰很快恢复了笑脸，说，唐老师，我好些了，头没那么晕了，也不怕冷了，这草药真有效。大家又一阵欢呼。

跟着唐老师入山，唐老师举手投足都可以讲出各种草药的功效，还有这些草药的相关故事，甚至可以随时用草药帮助同学们解除些小毛病。

只见强仔又在小笔记本上笔走龙蛇，快速地记道：绿色菖蒲山溪边，辛温开窍人称道，美兰头晕又怕冷，嚼一嚼，汗出了，身心舒畅不适消。

77、满山绿草皆是药

我们这一群人真正进入了深山老林中。唐老师在前面带队，这一带他非常熟悉，不知道来过多少次。哪个地方转弯，哪个地方有什么中药，他都了然于胸。

只见唐老师随手一指空中，大家还有点反应不过来，同学们都低着头往地下看，看能不能找到奇珍异草，都没有抬头看天。原来有一棵大松树，松树的枝干上结了几个大疙瘩，就像瘤子一样。

唐老师说，那些松树疙瘩，又叫松节，你们看像不像人的关节啊？

实在太形象了，我听到了好几声拍照的声音。

唐老师说，这松节能够入关节，辛甘温，能驱散风寒湿痹阻关节。所以它是祛风湿药中的上品。如果在山里得了风湿痹证，不用愁，搞点姜、枣，加些松节，熬汤喝，再用药渣熬水外洗，一般的关节痹痛很快就能搞定。如果能喝酒的再兑点酒，效果更好。因为酒能够行气活血，通脉祛寒。

有些同学干脆就不用笔记本，走到唐老师身边，打开录音笔，边听边录，回去还可以温习，温故而知新。

唐老师又蹲下去，拉起一条长长的藤，说，你们快过来看，这就是何首乌。

大家一阵惊呼。武侠小说看多了，学生们还以为何首乌一定是什么仙草，其实平常得很，沿着藤挖开，不过像一个个小地瓜，没什么值得惊奇的。

这何首乌就是平常的补益肝肾之品，就像六味地黄丸里的熟地黄一样。只是何首乌更平和，更容易为人接受，它不像熟地黄那样滋腻，需要拌点砂仁或陈皮来防止滋腻。

何首乌大家还没有欣赏过瘾，只见唐老师又走到另一个斜坡上说，你们快过来看，这是杜仲树，在白云山我也看过几棵，我们广东这边比较少，难得一见啊。

你们知不知道，杜仲是以树皮入药，而这皮你拗断了还有丝连在一起，这丝是白色的，就好像人体的筋膜，所以这杜仲能够接筋续骨，壮腰肾，帮助骨伤后期康复，也可以延缓人体衰老。这都是因为杜仲善于入肾，而肾能主生殖发育，又能主骨。

在一片水边长了不少芦苇，唐老师说，这就是芦根。你们瞧，那边还有白茅根。白茅根比芦根小多了。

唐老师走过去，用小铁铲挖了一小片白茅根，放在水里一洗，白茅根真是药如其名，色白，晶莹剔透，而且还可以刺人，说明它有一股往外透的劲。

唐老师边洗边交给班长，叫班长给每人分一条白茅根，让大家放在嘴里嚼嚼，这样一辈子都记得白茅根的味道。

有些学生说，怎么像甘蔗一样，甜滋滋的？

唐老师笑笑说，白茅根甘甜带清凉，甘能补，能养阴生津，清凉可以降热退火，而且白茅根多纤维，晶莹剔透，有通透之性，可以利小便下行。

你们除了看到这种药，听到它的名称，认识到它的形状，同时还要尝到它的味道，只有这样，对于你们将来用好这些药才有帮助。这就是神农尝百草的道理所在。但我们不主张进山后乱尝药，应该有人指导，有针对性地选择一些常用药来尝，由浅入深，由表入里，注意安全第一，这样才是真正学习的精神。

唐老师又指着树上爬满的藤条，跟大伙儿说，你们看，这就是书里说的葛根，葛根能够爬到十几米高的树上，它拖着长长的藤，就像足太阳膀胱经，能够引黄泉之水，上达高巅之上。所以葛根对于足太阳膀胱经受寒，项背强紧，还有一些颈椎病，效果都很好。你们看葛根像不像一条藤爬上去，在上面撑开一个大伞啊？

大家看后，觉得唐老师真是天马行空，这都想得到。

唐老师接着说，所以这葛根能够升清阳，使得清阳出上窍，头部晕晕沉沉，觉得容易疲劳的，吃了这葛根，脑袋就很容易清醒过来。这葛根是当今时代疲劳综合征常用的药物，你们可要好好记牢啊！

还有你们要记住，这前面的芦根、白茅根，配合这里的葛根，三味药组成一个药阵，叫三根汤，它可以治疗各种不明原因发热，因为它们可以开宣肌表，养阴生津，利尿退热。

一般小孩感冒发热，热降不下来，熬三根汤给他喝，口感好，又可以退热，不过一般要用新鲜的草药，效果最好。在发热初起时用，一两剂就能退热。

有些学生着急了，说，唐老师，你讲得太好了，太多了，我们做笔记做不过来啊，能不能讲慢点啊。

唐老师说，我尽量讲慢点吧，不过这么多药，讲慢了可能讲不完。下次你们还有机会进山，学习不是一次两次的，要反复多次，才能学到精髓，深入中药世界。你看我这么老了，还经常要学些中药知识，增长见闻，你们别急着一下子就把我老头子的东西全学走了。大家听了哈哈大笑。

唐老师说，学习不要单打独斗，要看重团队精神。你们有些学生分工就很好，拍照的拍照，贴标签的贴标签，做笔记的做笔记，录音的录音。这样你们回去一整理不就完整了，所以放心地游览、学习中药吧！

大家看得应接不暇，中药一味接一味，真是琳琅满目。以前很多人都不相信这些路边的青草都是药，现在经唐老师一指点，终于相信满山绿草皆是药的道理。

据说有个师傅要考验学生有没有出师，跟他学生说，你到山下去找一样不是药的植物。这学生找了好久都没找到，回来说，师傅，我找不到。

师傅说，你找不到，说明你出师了。原来天底下的药，他都知道了。

唐老师说，你们学习中药，不要把中药看成无生命的草木，要把它们看成自己的知心朋友，这样你才能够真正了解它们，等想用它们的时候，它们就能为你两肋插刀，能够迅速地从你大脑里面跳出来，为你所用。

78、葛洪与《肘后备急方》

大家都知道鼎鼎有名的葛洪，千年前他就在这罗浮山里采药、炼药，那时这罗浮山已经是广东名山。葛洪是大医药家、大养生家。葛洪从小就淡泊寡欲，为人质朴，不善于说话，却特别喜欢读书。按今天的说法，他就是一个少说多看多听，用心去观察世界的人。

医学史的郑老师，给我们这样讲道。我们一回来，就开始上医学史的课。同学们急着想听葛洪的故事，所以郑老师便答应同学们的请求，先给大家讲讲葛洪。

郑老师说，葛洪读书碰到理解不了的地方，即使老师在千百里以外，他也会前往请教。你们说说，这样的学生，这样的治学精神，是不是值得我们学习呢？

大家忙点头。郑老师接着讲道，葛洪为了普及中医药，为了让人们在仓促病痛的时候，有个救命的稻草。他就写了历史上非常出名的方书，叫《肘后备急方》，说白了就是常用药物救治突发病手册。

为什么叫肘后呢？就是说肘后这个地方我们随时都可以碰到，意思就是这方书在我们身边，随时可以拿出来用。

这方书里记载的药物都是常用中药，在周围山林里都可以找到。这样使得民间中医爱好者及乡村郎中、游方医人数大增，中医队伍日益壮大。

大家看，一本书能够传世，它的功德有多大啊，它不仅解救一人一时之痛苦，它更能够培养无数后起之秀，培养更多的苍生大医为人民服务，把中医的历史发展推进了一步。

为什么古代的人把功、德、言看成是三不朽事业，不管功劳多大，品行多高，最后还是要靠言语、书籍，才能够传之后世，流芳千古，万民受益。

所有大医家没有不最后以著书立说来完成这中医的历史使命的。从汉代张仲景到近代张锡纯，他们都是一部书籍影响着一代又一代的人。

葛洪还是大养生家，他后半辈子都在研究衰老和死亡的真正原因，为什么有人可以延年益寿，有人却半路夭折。

葛洪认为，人生下来就有个禀赋，这禀赋就像油灯里的油，禀赋多少对寿命影响很关键，但不能决定全部，同时还要靠后天的爱惜保养。

比如说有的人的灯油是满满的，结果他把灯火调到最大，烧到半夜就烧没了；有的人的灯油只有半罐，它把火调到刚好能够照明，不会很亢盛，结果半罐油烧到天亮还没有烧完。很多先天禀赋强的人，说话大声，性格急躁，结果四五十岁就中风偏瘫，甚至心肌梗死倒下了。而另外有些人，他可能先天禀赋不强，年少还体弱多病，说话声音小，力量不够，但他却规律生活，不妄作劳，饮食有节，结果活到九十多岁，还能够生活自理，谈笑风生。所以生命的质量和长度，是靠先天禀赋，加上后天调养来决定的。

葛洪认为，一个少年人，如果自认为强壮，不知爱惜，过度折腾身体，很快百病不请自来。过度折腾身体，却不知道修正，依然我行我素，最后便会变成虚损劳弱，所以《内经》讲生病起于过用。平时修身养性不可以认为这些细节损伤不大，却不去防范啊！滴水累积多了，可以穿石，小损小耗，违背养生的频率多了，也可以让强壮的人变得病恹恹的。

那么平时该怎么落实中医的养生呢？郑老师在黑板上写了一段话，他对这段话非常熟悉，而且有切身体会。

众人大言我小语，众人多烦我少记，众人悸怖我不怒。不以人事累意，淡然无为，神气自满，以为长生不死之药。

虽然世界上没有长生不老药，但是通过这些养生养心的修习却可以活到天年，少生很多病。

大家听后，对生命和疾病，健康和衰老，又有一层新的体悟，而且这些知识可以让我们活得更舒适，让我们知道怎么养生。

郑老师笑笑说，你们除了学习医药之术，帮众人疗疾苦，同时更要注意养生之术，你们只有自己活得长久，才有资格将这些养生之术教给别人。

中医不比跑得有多快，而比跑得有多久，白胡子老头照样可以看病用药。中医这份职业是活到老做到老，没有退休，没有歇止。

你们如果现在就重视学习中医养生学，那么相信你们将来生命的质量会更高，生命的跨度会更长，生命的贡献会更大。

79．鼻不闻香臭

今天吴老师讲《内经》里的五脏别论。里面有句话叫心肺有病，而鼻为之不利。大家不太理解，按道理应该是肺开窍于鼻，肺病鼻不利啊？

吴老师说，很多鼻息不利，单从肺治效果不好，要考虑到心脏。为什么呢？心主血，肺主气。鼻子气血充足，呼吸通畅，而自然界的清气也通过鼻子，最先藏于上焦心肺。《内经》讲，五气入鼻，藏于心肺，上使五色修明，音声能彰。

这句话不仅把鼻病治心肺的道理讲出来了，还把养颜美容的大问题讲到了。

然后吴老师又用他理论必须结合临床的教学思路，给我们讲他以前治过的一个案例。有个妇人，是个厨师，脸上长斑，老觉得短气乏力，稍微受点风就鼻塞，后来鼻子开始闻不出香臭。她先到内科，内科医生建议她说，到五官科去看看吧。

五官科医生对她的鼻子做了详细检查，发现没有特殊病变，不知如何下药。因为现在很多的仪器检查，只能针对病已经铸成，很多要到有器质性病变才能检查出来，如果属于一般的功能失调，你自己感到再不舒服，医生也无计可施。甚至会认为你这是心理作用，或者以神经官能症或内分泌失调等原因下个结论，但是却治无对药。

这妇人想，我明明这么不舒服，却不能用药调理，这样下去，厨师的工作怎么干呢？于是她就来找中医治疗。宋老师说，我第一次见到她时，也是很奇怪，看她满脸都是暗斑，你们想到什么呢？

班长王展飞说，心其华在面。

刘燕燕说，肺主皮毛。

吴老师说，你们中医基础理论学得都不错，能够由表知里，司外揣内。

这病人最关注的是她的鼻子，对于她脸上的斑，她无所谓，因为治了好几年没治好，也不寄希望能够用药调理好。

我摸她的双手寸脉时，发现左右手的寸脉都偏沉，力量不强，这是什么原因？

中医认为左手寸脉管心，右手寸脉管肺，也就是说她肺活量不够，心气不足，所以上焦呼吸道通气不畅，敏感度失常。于是我就断她心肺之间不舒服。

病人很惊讶地说，医生，你怎么知道的呢？我就是经常胸闷，时轻时重，严重的时候，每天要胸痛好几次，搞得心烦气躁，吃不好，睡不好。

吴老师笑笑说，这时大家是不是找到背后的原因了？

有的时候病人来看病，关注的疾病可能是疾病的表象，而她不太看重的，埋藏在深处的，往往是疾病的正因。

我就想到《内经》讲心肺有病，而鼻为之不利。这时就要给她强心补肺，增强血流量，扩大肺活量。于是我就给她开了桂枝汤强心，配合玉屏风散补脾肺，重用黄芪60克，开了7剂。

7 剂吃完，她按时来复诊，笑笑说，大夫，你的中药是我吃中药吃到现在效果最好的。我吃了第一剂就感到鼻子通畅了，吃到第五剂，鼻子敏感了，可以闻见香味了。吃到第七剂，胸不闷了，脸上的斑变淡了。我再来看看，我这个身体还适不适合再喝下去？

吴老师又摸她脉象，发现双手脉象明显有力。效不更方，又给病人抓了 7 剂药。这 7 剂药吃完，鼻息不利的症状彻底消失，心胸中闷胀堵塞疼痛之感很少再出现了，脸上的斑也全都退掉了。

吴老师说，我没有特别用药去帮她美容养颜，只是运用脏腑相关的思想，使用《内经》的理论，令她五脏调和，气血对流，管道通畅。不但她想治的鼻不通气、不闻香臭好了，连平时的胸闷，还有长期困扰她的脸上暗斑也随之而消。

所以大家要看到中医是整体观，整体调理。很多病人去找中医大夫开方，调治身体，他会说，大夫，你给我调理调理。

这调理调的是什么？调的就是整体啊！整体调和，疾病消失。

很多人认为中医糊里糊涂治好了病，其实不然，你如果知道中医的整体观，你就能清清楚楚地知道病人的病是怎么好的。

大家听后都纷纷鼓掌，中医确实不能做个糊涂医。

80．学习之道

秋高气爽，《内经》讲，秋季养生，应该早卧早起，与鸡俱兴，使志安宁，以缓秋刑，收敛神气，使秋气平，无外其志，使肺气清。

如果违反了这养生之道，会怎样呢？《内经》讲，秋天该收时不收，逆之则伤肺，身体收藏的功能就会受损。

虽然还没有到考试时间，但大家都很积极努力地学习。有人说，高考是千军万马过独木桥，到大学后就放松了。但我们广州中医药大学的很多学生都很自觉，不但没有放松，反而暗中加把劲。

《弟子规》讲，宽为限，紧用功，功夫到，滞涩通。

为什么学医的本科需要五年，要比一般的本科多一年呢？因为医学博大精深，还要临床实践，这时如果不加紧用功，你永远会被时间抛在后面。

据说上等的马见鞭影而动，根本不需要扬鞭打它，它自然就会奋蹄奔跑。有本叫《龙文鞭影》的古书，是教小孩子的，龙文就是最上等的马。我看我们宿舍，还有我们班里的很多学生都有上等马的潜质。

为什么？因为他们学习是主动的，自发的，而不是被动的，无奈的。

如果你学一门技艺，能够把专业技术当作业余爱好来做的话，你很容易在这门技术中闯出一番天地。但是短暂的兴趣爱好，不足以凭，它只是引导你入门而已。长久的兴趣爱好，加上有振兴中医，为往圣续绝学的使命感，最终就可以让你成为时代大医。

每个老师都知道对学生的鼓励很重要，一个善于鼓励的老师，他的专业水平不需要太高，却能够很快地把学生的积极性调动起来。就像世界游泳冠军的教练，他未必游泳技术很高，但是他却可以教出世界冠军。

我看向明桌上又贴了一张座右铭，学习如撑水上舟，不到滩头莫放手。原来这是学如逆水行舟、不进则退的道理。

阿发桌上也贴着一张座右铭，为学日增，如春日之苗，时常灌溉，不见其增，日有所长。

强仔那边桌上也不甘示弱，苟有恒，不必三更灯火五更鸡；最无益，莫过一日曝之十日寒。所以强仔总是最早休息睡觉的，他时常安慰自己说，早睡早起身体好，学习有劲无烦恼。

这段日子向明经常熬夜读书，不知不觉，脸上青春痘星星点点，眼睛也偏红。

我好几次提醒向明说，你要注意身体啊！不可操之过急，学习是个漫长的过程，像跑马拉松，不要看到别人跑得快，就乱了自己的阵脚，只有保持自己的节奏，才能跑得好。

可是向明并没有听进去，他觉得自己跟其他学生比，还有些差距，自己每天的进步与定的期望值还有一些距离。所以他就通过焚膏继晷、挑灯夜战来促进学业的进步。

当然这种用功的精神是值得很多慵懒之人学习的，可过度用功，却会把自己搞得身心疲惫。就像很多所谓的强人、牛人，暗地里他们是很疲劳、很虚的。

我跟爷爷抄方时，很多老板、老总级的人物，都是社会上有头有脸的人物，他们创造的社会价值、社会条件，可以让很多人有饭吃、有事干，但是他们的脉象却很累、很疲劳，就像牛老了拉车爬坡，有些爬不动。

这就是过度用功，导致后半辈子没法跑下去的原因，他们经常会感叹心有余力不足，甚至有很多商业精英、媒体红人，网上却频频传来他们英年早逝的消息。

学医，包括其他方面的学习，都要注意保存精力，养精蓄锐，不能一下子全部耗散出去。就像练拳一样，军训时，教官跟我们说，每一拳不能把力量使尽，使尽后就破绽百出，后面的招式也跟不上，所以要留个有余不尽，做个绵绵不绝，才是真正的拳术之道。

心脏也是一样，你看它要把血收回来，才能再泵出去，如果你老想着泵出去，不能很好地收回来，这样心脏就很容易出问题。这就是为何桂枝汤中桂枝把心脏阳气泵出去的时候，需要芍药酸收，把阴血收敛回来。明白了这个阴阳之道，桂枝汤加减化裁，就可以得到内证得之化气和阴阳、外证得之解肌合营卫的效果。

刚开始学医时，我不知道为什么某某老先生善用桂枝汤变化，调理各种疑难杂症，而某某老中医又善用小柴胡汤加减变化，治了一辈子病，效果不错。后来我才知道，他们用的不是死法、套方，而是在用阴阳张弛、动静松紧之道。

说白了，就是太紧了放松点，太松了调紧点。太凉了加热点，这样喝水就不容易拉肚子。太热了晾凉点，或者用风扇吹吹，这样就不会烫着嘴。

世界上的道理都是相通的，学习和练拳，心脏的生理搏动，还有中医的用药之道都一样，都讲究张弛有度，松紧有节。这个度把握不好，会影响到做事的效率，也会影响身体的健康。

81、知柏地黄丸与金生水

连续熬夜，加上用功过度，向明显出一脸疲惫。这几天他突然腰酸，尿也黄赤，整个人觉得后劲不足，再也没法很好地读书了。

消耗过度有一个滞后反应，劳累往往迟来一步。

向明就想，既然我腰酸，又是熬夜过度，用功过度，不就是一个精伤亏损。中医认为，腰为肾之府，我直接补肾不就好了。

《内经》认为，肾者作强之官，技巧出焉。一个人能够心灵手巧，记性好，反应快，全凭肾气充足。

为什么很多运动员，在大赛前期，必须严格远离夫妻生活，戒手淫，绝对不能熬夜，因为这些都会让心动精摇，元气外泄。如果守得不严，比赛时很难有超常发挥，而且容易受伤，因为人体精亏后反应就会下降，感知就不会那么灵敏。

我一向坚持一个原则，叫身体好，效率高。想要做事业要先修身。如果身体状态不太好时，就要及时休整。就像你要经常检修你的车子，不要等上了高速公路，螺丝松了，刹车坏了，油不够了，那时才警惕。

向明自己买了两瓶六味地黄丸，当然这种学医的精神很好，因为以身试药，靠自己体会的医道，才是真正自己的医道。

可有时候要辨证，需要仔细选择，看这药是不是真的适合自己。

向明第一天吃就遗精，第二天吃又遗精，搞得他腰更酸，身体更累，上课也打不起精神，就想睡觉，不知道老师讲的什么。剩下的六味地黄丸他也不敢再吃了。于是他问我该怎么办？

我一摸向明的脉，果然如我心中所想，他这脉象既虚又亢，六味地黄丸只能补其虚，不能平其亢，所以一补进去，还没补到骨髓里，就让亢盛的气脉泄出体外，这该怎么办呢？身体亏虚，又补不得，真是令人头痛。

我便跟向明说，心病还须心药医，解铃还须系铃人。

向明说，指月啊，我只想现在快点好起来，不要再给我打禅语了。

我说，有一个学子，擅长弹琴，他特别用功，用功过度了，累得不能继续学习，做什么事情都提不起劲来。

老师看后就说，你看看这琴，如果弦调得太紧会怎么样？

这学子说，太紧会断。老师又问，调得太松会怎么样？

这学子说，太松，声音不好听。老师继续说道，学习如同弹琴弦，太紧会断而无声，缓紧得宜刚刚好，从此弹出绝妙音。

这学子听了豁然开悟，从此用一种不紧不慢的学习节奏，既不懒散，也不急功近利，使得学习在不断进步的同时身心舒调，这样持之以恒，遂成一代大家。

向明听后终于明白我意有所指，他也知道是这段时间过度用功所致。

我说，中医讲究的是中和之道，老是在原地打转，也没有进步可言，所以学习应该是在保证身体健康第一的前提下，再让学业慢慢地上进。一口饭吃不出个胖子，一桶水浇不出稻穗，只有一门深入，长期熏修，不紧不慢，松紧有度，才会渐入佳境，得偿所愿。

向明也是个聪明人，他说，看来接下来我要把学习计划调整调整。

我笑笑说，制订一个至高无上的计划，未必是一个高手，就像要摸到天上月亮一样，逼自己去做难以企及的事情，会累坏身心，相反，如果你制订一个符合自己现状的计划，别一下子就想成为国医泰斗，那样只会让自己心力交瘁，我们只需要走好当下每一步，不知不觉就登上巅顶了。

向明点点头，我知道他的心态已经调整过来了。当心态调整过来时，我们再用药，就像顺水行舟一样，会事半功倍。

我就叫向明去买瓶知柏地黄丸。向明愣了下说，我六味地黄丸都吃不好，你多加两味药就能吃好吗？

我笑笑说，你别小看这两味药，知母和黄柏能清金降火，使你亢盛的肺脉肃降下来，如果把六味地黄丸比喻成用一杯杯水去浇菜的话，那么知柏地黄丸就像降金生水，使天地间下一场雨。

农村有句话叫千勺万勺不如大雨一场，就是说农民种菜，逢上干旱，挑水浇菜，千勺万勺还不如来一场雨，这样土地滋润，不再干旱，菜就会长得好。

向明听后点点头，买了一瓶知柏地黄丸，吃后果然不再遗精了，一瓶还没吃完，腰不酸了，尿也不黄赤了，连脸上的青春痘也消了，这就是降金生水的功劳。

五脏六腑如焚，读书过度用功，导致天人交战，身体这种气场，就像天旱不断消耗水分一样，这时天降一场大雨，让五脏六腑降一场雨，也是身体最需要的。

五脏六腑里管天空降雨的就是肺，中医基础理论讲肺通天气，肺主肃降，通调水道。古人又讲，君不见黄河之水天上来，奔流到海不复回。人体的大海就是肾，因为肾主水，其味咸。人体的天空是肺，因为肺司天气，主呼吸。

《医门法律》的作者喻嘉言，通过观天地之道，领悟出金生水的道理。他说，肺气肃降，则诸经之气莫不服从而顺行。天布云雨，则江河大海莫不沟满渠满。

我们补肾一定要看到肺，因为金为水之母，金能生水，所以一个肺气顺降、脾气温良的人，精神相对会好些。同样一个肺气上逆、容易激动的人，吃了很多营养都固不住，弹尽粮绝，身体会虚。

中医既教我们有病用药去调治，运用这种五脏的关系去取法天地之大象，同时也用这些医理来保健养生，去过一种不急不躁、令金能生水的中医生活。

现在很多人片面追求用药物来调理身体，想搞人体降雨，这是行不通的，必须要生态环保，要自然降雨，身体才会好。

如果你一边熬夜，一边疲劳上火了，又想借助知柏地黄丸来给自己降金生水，这是在玩弄药物，最后吃亏的肯定是自己的身体。

中医不仅是用药治病，更是一种健康的生活方式。

82、先天之本——肾

今天的中医基础理论课，宋老师讲到五脏的肾。

宋老师说，你们都学过后天之本，是脾胃，今天我们要学先天之本，就是肾。

肾，首先能藏精，《内经》讲肾者封藏之本，精之储也。又说，肾者主水，受五脏六腑之精而藏之。而这肾中之精，就是生命的本源，人体生长发育、生殖全靠它。此精亏或不足，必定会导致发育迟缓或提前衰老。年少要戒之在色，这样保藏精气，才能茁壮发育。年老也要戒之在色，保藏精气，才能尽终天年。

你们知不知道从哪些地方来看一个人肾精充不充足？

向明说，我最有体会，从腰可以反映出来。《内经》讲，腰者肾之府也。所以腰部酸软无力或疼痛，大都反映肾精不足。

宋老师点点头说，中医就是这样司外揣内，透过表象看本质，还有呢？

强仔站起来说，我小时候听说过，耳朵长的人寿命长，前几天我读书读到肾开窍于耳，我终于想明白了，肾精充足的人，先天禀赋好，一般耳朵长得比较长。

大家听了哈哈大笑。宋老师说，有道理，但不能以偏概全，还必须综合看待。还有呢？

刘敏站起来说，双脚有力，跑得快又不容易累的人肾气好，因为肾主腰脚。

宋老师点点头说，说得好。叶天士讲过，若人向老，下元先亏。竹从叶上枯，人从脚下老。也就是说老人肾精不足后，走路不敢走快，膝盖骨不行了，脚软了，没有拐杖都心慌，这就是肾虚脚软的道理。所以腿部有火力，就代表肾气足，腿部衰老快，说明肾气消耗得厉害。

我站起来说，还有一点补充一下，《内经》讲肾气盛则齿更发长。也就是说，发育的时候，肾气充足，牙齿长得牢固，头发长得乌黑浓密。人到老的时候，《内经》讲肾气衰，发堕齿槁。这时肾气亏虚后，头发脱落，牙齿也开始松动、脱落。

一个人如果生病，你发现他头发乌黑，说明这种病相对会好些，不容易出现大问题。如果这个人头发没光泽，甚至脱落，就像很多放化疗后的病人，当然还有牙齿掉落，气力不够，这种衰老之病，是比较难治的。

宋老师听后点点头说，讲得好，指月。只有有丰富临床经验，才能够懂得这个道理。确实肾中精气充足与否，与疾病的康复关系很大。如果伤精伤得很厉害，小小感冒都会变得很重，而且一病就会很重，十天半个月都难好过来。如果肾精精气充足，一般的小毛病靠身体自愈，稍微休息一下，很快就会好。

大家都恍然大悟，原来同样一场流行性感冒，有些人很快就好了，有些人半个多月都没好，为什么呢？因为作息规律、肾精充足的人恢复能力强，而作息一塌糊涂、熬夜伤精厉害的，一场风寒感冒都够他受的了。这就是为何很多城市里的人越来越怕流感的原因。

老来疾病都是壮时招的，所以老年人死于流感的为数不少。

俗话说大风先倒无根树，伤寒先死下虚人。讲的就是一个人不知道保精，经常熬夜，房劳过度，肾精亏空，一场风寒感冒过来，就会首当其冲。

因为肾精是人体脏腑的根，树都没根了，风一吹就倒，当人肾精耗尽后，一场风寒感冒都会病得很重，特别是老年人，可能因为一场风寒感冒就诱发心力衰竭、肾衰竭，甚则死亡。

所以人们常说老年人要饮食规律，防寒保暖，这只是向外面防。同时重要的是要保精固气，年少时少伤精，这样就能尽终天年，而不至于半途猝死。

83、恐伤肾与肾气丸

肾在志为恐，宋老师给我们讲恐伤肾的道理。

恐为什么伤肾呢？宋老师说，你们要用身体去体验中医，这是学习中医的一个最直接、最有效的方法。如果书本上的医理不能与你个人的见闻体会融合成一片，这些理论永远只是一张废纸，如果一旦与你的实践体会融合在一起，就会成为临床实践中的常青树。你们能不能说说惊恐伤肾的案例或体会呢？

强仔反应最快了，说，老师，经常看电影看到有些歹徒被警察抓到后，吓得屁滚尿流，也有些动物被人抓到后，吓得大小便失禁。当然还有我，小时候，我最胆小，老师叫我上讲台，我的脚就抖，然后就想上厕所。

大家听完强仔的话，都哈哈大笑。

宋老师也笑笑说，说得很好，这就是你的见闻体会。学中医个人的见闻体会很重要，中医的理论不能靠大脑去记，要靠身心去体验、感受。

然后宋老师在黑板上写上四个字——感受中医。

宋老师说，你们看，害怕惊恐，为什么会大小便失禁，脚会抖？

原来《内经》认为恐则气下，这是说人在恐惧状态时，整个气息下陷，气机一往下陷，那些津液就往下流，这是因为气为津液之帅。那些内向、容易紧张的人，他们一般肾气不太足，一吓就会出问题。你看那些胆大外向的人，气机往上提，不容易被吓着。所以看恐怖片都是脉下陷的人先害怕、先受不了。

大家听了眼睛不禁为之一亮，原来中医还可以从这个角度去看人的生理，还有性格。接着宋老师给我们讲了一个他治过的案例。

有个六岁的小男孩，因为在池塘边玩耍，掉到池塘里，还好大人及时发现，把孩子及时救了上来。这孩子突然受到这么大的刺激，惊恐，手抖，面白。池塘里的水没有把他淹死，倒是把他吓坏了。后来这孩子就开始尿床，甚至上课尿裤子。他家人带他到泌尿科做了各种检查和治疗，发现晚上喝水稍多点，还是尿床。

在接下来一年多的时间里，不仅没有长壮，反而还瘦了一两斤，好像经历过那场意外后，小孩子的发育就像汽车猛刹车，突然停下来了。是谁踩了孩子生长发育的刹车呢？后来这父母带孩子来看中医。

我看了下这孩子，老是低着头，一看就知道内向，胆子不大。

你们要学会望诊，对病人的一些言语动作，马上就要分出阴阳来。

比如病人一来，昂首挺胸，说话嘹亮，这是阳亢。病人一来，低头沉默，不太爱说话，问三句可能答一句，这叫阳虚。

明显这小孩因为惊吓使肾中阳气出了问题。中医认为肾主二便，肾又主水液，遗尿或尿失禁，首先要从肾论治。而这小孩子脉象又偏沉迟，明显是内向的性子，舌淡白，有点胖大，是阳气不够，水湿不化。

所以我就给这孩子开了肾气丸，专门补益肾中精气。这孩子只吃了五盒肾气丸，晚上就很少遗尿了，上课的时候也不再尿裤子了。

他父母觉得这药很好，效不更方，于是又给孩子买了五盒。吃完后孩子居然能够开心地笑了，身体也继续发育，体重开始增加。原来这肾气丸鼓舞肾气，把惊恐伤损的肾气补回来，使孩子的肾能主发育、主水液。

大家听完后，都把这个案例记得特别牢固，而且特别佩服宋老师将如此疑难的杂病，用这么简单的中医道理就理顺贯通，而且让学生听后，觉得思路大开，好像每个学生都跃跃欲试，想要在临床中大展身手，为病人解除疾苦。

84、肾主骨与强力伤肾

为了使我们对肾的功能了解更多，宋老师又讲了一个肾主骨的案例。

有一个商店的老板，才三十出头，就老是腰酸。搬啤酒，扭伤了腰，才治好没多久，又去搬抬重物，又扭伤了腰。看着身体强壮，却显得不堪驱使，隐隐有那种外强中干之感。

他不知道是什么原因，便来看中医。把他的脉，双尺沉弱，明显肾气不足。

宋老师问他是不是老是搬抬重物？他点点头。

宋老师又问他，是不是夫妻同房太频繁？他又点点头。

宋老师马上就明白是什么原因了。他说，《内经》里讲，因而强力，肾气乃伤，高骨乃坏。什么是强力呢？强力就是勉强用力，伤到肾气，导致腰间高骨受到损坏。而强力分为三方面，一方面是勉强用心力，那些心力交瘁、用心太甚的人，身体没有一个真正好的。第二，有强用体力的意思，那些闪了腰的病人，你一问他们，很多都是勉力搬抬重物，把腰给扭了的。第三，还包括强力入房，就是身体精力不济时，还勉强房劳，这就是身体容易得病的内因。没有内在精气亏空，搬抬重物就不容易伤到腰肾。

这商店老板不解地问，这该怎么办？

宋老师笑笑说，你是想好得彻底，还是想好得不彻底？

这商店老板说，我来这里看病，当然想要根治了，谁也不想疾病反反复复啊。

宋老师说，你知道为什么你的腰扭伤反反复复吗？是因为肾精亏空，还没有彻底治好，你又房劳消耗过度。中医讲伤筋动骨一百天。也就是说，你的筋骨扭伤、闪挫伤、折断伤，在康复过程中，最起码要休养一百天，不要再伤精。这样你的筋骨才会真正长得固密坚韧，不然以后就会留下后遗症。

这商店老板恍然大悟，说，原来这样，以前的医生没有给我说过。

宋老师说，如果不懂得真正的养生，保护正气、精气，服药往往只有短期的疗效。再好的方药，都是近期疗效尚可，想要有长久之功就很难了。

这商店老板是个聪明人，听懂了宋老师所讲的，只有保养加上用药才能快速根除疾病。

宋老师说，年轻人，不要只懂得踩油门，不懂得踩刹车，会开车的人，不是只会踩油门，而是在关键时候知道及时踩刹车。你的身体需要停下来，加加油。如果你每天还那么消耗，就像车子不停下来，这油怎么加得进去？

后来宋老师就给他开了壮腰健肾丸，配合六味地黄丸，用盐水送服。

因为中医认为肾主骨，不想那么容易闪着腰、伤到骨，就要将肾精填充补足，使肾主骨功能更强大。

这商店老板经过两个多月的调理，再也没有闪着腰。因为宋老师后来还跟他讲了开源节流的道理。这身体的精气就像商店的营收一样，营收能够不断充足，在于能开源节流，身体能够不断精充气足，也在于开源节流。对于身体而言，开源就像早休息，用一些补肝肾的药，比如六味地黄丸、壮腰健肾丸，这样就可以让精气源源不断地生出来。节流就是节房劳，不熬夜，少过度用力，少过度用心，这样生发得多，流失得少，身体就日渐变好。

这商店老板后来提着礼物来感谢宋老师，不仅是因为宋老师治好了他反复容易扭伤腰的毛病，更重要的是宋老师教会了他一辈子少生病的生活方式，使得他和他的家人都能够受益。

宋老师笑笑说，真正治病，不是见痛止痛，见咳止咳。真正地根除疾病，是让这个人纠正不健康的生活方式，懂得一种健康的活法，高质量的活法，而不会成为金钱的奴隶，也不会被名利牵着鼻子，能够知足不辱，知止不殆，能够不过用透支身体，使身体常安。

85、贫血与头痛

宋老师给我们讲五脏功能的活动基础——气血津液。这些都是五脏里的元真，气血津液的充足与否，是否通畅，与五脏正常功能活动密切相关。

宋老师说，五脏功能正常必须建立在气血津液充足的基础上。就像水到渠成，河流水足，是通畅的基础。张仲景在《伤寒论》里讲，若五脏元真通畅，人即安和。这是说，五脏里的气血津液能保持通畅对流，人就舒服，如果稍有瘀塞，代谢不畅，人就多病。五脏功能活动必须靠气血津液作为物质基础。

宋老师在黑板上写了八个字，气血津液，盈虚通滞。

宋老师说，这八个字是气血津液辨证的精髓，但重点落实在"盈虚通滞"这四个字上面。如果气血津液盈满畅通，人就没有疾病；如果气血津液亏虚滞塞，人就百病丛生。

气血津液出现病变，主要体现在两个方面，一个是虚，即不足，另一个是滞，即不通。但这两方面又相互影响，亏虚后容易滞塞，滞塞后也容易导致亏虚。

为什么呢？你们看河水断流或不足时，是不是垃圾冲不走？这就是垃圾滞塞，叫作因虚导致不通。而河流被拦截住了，下游是不是得不到水的灌溉？这是因滞塞而导致的亏虚。找出谁是因谁是果，然后对因治疗，身体就康复得快。

就像因为河水断流或不足导致垃圾滞塞，让河流发场水，垃圾就被冲走了。让血脉气血津液充足，局部的瘀滞就被冲走了。如果是因为滞塞导致的亏虚，就像庄稼得不到水灌溉，把水库的堤坝打开，低处的田地就能得到水的滋养，禾苗得以茁壮成长。

经过宋老师这番形象的比喻，大家对气血津液的生理病理领会更深。

怎么把气血津液辨证用到临床中呢？宋老师给我们讲了一个案例。

有个女孩子经常头痛，短气乏力，很容易感冒，可她吃感冒药胃又不舒服，吃止痛片根本止不住头痛。

　　宋老师看她脸色苍白，指甲也没有血色，便说，你是不是贫血啊？

　　这女孩子说，我是有些贫血，但我这次是来治头痛的。

　　宋老师说，你知道你为什么会头痛吗？

　　这女孩子说，我去找过很多医生，他们都说我这是血管紧张性头痛，就是说头部的血脉不通畅。

　　宋老师笑笑说，那他们应该给你开了疏通血管的药啊，怎么样呢？

　　这女孩子说，是啊，他们给我开了通血管的药，但是我吃了身上就没劲，就不敢吃，头还是痛。

　　宋老师笑笑说，你这血管扭曲不通，是因为血管里缺血了，中医是整体观，你的贫血与你的头痛息息相关，你是身体气血亏虚，才导致脑部血脉供血不足，血管收缩变狭窄，说白了就是瘪了，气血通不过才会疼痛。

　　这女孩子对宋老师讲的话，不怎么明白。宋老师就用更形象的比喻说，年轻人，你应该浇过花或看过浇花吧？这女孩子点点头。

　　宋老师笑笑说，你看当水充足时，水管是不是膨胀起来，非常通畅啊。

　　这女孩子点点头。宋老师又说，当水流减少一小半时，这水管是不是瘪下去了，流出来的水断断续续呢？这女孩子又点点头。

　　宋老师说，你脑部的供血，本来应该像正常浇花那样，充满十成的，结果现在水流不够了，只剩下六成，所以容易头晕头痛。脑部也因为充血不足，记忆力减退，容易健忘，而且眼睛供血不足，就容易疲劳干涩，看书也容易累。

　　这女孩子点点头说，大夫，我明白了。

　　随后宋老师根据她沉弱的脉象，知道是气血亏虚，于是给她开了十全大补汤。

　　这十全大补汤专调脾胃，使之能生化气血。可能有人会很奇怪，十全大补汤没有记载可以治头痛啊。但是她这种头痛是因为贫血，气血生化之源亏乏，说白了就是浇花的水不够，怎么灌溉花木呢？这时直接增强中州的气血生化，中医叫持中州，灌四旁。

　　这女孩子只吃了 7 剂药，头就不痛了，脸色变红润了，胃口增大了。又吃了 7 剂药，指甲本来没有血色的，现在变红润了。

　　如果不能掌握气血津液盈虚通滞的辨证，看到头痛就以为是血管不通扭曲。不知道病人脉象沉弱，是脾胃生发气血减少，导致脑部供血短缺，管道才会拘急变瘪，因而狭窄不通则痛。这时一旦强大脾胃，化生气血，就像把来源的水龙头开大，水管也能变得通畅粗大，身体既不贫血，也不头痛了。

大家听后，都很兴奋，原来看病可以这样简单，真是大道至简。在宋老师眼中，有时就用"虚"和"滞"两个字，就看出了疾病的真相，用"盈"和"通"两个字就得到了治病的心法。盈通就能对治虚滞，血脉空虚得到充盈，血脉滞塞得到打通，何患疾病不除，疼痛不愈？

86. 老阿婆的软脚病

宋老师讲了因虚滞塞的病症，用了管道水少、变瘪变狭窄的比喻，让人大开眼界。那么反过来，滞塞会不会导致亏虚呢？

这节课宋老师又给我们讲了一个腿脚乏力的案例。

有个老阿婆，脾气非常不好，经常与丈夫吵架，从丈夫、到孩子、到孙子的事情，她一一都要管。连邻居都不喜欢与她多交流。

一天，她在买菜的时候，边走路边发现自己的脚怎么越来越没劲，突然一个趔趄，整个人坐倒在地上，菜篮子也打翻了，鸡蛋全碎了。

老阿婆才六十多岁，按道理不至于身体这么差，怎么脚会软呢？

这时老阿婆努力地想站起来，发现双脚无力支撑，好心的路人打了急救电话，医院的救护车过来，把她送到医院做检查。查来查去，从脑袋查到脚趾头，最后医院得出结论，没病，找不出原因。

老阿婆很生气，我花了一万多块，你就给我说没病，那我还检查干什么？

医生跟她解释说，不检查怎么能知道你没病呢，最起码排除了脑梗啊，腿上长骨刺啊这些常见病，检查不出病来，你应该高兴才对，难道非要查出一个大病来，你才觉得这钱花得值吗？经医生这么一说，老阿婆也无话可说。

她家人就给她买了一根拐杖，因为老阿婆老觉得走几步，这腿就会软下来，就会再次摔倒，好像自己的两条腿支撑不了上半身一样。她家人千叮咛万嘱咐，没有人陪伴，没有拐杖，老阿婆决不能乱走。

这老阿婆怎么受得了，待在家里就像软禁一样，她更是郁闷，脾气更大。谁知越发脾气，两条腿越不听使唤，越没劲，搞得她上下楼梯，拄着拐杖都胆战心惊，照这样下去，自己都要别人来服侍了，成为家庭的负担了。

老阿婆就去看中医。中医说，这是软脚病，是肾虚，所以腿脚乏力，因为肾主腰脚。解释得很清楚，可用了肾气丸、虎潜丸、右归丸，还有独活寄生汤等，各种补益肝肾、强大腰膝的药物，发现就像泥牛入海，越补人越烦躁，脾气越大，腿脚越没劲，搞得胸中就像有块地雷随时要爆炸一样。

后来这老阿婆挂了宋老师的号。宋老师摸了她的脉后，既点头又摇头。老阿婆一头雾水，不知道宋老师是什么意思，便问道，大夫，你看我这病能治吗？

宋老师说，怎么不能治？

老阿婆说，我前后治了大半年，不但没好转，反而加重了，你看该怎么办？

宋老师说，可我看你没有治过啊？

这老阿婆以为医生怀疑她说谎，于是老阿婆马上拿出她的病历本，厚厚的一大本，前后换了十几个医生，到过七八家大医院。

这下她以为宋老师就会相信她了，宋老师说，我还是没看你真正治过病。

这老阿婆就糊涂了。宋老师说，你是不是眼睛胀，容易头痛，睡醒后口干口苦，胸胁部胀满像个皮球？

老阿婆愣了，大夫，你怎么知道，我之前可没跟你说，第一次挂你的号啊？

宋老师说，我还知道，你在家里经常怄气，所以你这脾气非常差。

如果别人说她脾气差，她可能会跟别人理论，但是医生说了她就无话可说。

因为病人脉象显示，双关部郁结如豆，甚至寸脉有明显上冲之势，这是典型的肝郁化火。宋老师说，你这是脾气大，身体差，你一直都在找医生帮你治疗身体，但从来没有自己努力过，改改自己的脾气。

这么一说，老阿婆终于明白为何宋老师说她从来没有治过病，原来是讲她从来没有好好改改自己的脾气。

老阿婆说，医生，那我该怎么办呢？

宋老师说，你这病是气出来的，你如果能不发脾气，我就帮你治，你如果做不到，我也无能为力，你只好另请高明。

这老阿婆不知看了多少医生，她知道再找他人，还是这个结果。于是她说，大夫，我听你的，你给我开药吧。

宋老师说，回去向你老伴和邻居说句对不起，从此不跟他们吵架，不抱怨他们，你如果做好这条药引子，剩下的事就交给我了。老阿婆点点头。

宋老师居然没给她开任何一味补肾壮腰脚的药，而是给她开了丹栀逍遥散，加上川牛膝，助肝疏泄气机，降胸中气火，引气下行，使上越的气脉能够下顺于腰膝，这样气降则血降，气消则病消。

老阿婆回去后确实向她老伴和邻居道歉了，搞得老伴和邻居很不自在，都在想这老阿婆怎么变了一个人，都不敢相信。以前她吃什么药都没效果，可吃了宋老师这药，第二天就感到口不苦、咽不干、眼睛不胀、头不痛。第三天就觉得胸胁部通开了，非常顺气。吃到第五天的时候，奇迹出现了，老阿婆把拐杖一丢，自个儿就下楼了，还没有扶栏杆，看得家人都发愣。

这老阿婆快乐得像回到童年一样，提上菜篮子，哼着小调，又去买菜了。前后用了不到10剂药，花了不到一百块钱，这本来迈不开的、痿软没力的双脚，现在居然可以大步走。这半年的病苦，因为遇见了良医，彻底解脱了。

其实老阿婆自己改掉了坏脾气才是起到了最重要的作用。

为什么用加味逍遥散加川牛膝呢？宋老师说她脉象郁结又上越，气火往头面攻，所以胸中堵闷，咽喉不舒服，目胀头痛，这就是平时爱发脾气的人气血上越的状态。上半身充血，那么下半身就显得缺血。你看为什么很多发过脾气的人，他觉得不仅腿脚没劲，浑身都没劲，因为气发完了，都往上冲，下面就没根。

但是宋老师并没有给她补腿脚上的血，而是帮她疏肝理气，因为这老阿婆本身营养就很好，气血根本就不缺。就像高山上的水库，水本身就储得满满的。只是闸门没打开，水没有放下来，所以平地的庄稼干旱。这时你只需要把闸门打开，让水沿着沟渠流到田地，庄稼自然得到灌溉。

对于人体而言，肝主疏泄，肝藏血，能够养筋骨，必须肝气条达，疏泄功能良好，才能够把这些气血疏泄到筋骨、脚上去。这样腿脚得到气血，才会有力。

大家恍然大悟，宋老师不是给这老阿婆补血补气，而是给她身体的血库开闸，肝为藏血之官，只要肝气疏泄，膝盖骨就会有力，腿脚就不会软绵绵的。

原来一派看起来像虚损的软脚病，背后却隐藏着肝气郁结，气血津液瘀滞不通的真正病机。所以宋老师疏通瘀滞，不补之中却有真补存焉。没有刻意给她用补药，却收到强筋健骨、烦恼速消的效果。

同学们听完后，再次感慨中医的神奇，原来堵塞也会引起亏虚，就像水库闸门堵着不放水，庄稼就会亏虚缺水。只有疏通瘀滞，才能让周身气血对流，虚实互补，疾病自愈。

87. 取象比类的教学

世界上的疾病远远没有我们想象得那么简单，一个真正的中医，他永远不会因为自己水平有多高而轻视疾病，他永远相信疾病比自己想象得还要复杂，这正是他不断上进的动力。

临床上很多疾病并不按照教科书里说的那样发病，不是简单的虚则补之、实则泻之、寒则温之、热则清之就能解决的，而是寒热错杂、虚实夹杂，要兼顾。

宋老师说，就像我们讲气血津液的盈虚通滞一样，很多时候气血既虚又有堵塞，这时就不是纯补纯泻能治疗的。好比河流既缺水，又有淤泥堵塞，垃圾停留，船只搁浅，所以你既要清河道，又要发大水，两手抓，两手都要照顾到。

这正是一个临床家跟疾病打交道多年后重要的心得，所以宋老师说，我们要补虚泻实，补其不足，泻其有余啊！

这时辨证论治就尤为关键，找出病人究竟虚占几分，滞塞占几分，用药才能够到位，才能够立法，究竟要三补七通，还是五补五通。

有位贵妇人，住别墅，出入豪车，上下楼都是坐电梯，吃的是最有营养的食物，但是身体却不舒服，经常肌肤痛，而且一吹空调，肩就痹痛。

医生说，这是肩周炎。用了一些消炎止痛的药，缓解了，可是肩关节却活动不利索。她就经常去按摩，按摩一次，可以舒服好几天。可过几天不按，又痛起来，而且手臂活动的范围越来越狭小。她就去找中医治疗。

有的中医说，这是风湿痹证，开了祛风湿的药，吃了她的胃又不舒服。原来很多祛风湿止痹痛的药很容易伤胃。又有些医生说，这是气血不足，给她用补药，一补就上火，浑身不舒服，第二剂药就不敢再吃。

宋老师说，这在民间叫作虚不受补，其实应该叫滞塞不受补。后来这病人找到我，我摸她脉沉迟带涩。沉迟乃阳气不足，精血亏虚。可为什么补不进去？因为脉道滞涩不通，一补就堵，一堵就上火难受。

虚损不足和滞塞有余两种病机同时在她体内存在，所以我们既要疏通开她的瘀滞，又要补益她的不足，那该怎么办呢？

学生们马上说，令气血充盈，让血脉通畅。

宋老师点点头说，没错，这就是虚滞之病，必须用盈通之法。

随后宋老师便信口拈来朱熹一首诗：

> 昨夜江边春水生，艨艟巨舰一毛轻。
>
> 向来枉费推移力，此日中流自在行。

大家都不知道宋老师为何会突然给大家背朱熹的诗，于是都莫名其妙，宋老师言行举止总是意有所指，绝不会轻易讲任何一句话。

宋老师看到大伙儿都愣了，笑笑说，学中医要有开阔的取象比类思维，你自己要学得通、学得懂，讲出来也要让病人听得懂。就像古代的一些人物，比如老子、庄子，他们为什么能让后人永远记住，因为他们善于运用很多譬喻类比的思维，使人一听就明白。

大家都在琢磨宋老师用这首诗要揭示什么医理。只听宋老师说，你们看一艘大船，它为什么会搁浅在河里？

同学们异口同声地说，河道里没水啊。

宋老师说，所以你拼命地推船、开船、拉船船都不动。就像肩周痹痛，明明知道那里有炎症、有瘀血，就像船只搁浅在那里，你拼命地活血化瘀，都不能把这些瘀滞活化开，那怎么样才能让船自动开行呢？

同学们恍然大悟说，江河水满，船浮起来，再轻轻一推，就能迅速开行了。

宋老师笑笑说，你们终于明白了，所以让气血充盈，再稍微加点活血化瘀之品，就像让河道充满水，再轻轻推动船一样，马上轻舟一叶，迅速漂游。

大家都明白宋老师讲的了，原来这妇人是因为疲累劳损在前，导致气血津液不足，掏空了身体的精气神，再加上不爱运动，体内的瘀滞很容易就停留。

宋老师给她开了张仲景的黄芪桂枝五物汤，配合张锡纯的活络效灵丹。

结果这妇人吃了3剂，肩周痹痛就消失了，吃完5剂，脸上的斑也没了。

她高兴地前来道谢说，我本来只想治治肩周炎，想不到医生把我脸上的斑也治好了，这是怎么回事呢？

宋老师说，中医是调你的整体，当你周身气血充盈，能够对流，不管你肩周炎的肩部瘀滞，还是脸上的瘀滞暗斑，通通都会被充足的气血津液，通过畅通的脉道，冲刷走了，就像河流一发大水，不管你垃圾堆在左边，还是右边，是上段还是下段，通通都被冲走了。

大家恍然大悟，原来抓住气血津液的盈虚通滞，就等于抓住治病的纲领。

宋老师又跟那妇人说，以后你要少思虑，身上气血消耗得少就会充盈，同时要多运动，不要依赖小轿车和电梯。人的脚是用来走路的，运动人身血脉活，这样你的周身气血才会动起来。周身津液充足，气血活动，气血津液盈满畅通，何患疾病不除？大家再次体会到气血津液辨证的精髓。

宋老师说，你如果治疗疾病，追着病名跑，没有思路时，马上回归到气血津液来，从盈虚通滞下手，每每可以有柳暗花明之感。

就像我们用黄芪桂枝五物汤，其实就像给血脉补充能量，这样血脉充满就像河流水满，再配合张锡纯的活络效灵丹，里头有丹参、当归、乳香、没药，活血化瘀，就像让河道里的船只开动一样。这样水满了，船只又开动了。就像气血充足了，又无比通畅，就可以得到健康。

教室里传来雷鸣般的掌声，因为宋老师讲得太精彩了，如果这么讲大家都还听不明白的话，那么就不用学中医了。

宋老师不仅一边读古籍，一边做临床，而且还一边苦思冥想，如何更好地教学，把自己多年的经验迅速传递给学生们，力求找到一种最恰当、最有趣的表达方式，让大家能快速地领悟到中医的精髓。

宋老师说，你们都是中医的好苗子，我从古人那里学到的最精髓的东西，希望能够传递给你们，将来你们就能够为中医界，乃至世界开出最漂亮的中医之花，结出真正令国人骄傲的中医硕果。

88. 人体使用手册

这次我们巡回演讲是华师站。从罗浮山采药认药回来，活动一个接着一个，我都没有时间充电，都是在吃老本，还好以前积累的东西不少，对初学者讲讲普及知识还是能应付得来的。

我已经准备好了在华师讲一讲《内经》。我一上讲台，发现华师这边来听讲的人更多，看来大家都有健康意识，都知道身体的重要。

我说，大家好，学为人师，行为世范。将来很多同学都会成为国之师表。

老师是人们最尊重的身份之一，因为老师是传播知识、传递智慧的。而且老师会成为很多人学习的榜样，如果老师自身修养好，身心健康，他将发出更多的光和热，影响更长远。

古代的文人都通些医术，俗话说，秀才学医，笼中抓鸡，就是说这些有文化知识的人学习起中医来，相对会更容易些。

一个医者最大的好处就是能够为自己、为家人的健康保驾护航，这个时代没有健康，什么事情都干不了。

但是身心健康、少生病是个理想，怎么让理想变为现实，这就需要去实践。你们都知道买一台电脑，先要学习基本操作，还有阅读使用手册。你如果叫个不懂事的孩子去玩电脑，把电脑当玩具，可能一下子就把电脑搞坏了，为什么呢？因为没有学习使用手册，不会操作。

一个人从娘胎里出来，一直到他百年归去后，这期间的岁月，他都是在用他的身体，如果他使用得好，可以尽终天年，使用不好，就会提前坏掉。所以懂得人体的使用手册很重要，知道怎么使用身体，将会让你多活许多年，少生很多病。

你们想想，假如有两辆车，一辆是宝马，一辆是二手的桑塔纳，你们说，是这全新的宝马用得久，还是二手的桑塔纳用得久？

学生们异口同声地说，当然是宝马用得久了。

我笑笑说，如果开桑塔纳的是个老司机，对车非常爱护，又善于修车。而开宝马的是年轻小伙子，喜欢飙车，经常出现交通事故，你说谁的车用得久呢？

大家听了哈哈大笑，说，当然是老司机开的那辆二手桑塔纳用得久。

我接着说，你们看，有些同学的手机从入校用到毕业，还显得很新，有些同学的手机用一两年就摔坏了，不是因为手机质量不行，而是因为使用不当。

一个人先天的禀赋很重要，但是后天如何使用这身体更重要。决定一辆车开得久不久，当然第一要看车本身的架构质量，但最重要的还是要看开车的人。如果你脾气暴躁，乱开一通，好车很快让你折腾坏了。如果你心平气和，开车经验丰富，知道如何保养，那么普通的车你也可以开很多年。

车有车的寿命，车寿命的长短取决于开车的人。物之有寿，乃同于人，居之安在于常养。对于我们的身体来说，能否用得长久，就看你有没有珍惜它，有没有懂得常规的身体使用手册，懂得一些基本养生原则。

车子的使用手册，会随车附带。人体的使用手册呢？很多人活一辈子都不知道，因为人生病了就交给医生维修，他不知道自己保养、少生病才是最重要的。明明不可以拼命加油，也不可以踩刹车，他偏偏这样干，当然寿命缩短了。

我们要看人体使用手册——《内经》。

今天我给大家讲第一篇《上古天真论》。大家如果懂得这些基本的身体使用规则，一定可以避免很多健康意外、疾病困扰。就像上高速公路前，要确定你的车油量够不够，有没有疲劳驾驶、醉酒驾驶，有没有超速。

你们看《内经》里讲，上古的人活到百岁，仍然能生活自理，动作不衰，但是现在的人才活到半百，就拄着拐杖，或者坐着轮椅，行动迟缓，难以自理，很多人还中风偏瘫了。这是时代变了吗，还是现代的人自己不懂得保养呢？

《内经》中的老师叫作岐伯，他跟黄帝说，上古人和现在的人都一样，只是大家生活条件不同，还有生活方式有别而已，长寿健康应该是一种生活方式，一种使用身体的规则。

你们看，能够自理的百岁老人，他们绝大部分都饮食有节，起居有常，不妄作劳。这是什么道理呢？也就是说吃饭有规律，三餐准时。现在很多人都不吃早餐，这样不好。如果你的车不加油，就上路跑，那不伤车吗？

人如果经常不吃早餐，饮食无规律，就容易得胆囊炎、胃炎。为什么古人讲要饮食有节？现在很多人太贪吃，吃得太饱了。《内经》讲，饮食自倍，肠胃乃伤。一辆货车本来是载两吨的，却载了五吨，结果这车爬坡就爬不动了，而且很容易压坏车子，损坏发动机。

人体的发动机就是心脏，那些饱食过度的人，肚子大，心脏压力就大，表面上是伤了肠胃，其实心脏功能也受累。你看一辆车子最关键的是什么？就是发动机啊！一个人最关键的是什么？就是心脏啊！你如果经常肚子超载，不是在干伤心脏的行为吗？所以平时吃饭，必须保持七分饱，恰到好处。

为什么现在很多大学生体能下降，爬个五楼都上气不接下气，爬不动了？一看他肚子都挺出来了，就知道他身体超载了，这样运动能力就大为下降。

现在物质条件好，但是身体运动能力差的大学生很多。你们看，哪个运动员暴饮暴食、挺着肚子的，如果是这样的话，说明他运动生涯已经完了。那些运动员，特别是国家级的，都有非常严格的饮食规则，绝不让身体超载。

对于大家来说，有些要成为国家级的医生，有些要成为国家级的老师，你们要想走得更远，走得更久，千万别让自己的身体超载啊！

所以不要贪吃，不要过饱，饱食伤脾，也伤五脏六腑，为了三寸之舌的欲望，你全身上下都可能生病，为它花钱买单，还白受痛苦。

大家听得津津有味，我稍微停顿，就迎来热烈的掌声。他们以前应该很少听人讲这些常规的日用生活、饮食起居，这些竟然跟健康，还有个人事业息息相关。

饮食绝不是只重视卫生就行，还必须要节制欲望，不能贪多吃快，不能吃生冷凉饮，更不能暴饮暴食，也不能缺一顿早餐，多一顿夜宵。

有个长寿老人，有人问他健康之道。他说，很简单，就是好吃不多吃。

有个百岁老人，别人问他为什么很少生病？他说，一日三餐，一生平安。

广州有位 106 岁的老人，人家问他长寿经验，他就讲了两点，第一条是饮食有节，起居有常，每天的生活像钟表那样按点不误，该吃饭时吃饭，该睡觉时睡觉。第二条是每天坚持散步锻炼，呼吸大自然新鲜空气。

没有一个长寿者是懒汉，勤于运动锻炼，则百病消减。

我接着说，一百岁有一百岁的活法，八十岁有八十岁的活法，六十岁有六十岁的活法。你们如果想活到一百岁，就要按一百岁的身体使用守则去做。

为什么《内经》讲有些人容易短命衰老呢？因为他们都是六十岁的活法，把身体寿命打折了。他们怎样打折的呢？《内经》里讲，以酒为浆。说白了就是把这些酒啊，饮料啊，当成水来解渴。酒是穿肠毒药，嗜酒的没有一个身体好的。

《内经》又讲以妄为常，以欲竭其精，也是健康的一大杀手。什么叫以欲竭其精？就像很多人看电视看到两三点，打游戏打通宵，这就是追求心中的欲乐，却以枯竭自己身体的精气神为代价，这是把不良的生活习惯当成正常，久而久之就会耗散真气，身心受损。

这些没有正常起居规律的人，身体没有一个好的。他们不是健康导向，而是欲望导向，所谓欲壑难填，欲望是深渊，无休止的欲望会让你疲惫不堪。

为什么我们这个时代慢性疲劳综合征的人那么多，透支身体，疲劳工作、学习，就像熬夜不睡觉、疲劳驾驶车辆一样。大家都知道疲劳驾驶容易出交通事故，他们却不懂疲劳工作也容易出错，疲劳学习效率也不高。

你想想如果精气神都在晚上看电视、打游戏时消耗光了，那么你白天怎么能聚精会神，根本没精神可聚，打哈欠，只想趴在桌上睡觉，听课也听不进去。

《内经》告诉我们，不要过一种过度透支的生活，《内经》讲生病起于过用，也就是说，透支身体是百病之源，特别是长期透支，又得不到休息，这就是得各种大病的征兆。

如果一个人醉酒驾驶，又身体疲劳，而且还超速开车，那结果呢？必死无疑。同样一个人如果把酒和饮料当水喝，又昼夜颠倒，晚上只知道打麻将、玩游戏、纵欲，消耗身体，玩的都是心跳加速的游戏，身体又疲劳不堪，结果呢？结果也是必病无疑。

《内经》强调一个人身体不能长期疲劳，不能务快于心，什么叫务快于心呢？说白了就是以心里的欲望为导向，拼命地玩心跳，比如熬夜打麻将、看电视、玩游戏，没日没夜。身体加速，其实就是折损寿命。

假如你这辆车开五十迈，可以开一百年，那么你开一百迈，它就只能开五十年。所以我们的身体要悠着点用，要有一辈子的整体人生规划，不要把生命只看成是前半辈子的拼命，我们大家后半辈子还长着呢。

我们可以看看马拉松，前面跑得快了，后面就跑不起来了，前面虽然领先，但是人生比的不是暂时的，比的是长久坚持。谁能笑到最后，笑对人生，谁才是最后的赢家。所以你刚开始跑得很快，排第一，结果中途把脚崴伤了，或者透支身体，上气不接下气，跑不动了，被迫停下来，结果你还不如原来跑得慢的人，他们最后一个个都超过了你。

大家听后都叫好，原来生命还可以这样来看待，原来养生必须有一辈子的规划，原来身体好坏全在于你怎么去使用。

等我把《内经》第一篇讲完，一个上午就过去了。

华师的学生会主席站起来说，感谢广州中医药大学的指月同学，你给我们带来了一节宝贵的中医养生课，这些东西用多少钱都买不到。

我们以前确实忽视了中医养生，所以才会有那么多身体的烦恼和困扰，现在经你这么一讲，我们都懂得如何更好地使用身体了。

我们买台手机或者电视都知道仔细地看使用说明书，生怕不小心用坏了，而这些身外之物，我们都这么重视，何况现在我们用的是我们百年的身体，我觉得更应该重视，不然就本末倒置，枉读了这么多年的书。

今天经过指月同学介绍《内经》，让我们都知道《内经》就是我们健康长寿的使用手册，是我们从呱呱落地时就要开始学习的第一节课。

只有身体保养好，才能够谈事业、人生、财富，如果把身体比成是一的话，那么事业、财富、家庭都是零，没有前面的一，后面的零再多都没用，有了前面的一，就像有了最牢固的地基，上面要盖多少层楼，都承受得住。

我们再一次用掌声感谢广州中医药大学的朋友们，希望他们能够再给我们补补养生知识的课，普及中医的常识！雷鸣般的掌声再次响起。

89、经络

宋老师今天开始给大家讲经络。《内经》里讲，十二经络者，内属于脏腑，外络于肢节，也就是说，经络是沟通内外的桥梁。它可以连通脏腑与体表关窍之间的关系，还可以加强脏腑之间的紧密联系。

宋老师形象地把经络比喻成道路，就好像村与村之间的道路，村与城市之间的道路。

为什么有的人身体强壮？因为他经脉畅通，气血满壮。为什么有的人身体多病？因为他经脉狭窄不通。《内经》里讲到，经脉者，所以决死生，处百病，调虚实，不可不通。

人体强壮就像国家富强，国家都知道要致富先修路，不修路就无出路，所以启动了村村通公路的计划，道路建设可以说是一个国家强盛的标志。

对人体而言，保持经脉畅通，也是强盛的标志，是真正强壮的基础。如果经脉不通畅，就像落后的地方没有通路，发展不起来。

大家想，为什么中风偏瘫的人肌肉会慢慢萎缩，没有力气，最后都失用了？

因为中风对应的是地震。大家看地震是怎样的？地震房屋倒塌，桥梁断裂，树木倒地，交通阻断，车辆往来不便。而人体呢？人体中风脉道梗塞，甚至出血，经络不通畅，气血不能对流，关节就会失用。如果气血不能畅通，就会废用退化。就像一个村落遭受地震后，没有去清理维护，这村落就会变成废墟一样。

《内经》里讲，经脉者，所以行血气而营阴阳，濡筋骨而利机关者也。

这些经脉能够把脾胃中的气血敷布到周身皮肉、筋骨、脉去，使关节灵活，反应敏捷，肌肉强壮，筋骨牢固。

大家这才知道原来经络这么重要。宋老师说，你们看飞机的航线重不重要啊，火车的轨道重不重要啊，高速公路、桥梁建设重不重要啊？

没有这些发达的交通，你在宿舍里网购，快递怎么能两三天就寄到你手中呢？大家这才知道原来交通发达是国家发达的前提，经络发达也是身体健康的前提。

宋老师说，经络这么重要，如何保持经络畅通，经络不通会引起哪些方面的疾病，哪些疾病与经络不通有关系，应该针对性地调哪些经络可以治愈这些疾病？这就是我们学习《中医基础理论》经络篇要解决的问题。

你们年轻，不知道经络畅通的重要，我给你们讲个小案例。

你们知不知道为什么中老年人容易有风湿关节疼痛？

大家说，是不是人老了，都会得风湿？

宋老师说，未必。如果保养得好，经络通畅，气血充足，就不容易得风湿。如果保养得不好，不到老年就风湿痹痛，经脉堵塞，浑身不舒服。

有个中年人，浑身关节痛，脚踝部关节痛得最厉害。他去医院检查，发现是痛风，吃了不少止痛药和排尿酸的药，总是好了又复发。每次去应酬、下馆子后，痛风就发作，不得已又吃药，最后耐药了，这些常规的药物吃了没有效果，他就来找中医。

宋老师跟他解释说，你这身体不是耐药，而是经络不通，药物根本没办法到达需要的地方去。就像边疆作乱，交通不畅，部队过不去，导致边疆被敌人占领了，无能为力。每个人身体都有很强的自愈能力，如果经络堵塞，自愈能力发挥不出来，身体就会很差。

这中年男子说，大夫，我这经络为什么会堵塞呢？

宋老师说，这得问你自己，自己的病自己最清楚。你的双脉涩滞难通，唇紫暗，明显经脉不通，有瘀滞。你这痛风是小问题，将来损伤到脏腑才是大问题。

这中年男子说，我还是不知道为什么我经脉会堵塞？

宋老师说，如果河流水液浑浊，河床容易抬高，容易堵塞，就像人体血脉浑浊，细小的血管很容易被堵住，不通则痛。你去验血，医生是不是说你血黏稠度高，血中脂肪也高啊？这中年男子点点头。

宋老师说，这些都跟你每天大鱼大肉分不开，搞得你的津液黏稠，不通畅，不清澈，所以浑身才疼痛，整个人很疲倦。他又点点头。

宋老师接着说，大鱼大肉惯了，就容易烦热，因为鱼生痰，肉生火。心中烦热，经脉堵塞，就像你在城市里开车，碰到交通堵塞，肯定会烦躁。这一烦躁，就想开空调、吹风扇，空调、风扇都开得很大，外面的风冷就会钻到经络里来，这叫经脉遇寒则凝，得温则行。

当经脉碰到寒冷之气后，就会拘挛收缩，就像水管热胀冷缩一样，天气实在太冷了，它干脆就冰冻，血气就过不去了。你想想，人体血脉那么小，一旦收缩，狭窄一半，你身体就会很疲劳，再狭窄一半，血气通不过去，局部就会疼痛，疾病就会接连而至。你吃再多的止痛药也止不住疼痛，不把经络通开都白搭。

这中年男子说，大夫，确实是这样，我就是喜欢吃鱼肉、海鲜，喝啤酒，喜欢吹空调。

宋老师说，这样吧，你现在不要再吃这些东西，也少吹空调，多去晒太阳，多运动，看看怎么样。这中年男子想要宋老师给他开药。

宋老师说，你这是生活不良习惯导致的疾病，把不良生活习惯调整过来，疾病就会减轻。如果调整了身体还不舒服，这就是医生的事了，你到时尽管来找我。我们中医治病不是卖药，不是看你身体不舒服就拼命给你开药，如果能够调整生活习惯来改变疾病，那么我们尽量不开药。

原来宋老师还有这样的用心。一个病人如果看过一两个医生，这一两个医生治不好他的病，可能是这医生水平不行，或者辨证没有辨准。如果他找十个医生，甚至几十个医生，都看不好他的病，那么就是这病人有问题，要么他这病是绝症，要么他这病就是自作自受。完全不把正常的生活起居当回事，大鱼大肉，冰冻饮料，昼夜颠倒，这简直是在糟蹋自己的身体，得病了也是自作自受。疾病不是要你的命，而是要你回归到正常生活的饮食规律上来。

一个月后，宋老师都快忘了这件事，因为每天看五六十个病人，哪记得了那么多。后来这病人带他妻子过来看病。这病人笑笑说，大夫，这次我不是找你来开药的，我非常佩服你，没有用药，就帮我缓解了病痛。我现在按照你说的，少荤多素，每天下午坚持一小时慢慢跑步，少吹空调，多见阳光。原来每天都痛得睡不着觉，现在很少再痛了。如果不是你那些健康忠告，我这身体不知道要花多少冤枉钱，受多少罪。中医真好，所以我带我妻子来找你看病。

一个能够给病人健康忠告的医生，才是好医生。可往往良药苦口，忠言逆耳，很多病人智慧不够，他未必能够完全听得进这些健康忠告。所以很多医生说多了，反而不说了，病人来看病也纯粹是为了抓药吃，而不是为了听健康忠告。这样才导致疾病越来越难缠。

大家听了宋老师讲的，都感触很深。原来经络畅通这么重要，通过素食，少荤多素，清淡饮食，可以让经络畅通。

因为中医认为，淡味入腑通筋骨。清淡的液体，容易使身体畅通。为什么小便闭塞、经络堵住的人，要吃些茯苓、泽泻、通草之类的，或者玉米须、薏苡仁这些药品。它们能够把你血液中的杂质淡渗出体外。中医管这种治法叫淡渗利湿。所以古人讲，若要身体安，淡食胜灵丹。

想要身体好，就不要太重视口味，肥甘厚腻，重口味，那是欲望的需要。清淡，不咸，不肥厚，那才是身体健康的真正需要。我们要拨开欲望的迷障，听取健康的声音。

经络对寒温比较敏感，受寒容易收缩堵塞，所以冬天风湿痹痛多发，哮喘、关节痛多发。经络得到温暖就容易畅通，所以夏天哮喘减轻，关节痹痛少发。那些热爱运动、热爱阳光的人，经络总是比较畅通。

宋老师这节课不仅给大家讲了经络的重要性，还指出如何保养经络，如何使自己经络保持畅通状态，那就是要淡食、运动加阳光。

90. 经络的运用

宋老师开始讲经络在治病中的广泛运用。古人讲学医不知经络，开口动手便错，治病如果不明白经络，就像盲人夜行，所以熟悉经络在人体的走向很重要。

比如一个睾丸疼痛、胁胀的病人，该怎么去用药？如果西医检查查不出问题，就说是功能失调，用药没有方向，或者根本不知道如何用药。

而从中医经络学角度来看，足厥阴肝经绕阴器，抵少腹，布胁肋，上连目系。你就知道肝气郁结堵塞，胁肋容易胀满；如果肝经受寒，少腹就会拘急，睾丸容易收引疼痛。你马上就会想到要找一味既能疏理肝气、又能暖肝寒的药，这样吴茱萸、小茴香就出来了。在疏肝理气的逍遥散基础上，再加小茴香、吴茱萸，暖肝寒，散肝气，胸胁马上松解不胀，睾丸也暖和不痛了。

　　大家马上打开了思路，原来经络学说可以这么用。

　　然后宋老师又说，如果阴囊潮湿，口苦咽干，胁胀，小便又黄赤，这该怎么办呢？很多经常喝酒的人，都容易出现这种问题。

　　其实很简单，在中医看来，这叫作肝火上炎加湿热下注，肝胆有郁火，就容易口苦咽干，视物不清。而肝经湿热，就会下注阴部，而见湿疹瘙痒，阴囊潮湿。肝胆经堵塞，胁部最容易胀。所以我们直接用龙胆泻肝汤，或者用中成药龙胆泻肝丸，很快就可以解开肝胆瘀滞，排泄肝胆经湿热。

　　像这类病人，只要少喝酒，少吃肥甘厚腻，肝胆经自然就不会堵塞那么厉害。

　　又有一个病人，经常牙龈肿痛，你们想想这是什么问题？

　　大家都想到脾开窍于口。宋老师说，最常见的牙龈肿痛，从经络学看来就是胃肠积热，因为足阳明胃经入上边的牙龈肉，手阳明大肠经入下边的牙龈肉，所以当胃肠经堵塞，积聚化热，就会通过牙龈肉红肿热痛来表现，这叫火曰炎上。这时只需要清除胃肠的堵塞积热，牙肿牙痛很快就下去了。

　　有个工程师，一吃烤肉、炸鸡腿，牙就肿痛，好几天都好不了，搞得他都不敢吃煎炸烧烤之物。有一次工程竣工，在庆祝大会上，他喝点酒，再加点红烧肉，牙齿肿痛了好几天，大便不畅。刚开始用消炎药解了燃眉之急，可过几天又痛起来，于是就来找中医。

　　我跟他说，你这是肠道里的积热上冲牙龈，所以红肿热痛。牙龈的炎症只是标，胃肠积热是本。牙龈的肿痛是果，胃肠积热才是因。如果标本因果不明，治病用药就容易出错。

　　于是我给他用了凉膈散，以泻代清，撤热下行，通腑降火。他吃了3剂药，大便畅通，牙龈肿痛消退，很久都没有再复发。

　　大家看，用药找到病因重不重要啊？你如果找到疾病发生的根本原因，你就能够一剂知，二剂已，就能够透过现象看本质，而不会被表面的病象所迷惑。

　　大家听后大开眼界，思路一下子通了，以前认为经络只是简单的管道，现在明白了它原来还可以连接内外，沟通上下，让你能够见微知著，见表知里，在治病过程中可以直接透过表象知道疾病的本质。

91、经络的运用（续）

宋老师知道大家很喜欢听临床案例分析，因为一个医案，麻雀虽小，却五脏俱全，理法方药一气贯通，学起来很有收获。明清以后，医案为最。

中医就像武术一样，既有套路动作、技巧招式，也有对敌实战、临证交锋，大家都不甘于这些简单的理论套路，想直接看临证交锋。

宋老师又给我们讲了胆经的运用。

有个病人耳鸣如潮，没法睡觉。医生以为这耳鸣就是肾虚，肾开窍于耳，于是就给他开了补肾的六味地黄丸，吃了耳鸣不但没减轻，反而加重了。

理论没有错，为什么临床却没效果？

宋老师说，你们别小看一个耳朵，它跟多个脏腑相关，肾开窍于耳，心寄窍于耳，而足少阳胆经走人体侧面，在耳朵周围绕圈子，与耳朵联系最紧密。如果从经络辨证来看，足少阳胆经火郁上攻，就会造成耳中暴鸣或暴聋。所以一般虚则治其肾，实则治其肝胆。中医又认为暴病属实，久病属虚。

这病人突然发病，发病的原因是先吃酒席，后又与老板吵了一架。大鱼大肉能够堵塞肝胆。而中医认为怒伤肝，肝胆相表里，愤怒会把火气往头面七窍发，发到哪里，哪里就出问题。很多喝酒的人，再加上与别人吵架，不是眼红鼻塞，就是耳鸣、咽痛，这都是肝胆之火上攻所导致的。

大家听后，又有一种新思路。原来不能认定一条死理，如果以为肾开窍于耳，就拼命治肾，碰到肝胆火气上攻引起的实证耳鸣，就治不好了。

宋老师又问这病人，平时是不是容易口苦口干？

病人点点头，而且还说，容易烦躁，口腔溃疡，晚上睡不好觉。

这明显就是胆火内扰，心火不降。于是宋老师就给他开了黄连温胆汤，清心火，降胆胃。病人只吃了3剂药，耳朵就不鸣了，口不苦，心不烦，睡眠质量也改善了。

真是药如果对证，一剂药诸症都减轻；药如果不对证，反而会加重疾病。所以我们中医既要熟悉脏腑辨证，也要懂得经络学说。只有全面的知识，才有助于全面地调理病人的身体。

有位老人家，七十多岁，老感到足跟部绵绵作痛。他怀疑足底可能长了骨刺，在医院检查又没发现问题。做了针灸、按摩好点，一段时间不做，疼痛又加重。

要知道疼痛也要辨证，得分虚实。如果属于突然剧痛暴痛，大都属实。如果属于缓慢隐痛，绵绵不休，这种疼痛大都属虚。虚实分清楚，治病就没有大偏颇。

虚则补之，实则泻之，这是大的治法。未议用药，先须论病。疾病论清楚，虚实寒热用药就是轻而易举的事。好比靶点瞄准了，扣下扳机就是轻而易举的事。

从这老人家足跟部绵绵作痛，无休无止，知道这是一个虚痛，可是虚在哪里呢？我们就可以从经络学说里得到启发。

中医认为足少阴肾经的一些经脉会延伸到足跟中，所以肾精亏虚的病人容易出现足跟部绵绵作痛，这时就要补益肾精了。

宋老师给他开了六味地黄丸，加上一些壮腰膝的杜仲、桑寄生、川续断、巴戟天。结果病人吃了7剂药，足跟部就不痛了，走路舒服多了。

原来这也是肾主腰脚功能的体现。把肾精填满，足跟部不荣则痛的病机解除，那么足跟痛就消失了。

中医用药就像侦探，通过蛛丝马迹，疾病的表象，找到案件的始作俑者，就能够破解这起病案。

92、医学史之孙思邈

郑老师开始给我们讲孙思邈，这个唐朝的大医学家、大养生家，活到一百多岁，还仍然生活自理，动作不衰。

孙思邈年幼的时候，天资聪敏，七岁就能日诵千言，当时有神童的称号，弱冠的时候就精通诸子百家，名闻朝野。按道理这样的读书人应该考取功名，在朝为官，为什么他会学医呢？原来孙思邈少年的时候就是个药罐子，身体一直不好。

他自己在《千金方》里说，吾幼遭风冷，屡造医门，汤药之资，罄尽家产。就是说，孙思邈年少的时候体弱，很容易招致风冷之邪，这叫邪之所凑，其气必虚。就像现在体虚的人，吹空调，吹风扇，身体就会不舒服。

虚弱的身体，使得家里天天寻医访药，为了治病搞得家财用尽，但还是没有理想的效果。直到二十多岁，孙思邈深有体会地说，我当时弱冠，颇有觉悟，知道方药养生之术，不可不学。这时孙思邈就一边治病，一边在病中学医。

他讲，有一事长于己者，不远千里，服膺取决。就是说，如果有谁在医学上有一技之长，或者懂得一些养生延命之道，孙思邈就不惜代价，即使远隔千里，也会去请教他们。这一方面是谦虚的精神，另一方面是实践出真知。

孙思邈知道读完万卷书不足以成才，如果不行万里路，学识不能在实践中检验，照样是一堆废纸。所以孙思邈很重视理事圆融，知行合一。

后来他学验俱丰，就开始为邻居好友调理疾病，跟他们讲些养生的道理，结果治好了不少人，自己的病也慢慢地不用去找医生了，居然自己调理好转了，所以瘦弱的身体渐渐变得健康起来。

孙思邈用自身的体会得出一个道理，生命的长度和质量，不是先天父母完全决定的，即使幼年得病，通过调理和注重养生，照样可以延年益寿。

当时初唐四杰之一的卢照邻，颇具才名，古人往往认为才多身弱，不管是才华还是钱财，这些方面多了，身体就会弱，这是天道的一种平衡。卢照邻就得了恶病，大家都知道初唐四杰寿命都不长，或许正如俗话说，少年得志大不幸。但是孙思邈并不认为这些流俗之话是真理，他认为身体要靠自己。卢照邻就找到孙思邈，感叹地说，我得了这种恶疾是命啊，医生治得了病，治不了命。

孙思邈摇摇头说，体有可愈之疾，天地有可消之灾，人的疾病是自己身体失调而得，人的命运也是掌握在自己的手中。人之所以多病，是因为不能修身养性。平时没病的时候，就饮食不节，起居无常，追名逐利，不顾身体，也不导引吐纳，更不练功强身，只知道消耗精血，不知道这些行为都是疾病的根本原因。等到大病降临，方才后悔，到处找医生，又有什么用。怨天尤人，也不会好过来。所以你要知道人有千种疾病，都是由于自己亲手所致，非由天命也。

卢照邻听后大为触动。孙思邈又讲，寿夭休论命，修行在个人。

卢照邻就问孙思邈，怎么修行可以根除疾病烦恼，延长寿命？

孙思邈很赞同古代的嵇康提出的养生五难的观点，他说，你们这些文人雅士，之所以多病短命，是因为有五个难关，你们过不去。

哪五难呢？卢照邻不解地问。

孙思邈说，名利不去，为一难也。在短暂的人生中，孜孜汲汲，追名逐利，千诈万巧，以求虚誉，一直到老掉牙了，才知道自己的气血都扑在名利上，从来没有反过来养自己脏腑。

大家知不知道珍珠的光与手电筒的光有什么区别？手电筒的光是往外耗散，所以很快就会用完。而珍珠的光是内敛环照珠体，所以可以长久。

卢照邻就问孙思邈，怎么对待名利？

孙思邈就说，于名于利，若存若亡，于非名非利，亦若存若亡。说白了就是对于名利，还有非名利，都采取淡泊的态度，不去过于牵挂，劳神费力。

卢照邻点点头。孙思邈又说，第二难是喜怒不除。碰到高兴的事情，就兴奋激动，大摆酒宴。碰到逆境的时候，就愤怒不平。这样的心态就像十五个水桶，七上八下一样，身体就容易损伤。好比你驾一辆马车，一会儿使劲地抽打马，让它拼命地跑，一会儿又使劲地拉马缰绳，把它刹住，这样再强壮的千里马也受不了这种折腾。还不如平稳地驾车，不急不缓，不喜不怒。于顺境不喜悦贪恋，于逆境不嗔恚抱怨。

卢照邻点点头，他体会自己就是喜怒不除，好抱怨，发牢骚。

孙思邈接着说，第三难就是声色不去。很多文人士大夫恣情纵欲于声色犬马之中，放浪自己的身心。这种欲望导向的生活，让自己精气神亏损枯竭，精气神不足，身体就败坏得快。

现在的很多年轻人身体差，不是因为条件不好，而是因为条件太好。为什么呢？随手就可以上网，智能手机在掌中，想看什么就有什么。以前连帝王将相都享受不到的佳丽三千，他都可以一饱眼福。殊不知福祸相倚，你以为这是福，殊不知享福消福。这些不健康的东西，看得多了，病痛也就开始多了。所以古代的《弟子规》教人要非圣书，屏勿视，蔽聪明，坏心志。

这时卢照邻就很感慨地回忆，自己的很多富家公子朋友，年少早夭，大都是这个原因，纵情欲酒色之中，品性很快就败坏，精气神很快就耗尽。

孙思邈接着说，第四难是滋味不绝。什么叫滋味不绝？是指很多人吃饭都以口味为导向，而不以健康为导向。以口味为导向，就想吃香喝辣，想要肥甘厚腻，想要各种味重调料，吃得肠肥肚满。他们不知道过饱的饮食就是一种毒，能够毒害五脏六腑。这些乱七八糟的东西塞到肠胃里，腐败发臭，不能及时排出体外，五脏六腑就会臭气熏天，百病丛生。所以古人讲，痰生百病食生灾。

孙思邈说道，万病横生，年命横夭，多由饮食之患。

物质丰富的年代，病痛反而多；物质清贫的年代，病痛反倒少，为什么？清贫的年代，没有大鱼大肉，而且还要经常劳动付出，所以身体倒好。

很多士大夫一旦发达后，就不愿意干活了，只要享受。天道是平衡的，只享福而不造福，就像只花钱而不赚钱一样，身体就会耽于安逸，安逸过度，身体就会生病，这就是为何我们这个时代很多富贵病的道理。

卢照邻点点头，他成名以后确实活干得越来越少，对于酒肉的依赖却越来越重，平常的那些五谷杂粮都不愿吃，完全是舌欲在主导自己的身子，而不是健康的理念在指导饮食。

孙思邈接着说，第五难是神虑精散。思虑过度是神志病的最大原因，房劳伤精过度是虚劳病的原因。一方面万般思索、千种计较于名利之中，另一方面又消耗精气于欲望里，身体很快就掏空了。

一个人的营养饮食，九成以上都消耗在精神上面。你如果精神上不过度思虑，那么你即使少吃一半饭，照样精充力足神旺。你如果思虑过度了，吃再多营养都不够用，而且还会撑坏肠胃，导致恶性循环。

卢照邻听后点点头，好像孙思邈讲的每句话都正中他的要害，都是他平时最容易犯的错误。

孙思邈笑笑说，你如果这五方面都犯了，虽然心想长命百岁，口诵圣典，服食良药，延请名医，也于事无补。你如果这五样都无滞于胸中，不为这五样所累，那么你的精气神就会日满，这样下去，寿命自会延长，这才是真正养生的根本。

因为孙思邈明白这个道理，皇帝多次请他入朝为官，他宁愿居住山中，他认为治理当朝国事，虽然能够产生社会价值，但是如果勤求古训，精研医术，以疗疾病，著书立说，传于后世，产生的历史价值更大。

孙思邈就舍小取大，当时代价值与历史价值比起来时，创造历史价值显得更加难能可贵，所以孙思邈就撰写《千金要方》，使得历史后人都能受益于此。

难怪古人讲，不读《千金要方》《外台秘要》，则医家见识不广，用药不神，这就是真正的历史苍生大医。他能够攻破养生五难，降伏其心，隐居山中，所以他才能够著作传世，成为人皆仰之的历史名医。

大家听后，既懂得了养生之术，也了解了孙思邈学医的过往，以及他后来的发心。每节医学史课，大家都身心如洗，因为这些名医，让我们心向往之，我们要做真正的大医，不要在小医里计较。

郑老师为我们拨开了医路上的迷雾，把我们的愿心发得更大，让我们能够不断地向这些大医学习，见贤思齐，才能够不断地进步。

学历史，学古人，就要学他们最好的东西，就要成为他们，超过他们，这正是我们学习医学史的真正意义与价值所在。

93. 老爷子的急性胃痛

宋老师说，其实经络学最直接运用的领域是针灸与按摩，这些外治法可以通过表面的经络穴位去调理内脏的阴阳虚实寒热。你们以后学《针灸学》时，会重新学习人体的经络穴位，深入研究就能够真正体会中医经络穴位的博大精深。

有学生就问道，老师，这经络看不见摸不着，如何证明它存在？

宋老师笑笑说，就像空气一样，看不见摸不着，你很难把它拿出来，让人相信它存在。又像飞机航线一样，它从这点到那点，这条线路你能够看见吗？又像无线电波，这里打个电话，远在千里之外的人能够收到，这里面也没有看得见摸得着的管道连通啊！但现在的人坐飞机、用手机，却不会怀疑飞机的航线，也不会找这手机连通的管道。

人体很多奥妙，并不是我们利用现阶段的认识水平能够完全解释的。

我以前学针灸的时候，亲眼看到我的老师当场治愈一个胃痛的病人，我就感到经络穴位太神奇了。

这个病人年纪大了，吃了香蕉，消化不了，胃痛发作，面色苍白，冷汗淋漓，用手按着胃脘部，痛苦呻吟。老人家死活不肯吃药。

我老师就随手拿出毫针，嘴里念道，肚腹三里留，胃肠疼痛就扎足三里。如果属于热的就用泻法，属于寒的就用补法，还可以加艾条，用温针法。

就在病人左右足三里两个穴位各扎了一针，针一进去，这老爷子捂着胃部的双手就放开了。他就很疑惑，刚才的疼痛跑到哪去了呢？然后老师开始提插捻转运针，老人家面色由苍白转为红润，冷汗淋漓也收住了。过了一会儿，老师又在针上加了一节艾条，艾条烧完，老人家哈哈一笑，自己就想下床了，就好像完全没有胃痛一样。实在是太快了，既超乎病人所料，也超乎我的所料。

我当时就问老师，胃痛这么厉害，没有治胃却治腿，怎么就治好了？

老师笑笑跟我说，中医上病下取，下病上取，左病治右，右病治左。其中最能体现这种思想的，莫过于经络学说了，莫过于针灸、按摩了。所以中医一直反对头痛医头，脚痛医脚，见痛止痛。

这个足三里穴位虽然在脚下，却是脾胃的开关，它能让脾胃蠕动加强，生冷瓜果、香蕉搁在胃里，胃肠收缩，不通则痛，这时用针一扎足三里，马上刺激胃肠蠕动，然后再用艾条，就像给胃肠施加动力一样，病人胃肠就会觉得暖洋洋的，这就是经络的传感现象。通过肢节下针，可以调整内脏，就像在房子外面按门铃，能够让房子里面的人开门一样。

大家听了宋老师讲他学针灸的经历后，马上对将来学中医针灸学产生了浓厚的兴趣。如果能够学成针术，那就太棒了，一根针就可以走天下，这多厉害。

看来武侠小说上写的中医能够用一根针来闯天下，这并不是神话，你们看那些针灸科的医生，哪个不是徒手治疗疾病，不用借助太多的外在的东西，凭一根针、一双手，就能够理顺经络，通畅气血，使得气血对流，阴平阳秘，疾病乃愈。

难怪西方很多国家都承认中医针灸学，甚至有的国家还把中医列入医保体系。现在针灸师在国外非常吃香，如果能够学好经络学、穴位学，那么将来临床实践很快就能上手，能够快速地解除各种常见病、疑难病。

针灸对于很多痛症的治疗，往往达到立针见影的效果。

虽然经络仍然是一个神秘的谜，但一点都不妨碍我们去学习、去使用，因为临床才是中医的生命线，疗效才是中医不断发展的动力。

94、诸痛痒疮，皆属于心

吴老师开始给大家讲《内经》治病最经典的一篇。如果说养生最经典的是《素问·上古天真论》，那么治病最经典的就是《素问·至真要大论》。而《素问·至真要大论》里最精辟的就是关于病机十九条的论述。病机十九条就是中医核心精髓的体现。吴老师要求我们要能够滚瓜烂熟地背出来，而且这十九条病机也是考试的重点。吴老师先给我们讲五脏病机。

诸痛痒疮，皆属于心。

为什么说各种疼痛、瘙痒，还有疮肿都离不开心脏和血脉系统呢？

大家看，疼痛最常见的原因就是气血不足，或者气血不通，而心主的是什么？

心主血脉，是专管血脉通畅的。如果心脏泵血功能良好，就不容易有各种痛症。为什么很多病痛都出现在中老年人身上呢？原来他们年老了，心脏功能减退，脉道不通，不通则痛。

有位老人，经常胸痛，头痛，头痛好转，胸痛又加重，胸痛好些，头痛又加重，总之不是这不舒服，就是那不舒服。

吴老师看他唇紫暗，又摸他双脉细涩，细为血虚，涩为有瘀，既虚又瘀，应当用通补的思路，打通心主血脉，心脑相连的管道。

于是给他用了丹参、葛根、川芎三味药，病人还嫌药少。

吴老师说，你别小看这三味药，既能补血，又能够通脉，它可是通脉饮。丹参能入心养心活血，葛根、川芎能疏通经络血脉，使气行血畅，疼痛得消。

这病人吃了3剂药后，明显感到胸痛、头痛大为减轻，又吃了7剂药，从此疼痛得消，非常开心。前后 10 剂药，只花了几十块钱。

他感慨地说，我吃几天止痛片，都不止这钱，止痛片只能止我一时之痛，但这三味药却给我断根了，治本还是要中医啊！

吴老师说，这就是痛症要从心论治的道理，那痒症呢？

大家认为皮肤瘙痒一般是肺的问题，因为肺主皮毛，还认为是风的问题，因为风善行而数变，瘙痒就是一个风动之象。

怎么跟心联系起来了呢？中医认为，心为阳中之阳，人体的皮表又是阳中之阳，处于最外面，所以《重广补注黄帝内经素问》里讲，心布气于表。

有个女孩子得了荨麻疹，浑身瘙痒，抓哪哪就有一条血痕，老是好不了，稍微吃点海鲜就瘙痒大作。她很郁闷。

吴老师摸她脉浮，浮脉主表，浮中又带数，数脉热也，所以浮数之脉多为风热，风热之象就用银翘散。

吴老师又考虑到诸痛痒疮，皆属于心。皮肤表面都有微细血管，这微细血管通畅与否与心的功能关系很大，还要加强心主血脉的力量。于是给病人多加了丹参、菖蒲。

这银翘散配合丹参、菖蒲，看起来完全不像治瘙痒的方子，却像是治风热感冒的药方。可病人吃了 3 剂药后瘙痒大减，再吃 5 剂药，荨麻疹消失，好几个月都没有再复发。

吴老师说，治皮肤瘙痒，不能只看到肺表，更要看到心。心脉畅通，痒痛才消除得快。所以碰到皮肤病，你要想到病人是不是心脏、心脉有问题。

那么各种疮肿呢？比如痤疮，还有疮痈。先谈谈痤疮。

有个学生，脸上长了不少痤疮，他就用手去挤，脓血淋沥，留下很多痤瘢，疮口又痛又痒。他吃了不少下火药，疮口是平复了，但疮瘢乌黑，消退不了。

这是什么道理呢？原来心主火，他吃了太多下火药，邪火没有彻底撤走，倒伤了心火正气。心火正气一伤，心的推动血脉功能减退。中医理论认为，心其华在面，当心推动血脉功能减退时，面部血液循环就会变差，面部血液循环差，脸上的那些毛孔垃圾及旧斑就代谢不走、推不动。所以他的痤疮斑色越来越黑，疮口越来越硬。

这时吴老师没有给他用任何下火的药，而是根据《内经》里这条诸痛痒疮皆属于心的医理，选用桃红四物汤加桂枝汤。

桃红四物汤可以活血脉，凡身上有瘀血，比如跌打损伤，都可以用它；而桂枝汤可以强心，心脏被寒凉药所伤，动力不够，就可以用桂枝汤来强大。

这小伙子吃了 7 剂药后，脸上的疮斑淡了，没再长新的痤疮。他又抓了 7 剂药，一共吃了 14 剂药。因为治痤疮要半个月，特别是顽固的痤疮。

后来这小伙子再来时，吴老师差点认不出他，脸上原本坑坑洼洼的，现在变得光洁了。完全没有用那些外敷的祛斑护肤品，纯靠调理内脏的中药，使气血冲和，心主血脉功能加强，面部气血循环变好，脸上顽固的痤疮痤瘢就消了。

我们再来看背疮。

有个壮年人，经常下馆子，大鱼大肉，血黏度高。鱼生火，肉生痰，有很多毒热，就会通过疮来发出体表，比如痔疮、痤疮或背部长疮。这男子背上就长了个大疮，痛得要命。

吴老师首先让他清淡饮食，使血脉稀释。他脉象浮中带数，这疮肿还是在表，而且这疮肿本身就是一团气滞血瘀之象。就像出了交通事故，车子在道路上堵塞一样。《内经》里讲，营气不从，逆于肉理，乃生痈肿。

说白了就是营血与元气不能各行其道，相互撞车，在局部打架，局部就产生痈肿，这时就得派人来调理这场交通意外，而管辖周身血脉运行、交通顺畅的交通部门就是心脏，因为心为君主之官。

吴老师就用仙方活命饮，里面有当归、赤芍、乳香、没药等一系列活血通脉之品，能够加强血液运行，迅速把局部的病理产物、疮肿搬运走。

病人只吃了 5 剂药，疮肿就消退了，未再发热、疼痛，皮肤恢复如故。

大家听吴老师讲解一句诸痛痒疮皆属于心的经文，就收获了好几个临床案例，这些案例可是吴老师几十年厚积薄发的结果啊！

想不到《内经》一句话，居然有这么深的内蕴，如果不是吴老师深入浅出，用通俗易懂的讲解方式，循循善诱，我们怎么也难以消化这么富有智慧的经典。所以下课铃响起的时候，大家还恋恋不舍，真想这节课不要下课，永远讲下去。

95、诸风掉眩，皆属于肝

这次爱心社义诊，我被安排去海珠区的老人活动中心，对于常规的量血压、测血糖，我们早就轻车熟路了。

有些护理学院、针推学院的师兄师姐带着师弟师妹们学习如何护理老人，如何做常规的推拿按摩。这些学生在学校里是学得比较快的。因为他们临床上手快，常常是以这种师兄师姐教师弟师妹的形式来学习、实践、进步的。

古人讲，学然后知不足，教然后知困。知不足，就能够改进；知困，就能够自强。那些真正学得好的师兄师姐们，他们不仅独乐乐，更能够与众乐乐，因为他们能够把学到的临床技能、心得体会手把手地教给师弟师妹们。

做师兄师姐的都有一股责任感，要带好低年级的学生，同时他们在带教过程中，也有助于自己的成长，这叫教学相长。

大家别小看爱心社的这些义诊活动，可是有很大的价值和意义。不仅可以服务社区的老人，培养学生们为社会做奉献的精神，同时也可以让学生在还没工作之前，就实践到各种临床技能，还有与人相处交往的能力。

今天有位老爷子，带着他的小孙子。老爷子很不开心，我问他为什么？

老爷子说，我这小孙子一天不正常，我的心一天就难安。

原来不是老爷子自己身体有问题，而是担忧他孙子的问题。那他的孙子有什么问题呢？我看他孙子有个奇怪的动作，就是隔一两分钟，头就摇几下。

我问老爷子，你为什么不带他到医院去看呢？

老爷子说，广州的医院都跑遍了，光检查就花了一万多，我不是心疼钱，而是花了这么多钱做检查，居然查不出问题。那为什么我小孙子会这样呢？检查没结果，就没法治疗，这正是我忧心之处。

我说，你为什么不找中医看看呢？

老爷子说，孩子父母都是干工程的，他们相信科学，说中医是落伍的东西，我也想带孩子去看中医，他们不让，说，现在高科技都查不出问题，中医就更不可能了。所以我也没有去找中医。

我摇摇头，看来又是父母对中医的误解，耽搁了孩子的病情啊！

我说，老爷子，你这孙子是不是平时经常吐痰，晚上会怪叫呢？

这老爷子愣住了，说，你是谁，是不是知道我孙子，还是我老伴都跟你说了？

我笑笑说，老爷子，海珠区我还是第一次来，我们是第一次见面，你家在哪里，你老伴是谁，我都不知道，怎么可能跟你们认识呢？

这老爷子露出欣喜的表情，说，小伙子，你既然能看出我孙子的怪病，你肯定有办法，你如果能治好我小孙子，你要多少钱，开个价。

我笑笑说，老爷子，我们是广州中医药大学的学生，来这里是义诊，帮助街区老人，怎么可能要你的钱呢。

老爷子笑笑说，那你快帮我小孙子看看吧。

我说，可是你孙子的父母都不信中医啊。

老爷子愤愤不平地说，只要能治好我孙子的病，不管它中医、西医、印度医、阿拉伯医我都信，如果他们敢不信，我把他们轰出去。

我知道老爷子能让他小孙子喝上中药，就帮他小孙子摸了脉，发现脉有些弦滑，再看舌头白腻，明显有肝风动摇，痰湿中阻。为什么呢？

因为我们刚学了病机十九条，其中有一条叫诸风掉眩，皆属于肝。也就是说这些身体摇动之象，属于肝风内动。《内经》里讲，风盛则动。

孩子多痰是因为营养太好，饱食伤脾，脾虚生痰生湿，这些痰湿在风的带领下，就会上扰脑窍，叫风痰上扰，风痰上扰，头部就会摇动，痰浊蒙蔽心脑，会噩梦连连，小孩子老做噩梦，就会有怪叫，所以怪病多痰要治痰。

这样思路马上理顺了，既要息风，又要治痰。古人讲足太阴痰厥头痛，非半夏不能疗；眼黑头眩，虚风内动，非天麻不能治。

所以我很快给这孩子开了半夏白术天麻汤，既除痰湿，又息肝风。

我跟这老爷子说，先喝3剂，3剂后减轻，再抓5剂。只要孩子不老吐痰，晚上不怪叫了，说明这风痰驱逐了，头部也就不会控制不住摇动了。

但你要注意，不要让孩子吃得太饱，不要给他吃鸡蛋、牛奶、肥肉、粽子这些难以消化、容易生痰的东西。老爷子点点头。

一周后，有四个人开了一辆小车来到我宿舍，送来了各种礼物。我还蒙在鼓里，不知道为什么，原来他们是通过爱心社找到我宿舍的。我一看到老爷子，才想起在海珠区老人活动中心义诊的情况。

我就问，老爷子，你孙子怎么样了？

老爷子高兴地说，你瞧，这就是我小孙子。喝了5剂药，晚上不怪叫了，头也不摇了，平时也不老吐痰了，效果好得很。喝了一个星期的药，发现再也没有以前那些怪病了。花了不到一百块钱，就治好了我小孙子的病。我老头子算是碰上贵人了，所以今天特别前来感谢。

这小孙子的父母也笑笑说，我们原以为西医解决不了的问题，中医这种落伍的医学也一定解决不了。想不到中医不但能解决，而且还没怎么花钱就解决了，看来我们对中医太缺乏了解了，才会耽搁了孩子的病情。

这次你治好了我家孩子的病，而且还给我们上了一节生动的中医课，我们虽然是工程师，搞物理研究的，但对中医还是下错结论了。

我听后很高兴，不是因为治好了这孩子的病，而是因为一个真正的知识分子就应该有这种谦虚的态度，有这种求实的精神。

中医如果有效果，就一定值得弘扬，值得我们去学习，而不是带着科学的有色眼镜来看待传统的东西。不要以为传统的东西就落后，只要有临床疗效，有益于人类健康，那么再古老的东西也会焕发无比的生机。

96. 诸湿肿满，皆属于脾

今天吴老师拿了一瓶水，还有两条毛巾过来。大家都不知道吴老师葫芦里在卖什么药。吴老师说，今天我们来学习《内经》病机十九条的脾脏病机。

《内经》讲，诸湿肿满，皆属于脾。你们想想，这是什么道理？

一个同学回答说，脾主湿，脾病则水湿泛滥，水肿胀满。吴老师反问一句，脾为什么主湿呢？为什么脾病就水湿泛滥？大家就有点答不上来。

吴老师说，中医认为脾属于土，土是不是能克水啊？大家点点头。

吴老师又说，举一个不是很贴切的例子，你们看河道两边是不是常用土筑堤坝，这土就能够固住水。如果地上有些坑洼，坑洼里有些水，铲些土填进去，坑洼平了，也就没有水了，这就叫培土治水。

同学们马上明白了古人讲的兵来将挡、水来土掩的道理。

吴老师说，脾胃功能强，就不会水湿泛滥成灾，而一旦水湿泛滥，就知道脾主土、脾主肌肉功能减退，就像堤坝太薄弱、太低了，大水一来冲垮了堤坝，就容易淹没良田，庄稼就颗粒难收。

接着吴老师给我们讲了一个案例。有个妇人，每年夏天腿脚容易肿，上下楼梯抬不动脚。天气热的时候，她喜欢喝冰冻的饮料。经常肚子胀满，整个腹部像游泳圈一样。这几年面部有些浮肿，大便不成形。

她找了很多医生，有些医生说这是营养不良性水肿，于是给她补充营养，发现腿肿还是老样子。而这妇人家中营养条件本来就不差。有些医生说，可能是肾病，去做检查，尿常规也是阴性的，B超显示肾也没什么大碍。又以为是心脏病，因为心源性水肿也很多见，可做了心脏彩超检查，也没有发现异常。

医生都说这是疑难杂病。很多疑难杂病，到了吴老师的手中，就好像难开的锁碰上开锁专家一样，吴老师总能够用《内经》里的一两句话把这疾病的锁解开。

古代有个叫李冠仙的人说过，一个人有病，就像一把锁锁死了一样，医生治病就像用钥匙来开锁，不善于开锁的人，虽然用尽力量，锁仍然打不开，甚至将锁损坏都打不开。而善于开锁的人，只需要用一根铜丝，在关键处轻轻一拨，而锁自开。所以善于治病的人，只需要针对病机，用对药，便可迅速获效。

吴老师说，我看到这妇人周身肥肿胀满的样子，马上想到这是水湿，滞留在体内。这妇人肥的不是肉，而是水湿，所以她浑身沉重，脚都难以抬起来，上下楼梯如同灌铅。你们想想，为什么湿性重浊，湿性趋下，容易让人肿满呢？

有些同学说，水往低处流，所以湿性趋下。

有些同学说，水湿沉重，所以湿性重浊。

只见吴老师笑笑，然后拿出他上课带来的道具，一瓶水，两条毛巾，说，你们看，这两条毛巾是不是很轻啊？大家点点头，干毛巾确实非常轻。

然后吴老师就把一瓶水全都倒到一条毛巾上，发现这条毛巾彻底湿透了。然后再拿起这条湿透的毛巾，马上觉得沉甸甸的，因为吸饱了水，就像肿胀了似的。

吴老师说，你们看，两条毛巾，一条还是轻飘飘的，一条吸饱了水，沉甸甸的，这叫什么呢？同学们说，这叫湿性重浊。

吴老师又说，你们再看这毛巾是不是在不断滴水，这叫什么？

同学们说，这叫水湿下注，又叫湿邪容易袭阴位。

人体上半身为阳，下半身为阴。所以水湿重的人首先会感到双腿沉重，而且腿部容易浮肿。如果以躯干分阴阳，胸为阳，腹为阴。所以湿气重的人，首先容易出现小肚子，肥胖的人都是肚子先肥，这就是湿浊下坠到腰腹了。所以肥人的肉松垮垮的，往下坠。

吴老师接着说，你们看好。吴老师用力一拧那条湿毛巾，水滴得满地都是，毛巾变得稍微干爽些了。然后吴老师又把毛巾挂在窗口通风处，说，你们看，这毛巾到第二天就风干了。所以你们懂得除湿的办法了吗？

一个是要健脾，因为脾主力气，我刚才用力拧毛巾这个动作，完全是脾主肌肉、脾主力气的体现。大家想想，是不是力气越大、肌肉越壮的人，拧毛巾就能拧得越干呢？大家点点头。

吴老师又说，所以脾气足，才能把水湿逼出体外。你们看那些肥肿胀满的病人，大都脾气不足，身体没法把水湿逼出体外，所以他们喝水都长肉。

原来是这个道理。吴老师又说，你靠脾脏拧干了水，但毛巾毕竟还有些湿气，这时就要挂于通风口或者太阳底下，这时一吹风，一晒太阳，马上就干了。你们应该没有看到过晾衣服晾在阴凉处或密闭的卧室里吧？

大家听了哈哈大笑，傻瓜才会那样干。

吴老师接着说，所以除湿除了健脾外，还要强心，因为心是人体的太阳，水湿是阴邪，唯阳光可以化掉阴邪。同时还要用一些风药，因为风令水干，就像洗完头发，拿吹风机一吹就干了，头发湿漉漉的，经吹风机一吹，就变得很飘逸。

那些肥人行动不利索，觉得很沉重的，稍微用一点风药，拨动气机，他就会觉得轻松些，行路也轻快些。

大家听后，莫不觉得拨云见日，关于脾主湿的功能，马上领会至深。吴老师这种取象比类的中医思想，使得我们很快地步入中医之门，甚至隐隐有登堂入室之感。

吴老师接着讲这个病人，我们既然找出病因是脾虚水湿泛滥，治疗起来就很简单了。首先要健脾，加强脾主肌肉、主湿的力量。

我就用参苓白术散为底方，又想到病人心脏阳气不足，水湿才会久留不去，在此汤方的基础上加进桂枝汤，扶阳抑阴，制造阳光，消除阴霾水湿。

再加入一两味风药，如羌活、独活，升阳除湿，在体内制造一股清风。

这病人吃了 7 剂药，腿脚一天比一天轻快，她觉得吃得舒服，又抓了 10 剂药，药吃完后，脚肿彻底消退了。吃完药后，一称体重，原来 160 斤，现在降为 150 斤，通过健脾除湿升阳的思路，把她身体的水湿邪气逼出去，半个多月使得她身体轻快了，体重也减了不少。

我跟她说，如果你以后还喝冷饮，暴饮暴食，你的体重还会再增，腿还容易肿。只有把这些不良生活习惯戒掉，身体才会慢慢健康起来。

她很相信我说的话，因为我帮她治好了病。所以她改变了自己，也改变了自己的疾病。她把浑身湿漉漉、沉甸甸的感觉，变得干爽、通透、轻快，这就是湿邪去，阳气升。毛巾拧干后，经过太阳一晒，就非常干爽、轻飘了。人体湿邪除尽，上下楼梯都非常轻快，身体也没有那种肥壅之感了。

大家看，《内经》讲诸湿肿满，皆属于脾，有没有道理啊？这湿气多了，就容易水肿，身体容易肥满，只有通过健脾除湿，才能够让身体轻快。

大家听完后，醍醐灌顶，没有不鼓掌叫好的。吴老师的课总是那么生动有趣，让人百听不厌。

97、制造一个秋天的场

下了一场雨，天气又转凉了。俗话说，一场秋雨一场凉。真是这样，秋天每一次下雨都会伴随着降温。天气慢慢转凉，睡觉也舒服了很多。

天气的变化给我们中医用药很多启发。

有些心胸烦热、睡不着觉的病人，我喜欢用点枇杷叶。

有些人就很不解，枇杷叶不是降气止咳的吗，怎么可以治心烦失眠呢？

还真的可以治。上次强仔的一个朋友，就是烦躁，睡不着觉。我看他肺脉上亢，白睛发红，没有给他用安神治失眠的药，直接让他用一味枇杷叶泡茶喝。喝完后觉得从头到脚都清凉，一个星期没睡好觉的状态马上就改善了。

用枇杷叶治失眠，在药书里没有记载。这种失眠属于肺火重，肺气不降，就像夏天烦热、睡不好觉一样，到了秋天，天气一凉爽，他的睡眠就好了。

所以我们只需要在他身上制造一个秋天的场，而枇杷叶主降气，正符合秋天肃降之令，它就可以制造一个秋天的场。烦热的身体经肺气一肃降，就像下了一场雨，从头到脚都清凉，睡眠马上改善。

注意，不是说所有的失眠都用枇杷叶，要抓住肺脉亢盛、心火不降这个象。

98、诸气膹郁，皆属于肺

这次轮到强仔感冒了，早上他穿得单薄，高估了自己的身体素质，低估了天冷对身体的伤害。他以为春捂秋冻，秋天就要冻冻，体质更强。不是说春捂秋冻不好，秋冻有个度，如果你体质弱，就不应该冻着了，应该注重保暖。

上课的时候，强仔就开始打喷嚏，到了下午，他已经头晕、流鼻涕、怕冷。意志力强大的强仔，也扛不住寒气入体，居然感冒起来。

在宿舍里煲中药不方便，他就吃了点感康，以为发发汗就好了。吃了感康后感冒症状减轻了，身体不觉得重了，头也不晕了，也不流清鼻涕了。但是有个问题，就是整个胸部都觉得闷胀。强仔就想，我这是不是气郁呢？

第二天早上，他又觉得胁部胀，浑身不舒服，读书也读不进去，要想去勤工俭学，也打不起精神。

强仔就想，我都学了一段时间中医了，要给自己用药调理调理，不能老是出了问题去请别人来修理。

强仔这人有发自骨子里的自强不息，他经常把郑板桥的这句话作为口头禅：淌自己的汗，吃自己的饭，自己的事自己干，靠天靠地靠祖宗，不算是好汉。

强仔认为自己是肝气郁结，气机不能疏通，于是他给自己开了2剂小柴胡汤，可是吃完后胸还是闷，胁还是胀，一点反应都没有。

强仔说，我对中医有些失去信心了。

我听到后笑笑，跟强仔说，错不在用药，而在用药的人，你不能用不好中药就说中药不好。一人射箭，如果射不中靶心，他不会说这箭做得不好，更不会说靶子没放好。这人一定会反求诸己，认为自己技术没练到家。只有这样想，你的境界才会提高，你的技术才会进步。

强仔苦笑着说，那你赶快帮我把境界拔高，让我技术进步吧。

我笑笑说，强仔，你去买 1 剂麻黄汤吃。

强仔不知道为什么要吃麻黄汤，他说，我感冒不是好了吗，既没头痛、身痛，也没流鼻涕，更没有发热、怕冷，为什么用麻黄汤？

不管怎么样，还是先喝药治病再说，这里头的理论，等喝完了药再来讨论。

结果强仔只喝了半剂麻黄汤，下午就好了，剩下的一碗就不用喝了。

他抓住我不放，用不可思议的眼神看着我，说，快告诉我，指月，为什么我用小柴胡汤没解开胁胀胸闷，你这麻黄汤就给我解除了。

我笑着说，强仔，你身体的郁结已经解开了，为什么还表现出一派苦脸？

强仔说道，可是我心里的郁结没解开啊，我这疑惑不解开，我能欢笑吗？

我笑笑说，我们不是刚学过病机十九条吗？其中有一条病机叫诸气膹郁，皆属于肺，你记不记得啊？

强仔说，我早把这条病机背得滚瓜烂熟了。

我说，虽然感冒的表证没有了，但你脉还带点浮，浮为病在表，还是肺的开宣功能失调，所以气机都闷在胸腔。

强仔说，可我这胁胀不是肝郁吗？不是说小柴胡汤治疗口苦、咽干、目眩、胸胁胀满，但见一证便是，便可以用吗？

我笑笑说，小柴胡汤和解少阳，它的调理病位在半表半里之间，所以中焦肝郁的病人可以用。而麻黄汤调理的病位在上焦肺表，所以外感风寒咳嗽等表证，以及胸肺气机闭郁，但属于脉浮的，都可以用麻黄汤。这麻黄汤非独为发散风寒而设，用得好可以解肺郁，因为麻黄解郁，妙在宣肺。肺气打开后，内外气机对流，郁闷迎刃而解，不攻自破。就像我们把门窗全都关上，待在屋里是不是很郁闷？

强仔点点说，当然郁闷了。

我接着说，这种郁闷，即使在里面开风扇，内外气机不对流，是不是还郁闷？

强仔说，是啊。

我笑笑说，所以只需要把门窗打开，是不是不郁闷了？强仔又点点头。

我说，麻黄汤能够打开人体的八万四千毛孔，让你内外气机对流，心胸中很快不郁闷了。而小柴胡汤、逍遥散，就像里面的风扇，让内部气机旋转而已。

你这是感受风寒在前，属于表气闭郁，吃了感康后，并没有彻底把肺气宣开，才留下郁闷的后遗症，这时用麻黄汤一鼓作气把肺盖打开，大气一转，郁闷立散。

强仔一拍脑袋，笑笑说，我明白了，不是说郁闷的人一定要用逍遥散、柴胡疏肝散或小柴胡汤，如果属于肺气闭郁，有表证的，根本不需要用疏肝的药，只要开表，肺气闭郁就消了。

我接着说，强仔，你现在明白为什么很多人吹了空调后，心胸中郁闷，老爱发脾气了吧？而用疏肝理气的药却治不好，结果吃点感冒冲剂，或者用点通宣理肺的药物，如麻黄汤，马上郁解闷开，心情开朗。

强仔笑笑说，我现在终于明白什么叫诸气膹郁，皆属于肺了。

99、诸寒收引，皆属于肾

这节课吴老师拿了两根树枝来，一根是柔软的，仍然还带着绿叶，一根是干枯僵硬的，明显已经枯槁了。

吴老师说，你们跟我说，这两根树枝，它们分别代表什么？要用中医的说法来回答。

我站起来说，柔嫩带绿叶的树枝，代表春夏生长旺盛之气，富有生机；而干枯的树枝，代表秋冬肃杀之气，富含一股死气。

吴老师点点头说，你们看，春夏天树木抽枝吐绿得快，秋冬天地下落叶多，枯枝多，你们知道这是为什么吗？

我说，这是季节的寒凉温热不同，引起树木生长收藏有别。天气温热时如春夏，万物生发；天地寒凉时如秋冬，万物肃杀。

吴老师又点点头说，所以温热带森林多，草木油绿，寒带树木就少，叶子也稀疏，而且枝条容易干枯。

接着吴老师又用这两根树枝作为道具给我们演示。吴老师一直认为中医的教学应该演示出来，应该很形象，可以通过看到、摸到、听到而学到东西。

这时吴老师把带绿叶的那根枝条，拗到九十度，发现还是柔软的，也不会折断，但是再拗那根枯枝，还不到三十度，就听到"啪"的一声，枯枝被拗断了，断面干燥，没有一点水分。

吴老师说，你们将来学把脉，就要记住，最有生机的脉象是小孩子的，他们的脉象柔软滑利，富有弹性，小孩子就像嫩枝条。

《道德经》告诉大家，想学养生要复归于婴儿，学学婴儿的柔软生发之气。这团生发之气使得婴儿筋骨能够随便弯曲，他们很快可以学成一字马、拱背。很多杂技演员、体操选手都要从孩童的时候开始练功夫。你们知道为什么孩子的筋骨柔韧性这么好吗？大家都知道这个现象，但要解释却又解释不出来。

吴老师说，《内经》里讲，阳气者，精则养神，柔则养筋。这是说人体的阳气充足时，它的神志是清明的，而且筋骨柔软。你们看小孩子是不是如旭日东升，霞光万丈，阳气升发的功能最大啊？

就像树木的嫩枝条，又像植物的嫩芽尖，中医把这种状态叫作少阳。也就是说，你如果懂得把身体调到少阳状态，就能延年益寿，筋骨调柔。

这也是为何《伤寒论》少阳病篇的小柴胡汤，历来为后代医家所喜用的道理，它在培养着人体的生发之气。

当人体生发之气具足，断不会有疾病之苦，因为疾病就是一种死气，就像这枯枝败叶一样，不含生机，而健康就像这嫩枝条，富有生机。

大家就在思考，那么富有死气的脉象是什么？

吴老师说，就像这枯枝，摸上去硬邦邦的。老年人血管硬化，管壁没有张力，就像这股死气，他们腰弯不下，手臂伸展不开，走路脚都迈不开，为什么呢？浑身的筋骨关节缺乏阳气后，就像这枯枝一样，硬邦邦的，柔软性非常差。

春夏的树木极其柔软，可以任你扭来扭去。秋冬的树木阳气不够，寒气一冻，就硬邦邦的，很脆，一扭就断了。

所以老年人一不小心就骨折了，老年人不耐摔，就像瓷器一样，骨折后很难恢复，不像年轻人，像嫩枝条一样，即使断了，再嫁接一根，它就能够长好。

中医理论认为，一分阳气一分命，一分寒气一分病。为什么呢？

因为寒主收引，一收引，筋骨关节就硬邦邦的，脉象紧张。我们看到树木被霜降冻死，就要想到人体要远离寒凉，要少喝冰冻饮料，少吹冷气空调。

接着吴老师给我们讲了一个小伙子强直性脊柱炎的案例。这小伙子在外面打工，经常看各种不健康的黄碟，养成了手淫的习惯。刚开始不觉得这对身体有多大伤害，一年后他发现健忘，领导交代的东西，第二天就不记得了。而这少年又喜欢喝冰冻啤酒，天气一热就开空调，结果第三年的时候，他的颈部经常僵硬，腰部转动不利，早上起来关节硬邦邦的，不活动个半小时就不能走路，后来干脆腰都转不动了。别人在后面叫他，正常人是头转过去就行了，而他却要整个身子转过去，好像从头到腰脊，像枯枝一样转动不了，一用力转就痛得要命，像是要断了一样。在中医看来，这叫以脊代头。

他意识到了问题的严重性，到医院检查，发现是强直性脊柱炎初期。这病就像不死的癌症，严重时终身活动不便，行动困难。小伙子就想，现在年纪轻轻就得了这病，工厂也不要他了，这下可怎么办？西医治疗要治很多年，需要好几万块，他一个打工的怎么可能有那么多钱呢？所以他决定找中医看看。

于是挂了吴老师的号。吴老师一看到这少年，就看到一团寒气。因为这少年脸色苍白，黑眼眶明显，而且病还没看完，就连续打了好几个喷嚏。

吴老师摸他双脉沉迟，再触他的双手，发现双手冰凉。

吴老师感叹地说，好重的寒气。你是不是从冰库来的？小伙子说，不是啊。

吴老师说，你是不是成天吃从冰箱里拿出来的东西？

小伙子点点头，说，大夫，我为什么会得强直性脊柱炎，我是不是没救了？

吴老师说，强直性脊柱炎，在中医看来叫伤寒入骨，按道理来说应该是老年人或劳损肾亏之人，久病不愈，肌表没有抵抗力，才会伤寒入骨。你年纪轻轻怎么可能会呢，是不是有长期手淫的不良行为呢？这少年羞愧地低下了头。

吴老师说，以后要戒除手淫恶习，不要再吃冷饮凉果，这样或许有得一救，如果执迷不悟，你这一辈子就完了。

这少年为了治病，医生说的他都听，所以他咬咬牙说，大夫，我听你的，你给我开药调理吧。

吴老师接着说，大家看，这强直性脊柱炎，腰脊屈伸不利，你们看像不像枯枝的象？健康的人可以随意弯曲，但脊柱被寒气冻结，就拘急不舒，转摇不利。

根据这个病象，还有病人的脉象，我认为他是沉寒痼冷伤肾，使得经脉收引，所以治疗上要注意温肾助阳。《内经》讲诸寒收引，皆属于肾，就是这个道理。

于是吴老师给他开了独活寄生汤，补肝肾，祛风湿，并且叫病人去买金匮肾气丸。汤药与丸药结合，加上戒除不良恶习，病人吃了一个月的药，病情大为好转，脸色转红润了，也不打喷嚏了。最关键的是腰部以前疼痛，转摇不能，现在可以左右旋转，前后弯曲，而且早晨起来僵硬、活动不利索的感觉也没有了。又治了一个多月，再去做检查，发现强直性脊柱炎的指标全都改善了。

这小伙子高兴地拿着化验单来找吴老师。吴老师说，我也替你高兴，你能够断除手淫，不食生冷冰冻之物，早睡早起，有你这些努力配合，药效才这么快。但是你那些恶习不能死灰复燃，如果死灰复燃，就算是神仙也救不了你了。这次还好是强直性脊柱炎初起阶段，而且你还年轻，才有可能一两个月缓解。如果病得再深入一点，你再吃几年药都未必好。

这小伙子千恩万谢，毕竟经历过这场大病的教训，使他更加珍视自己的生命，所以他就不敢再乱来了。

下课铃声已经响起，虽然吴老师想继续再讲下去，大家也想继续再听，但时间不等人。这节课大家又大开眼界，深刻地把诸寒收引皆属于肾的道理牢记心中。

100、钱乙的六味地黄丸

想要成绩好，就要常跟读书的人在一起。我到程桂林宿舍去，发现桂林正津津有味地读着《古代的名医》，看这些神医是怎么看病的。

我看桂林看得正入神，便说，桂林，你看的什么书啊，这么认真？

桂林说，有个罗博士写的古代名医小传，在天涯网上发表引起很大轰动，现在正式出版了，我在当当网上买了本，里面讲到了八大名医的故事，比如钱乙、张景岳、吴鞠通、黄元御、张锡纯、李中梓、薛立斋、许叔微。

我笑笑说，这样来学习这些名医的学术思想就方便多了。

桂林说，是啊，像小说那样，一气呵成，可以很快看完一个名医的小传，知道这个名医的生平事迹，还有基本学术思想。

我说，你正在看谁的呢？桂林说，我正在看钱乙的。

桂林就开始跟我讲钱乙，他是怎样成为儿科圣手，怎么创立六味地黄丸的。

大家都知道名方六味地黄丸其实就是钱乙创制的。它可是知名度很高的一个方子，很多老百姓都知道六味地黄丸。都知道房劳过度，熬夜厉害，或者发育不好，用脑过度，出现各种亏虚乏力、腰酸腿软状态，就靠它了。

这六味地黄丸很简单，就是由张仲景的金匮肾气丸去掉温热的桂枝和附子，剩下六味药，即熟地黄、山药、山茱萸、茯苓、泽泻、牡丹皮。因为钱乙认为小孩子是纯阳之体，不能轻易再补阳了。

这六味地黄丸是治什么病呢？中医认为，汤方不是治具体的病，而是治一种病机。病人肾阴虚时，服用六味地黄丸效果最好。

怎么判断他是肾阴虚呢？首先，肾阴虚的病人一般舌质红，舌苔薄。其次脉跳得稍微快一点，但是脉又不大，比较细，细为血少，或阴伤。如果要看身体其他症状的话，第一，最明显的就是腰酸腿软，因为腰为肾之府，肾虚了，腰腿就容易酸软。第二，头晕眼花，耳鸣耳聋。肾主水，给五脏六腑提供精华，当肾水不足时，头面七窍最敏感。第三，咽干口燥。阴虚则容易发热，经络学里讲，足少阴肾经循咽喉，当肾精不足时，咽喉会有反应，这种咽炎，用消炎药、下火药治不好，不把肾水补起来，它就很难根除。

桂林讲到他老爸有一次得咽炎，咽喉痛得没法吃饭，下火药大把大把地吃，却没治好。后来碰到一个中医，他说你这病是熬夜太厉害了，你的咽喉火气不是实火，而是虚火，所以下火药没效。于是给他老爸开了几盒六味地黄丸，吃了两盒，咽喉就不痛了，很长时间都没有再复发。

用六味地黄丸治慢性咽炎，这可不是一般人能够想到的。但是人如果房劳太过，熬夜太多，或者用脑过度，导致肾精亏损，或者阴虚上扰，这种虚火烁咽的咽炎，你还真的要用六味地黄丸来治。

那些经常上夜班的人，你会发现他们慢性咽炎、食管炎发作的概率要比正常人高。这就是肾水受到煎熬后，不能滋润阻滞的经脉管道，这些地方缺乏水的滋润，就像沙漠一样，不经常下雨滋润它，它当然一派干燥炎热了。很多炎症不是因为火大，而是因为水不够。如果是用下火药下不了的火，就要换一种思路，看是不是虚火，虚火就要用补法。古书里讲，寒之不寒，是无水也。这是说用寒凉药去治疗，他还是火冒三丈，不能凉下来，说明他身体不是火旺而是水少。

然后我便跟桂林讲关于六味地黄丸补脑的一些思路。以前我看过一个小孩子，发育不好，经常打电子游戏，上课就打瞌睡，平时容易感冒，天气一变化，身体就很差，喷嚏不断。上六年级了，比同龄孩子矮了一个头。营养吃得再好，都不见长高，他家人就有些担心。

我一摸他的脉象，居然细如线，数如奔马，这明显是心脑转得太快，血脉里的精华物质不够消耗的。为什么小孩子心脑转得这么快呢？原来他是犯了游戏综合征，就是长期打游戏后，会出现短时间用心用脑节奏太快，如果一味地沉迷游戏，那么身体就会消耗大量准备用来发育的物质基础，如气血津液，这些东西本来要长骨头、长个头的，结果打游戏挥霍掉了。所以孩子视力一年比一年差，换的眼镜度数一个比一个大。

桂林说，肝开窍于目，过度用眼，就会大量盗用肝的精血。

我点点头说，肝肾乙癸同源，精血相生，当肝脏血亏后，才用肾精来补，肾是主生殖的，也是主发育的，它管的是人体的骨髓、脑髓，你过度用眼、用脑，把脑髓、精髓都盗用了，所以孩子迟迟不能长高、发育好。

找到了原因，家长就把电子游戏机砸了。如果从开始时戒断恶习，这孩子就不会有这么多问题了。后来连吃了三个月的六味地黄丸，孩子发育就跟上去了，明显强壮多了，也少感冒了。

所以六味地黄丸对于长期消耗肝肾精血导致劳损的病人是有一定帮助的。而对于小孩子生长发育不好，先天不足或者后天亏耗太过，都可以考虑用它来补先天，长后天，补肾以滋灌五脏六腑。

经过与桂林这样一切磋学问，探讨药方，我对六味地黄丸的认识又深了一层。难怪六味地黄丸的广告满天飞，原来我们这个时代，不管是资讯信息，还是人用心脑的节奏与速度，都比古代要快上十倍、百倍甚至千倍。快节奏的生活背后消耗的可是大把大把的肾精。

难怪以前爷爷说，心计太多的人，身体都好不到哪去，人身上每天八成的能量都消耗在心脑、眼睛、嘴巴上，你如果不懂得过一种慢生活，很容易就会因为长期紧张过度、透支而劳损生病，这就是《内经》里讲的生病起于过用。

六味地黄丸能够在我们这个时代广为流传，也反映了我们这个时代有很多人的生活节奏太快，欲求太多，透支太多，身体恢复的速度跟不上消耗的速度。

学六味地黄丸，我们要懂得过一种中医悠缓的生活，不过度透支的生活。

101、张景岳的镇阴煎

郑老师给我们讲了很多中医名家的风采，每个名医都是一本中医书。

郑老师说，你们知不知道古代的很多名医都有将相之才，他们有些甚至是以状元之才来学医的，比如徐灵胎、叶天士、张景岳等，这些人才华相当高。

他们把毕生的心血用到医道上，并不是要博取功名利禄，而是多年的经历让他们看到病苦的人太受罪了，如果没有出色的中医，没有经典的传世，病苦的人怎么能找到出路？很多名家大医，要么自己身患病苦，要么自己周围的人因为病苦而不得解脱，他们才发心学医，为解救自身乃至整个人类的疾苦而努力奋斗。只有这样才使得他们学医时能够坚持一辈子，而不是仅图个身家温饱。

如果你仅仅是为了富贵名利，为了吃饱饭，完全可以不用学医，有大把工作可以做。因为医道之路太艰难了，没有大发心、大意志，你不可能攀登一座座的医道高峰，攻克一个个的沉疴顽疾。

你们知不知道张景岳最大的贡献在哪里？大家摇摇头。

郑老师说，当你们学《中医诊断学》时就知道了，张景岳擅长诊断，诊断疾病的功夫相当了得。疾病就是一个黑箱，你不可能剖开人体来看是什么病，你要通过各种外在的表象，判断出里面的实质。就像侦探破案一样，要利用蛛丝马迹，极少的信息，有限的资料，利用精微的逻辑推论方法，然后找出病根真凶。而这些精微的逻辑推论方法，以及采集资料信息的方式，张景岳总结成《十问歌》，也就是说通过望闻问切的问，可以问出很多东西。《十问歌》是：一问寒热二问汗，三问头身四问便，五问饮食六胸腹，七聋八渴俱当辨……

这就是医家破病案的工具，是诊断元凶的金刚钻。有些医生纯靠问诊就可以问出阴阳表里、虚实寒热，稍微辅助一些切脉，用药就无大过。

你们以后上《中医诊断学》课时，可要好好学习诊疗之术，如果诊疗不准，后面用药都会跟着出错。就像不瞄准靶心开枪，打不到敌人，反而可能打到自己人。不能把疾病攻出体外，反而攻伤了脏腑。这样旧病未去，新病又起，岂不成了误人健康的庸医。

大家听后，冷汗都掉下来了，这医生太难当了，就像以前审案的官员一样，如果审错了，就会造成冤案。医生用错药了，这些冤屈就要病人的五脏六腑代受。

叶天士在临死之前，跟他的子孙说，中医这门学问，你们要谨慎，必须天资聪颖，读万卷书，行万里路，加上阅人无数，这样才有资格当好一名中医。否则的话，你们千万别随便干中医。子孙们都问，为什么呢？叶天士说，庸医杀人不用刀。如果于医道不精通，却草率用药，就会以药物为刀刃，残害病人身心健康，这样罪过就大了。所以叶天士的子孙们都不敢轻易行医。

我们也是这样，大家如果不能勤求古训，博采众方，跟师习练，反复临床，那么就不要轻易用你手中的中医手段。

郑老师跟我们讲了一个案例。有个企业老板得了顽固的口腔溃疡，上嘴唇烂了刚刚好，下嘴唇又烂，总之一年到头，没有一个月平息过。这老板先是用一些常规的消炎药，稍微有些效果，后来炎症越来越严重，消炎药不管用，他就自己买下火药吃。人家说炎症就是上火，上火就吃下火药。从牛黄解毒片、三黄片到黄连上清丸，一种接一种地吃，口腔溃疡是没那么痛了，但是局部溃烂却很难修复，身体越来越没劲，腰开始酸，腿开始沉。原来过度用下火药后，身体正气都耗伤了。正气一伤，局部溃烂要长肉修复就更困难了。所以他这剧烈的疼痛转为整天绵绵作痛，无休无止，晚上翻来覆去，睡不香，睡不沉。

这老板说，真是生不如死，赚那么多钱都没用，我想花钱买健康都不可能啊。

这个世界上，真正的大事业，绝对不是靠钱财做出来的。就像健康、平安、幸福，你就可以把它们看成是一个个大事业，这些东西绝不是钱能够买到的。如果钱能够搞定医生，让医生帮你搞定疾病，那么那些有钱人就都不怕生病了。

很多疑难疾病，不是因为中医不行，也不是因为西医不行，而是因为大家没有看到真正的病因。一个不懂得基本养生规则的人，不明白身体使用手册的人，身边即使跟满名医，他也会百病丛生，令医生束手无策。不是说你有医保，有最好的医疗资源，就能保证你健康。古代皇帝的医保最好，医疗资源最足，照样不长命，天下的名医好药聚到他身上，也不可能保证他健康平安。

后来这企业老板找到了郑老师。郑老师一看他肥头厚脸，心中就有数了，再看他舌质暗红，舌苔白，有些剥落。就说，你这顽固口腔溃疡，是长期熬夜、应酬太多造成的。你的身体处于加急状态，真阴亏伤，导致水浅不养龙，虚火上攻。越吃下火药，身体就会越累、越疲劳。

真是一语就说到这老板的症结上了，他确实是这样过来的。以前企业的业务没那么大，他可以早睡早起，可以少应酬，但随着业务越来越大，应酬越来越多，身上的精气神早就不够用了，还强忍着。这时身体通过口腔溃疡、慢性咽炎来抗议，就像汽车水箱没水了，就会通过发热来提醒你，你如果再不懂得加水，只知道踩油门，那么最后汽车发动机就会被烧坏，五脏六腑都会被烧坏。现在只是简单的口腔溃疡、咽炎，将来脏腑里面溃烂炎症，那就不是闹着玩的。

这一番话说得企业老板直点头。随后郑老师给他用了张景岳的镇阴煎，熟地黄用到 60 克，像牛膝、甘草、泽泻、肉桂、附子，都只用到 3 克、5 克，这么大的用药剂量落差，让人想不明白。

郑老师说，现在这病人一派虚火上攻，中医叫水浅不养龙，这龙其实就是鱼，好比你把池塘的水慢慢放干，当水快要干涸时，大家看是什么现象？那些在农村生活过的学生都知道，水一少，这些鱼就会拼命地往水面跳。如果把游动的鱼当成阳，把水当成阴，阴水不断亏耗流失，这阳是不是躁动啊？大家点点头。

郑老师接着又说，那些反复熬夜，房劳过度，还有劳心用脑太厉害的人，他们除了疲倦，就是容易上虚火，容易烦躁失眠，自己控制不住自己，老想发脾气，胸口有一团热火。其实并不是身体、脾气差了，而是身体过用了，就像水箱没水发热，池塘没水鱼烦躁跳动一样，如果不把阴水补满，怎么打坐、降伏其心都没用。只要往池塘里注满水，那些鱼就静伏了。

很多人心急，焦虑不安，从侧面可以反映他身体真阴不足，没法涵住身体的阳气，中医叫阴不胜其阳，则脉流薄疾，就容易狂躁发热。现在很多人睡不好觉，心意识停不下来，连顿饭都不能安心地吃。

这一番比喻，让学生们大开眼界。原来用大剂量熟地黄峻补真阴，可以退各种虚火上炎，顽固的慢性咽炎、口腔溃疡，就是这个道理。

后来这老板晚上把手机关掉，绝不出去应酬、吃夜宵，早睡早起，也不看电视，配合这镇阴煎的调理，不到半个月，多年的顽固口腔溃疡彻底治愈，效果好得让他都觉得匪夷所思。这老板后来专门来酬谢郑老师，他说，感谢你的健康指导，如果不是你的一席话，我吃下火药吃得身体不行了，都不知道问题在哪里。如果不是你的提醒，我可能还在不断地口腔溃疡。

郑老师笑笑，跟他说，其实你们做老板的都不容易，当今时代竞争激烈，每个人都不容易，但是不要为了追名逐利，只知道踩油门，不知道停下来休息休息。

这老板点点头说，大夫，你说的是，磨刀不误砍柴工，一个不懂得养好身体的人，是不懂得做好事业的。欢迎你到我们企业来为员工做几场中医健康讲座。

后来郑老师确实到他们企业去做了几场演讲，给他们很多员工带去健康的生活方式，让他们知道一个不懂得休息的人是不懂得工作的。

102、许叔微和《普济本事方》

今天读古代医家，发现又有一个不同凡响的人物，他叫许叔微，是宋朝著名医家，有名医进士之称。

话说这许叔微从小读书就非常刻苦，因为他的父母早早就因病去世，许叔微发誓长大后一定要成为一个能拯救疾苦的好医生。所以没有人督促他，他自己监督自己，鞭策自己。一本书如果不啃透，他就不放手。经常夜里写文章，而且趴在桌上一写就是好几个小时。即使疲倦了，他还是拿出悬梁刺股的精神，拿凉水洗脸，灌一肚子凉水，提提神再看书。

久而久之，问题就出来了。他觉得喝进来的水，好像停在胃里，胃中有震水音，老觉得这水没消化，下不去，堵在胃里。他就自我分析，既然生病了，肯定有原因，脾胃不运化水湿，不外乎就是中焦脾虚气滞，为什么会脾虚气滞呢？

首先长期读书写作，苦思冥想，思则气结，会气滞中脘。其次自己不应该喝凉水，生冷伤脾，冷饮会让脾虚，更加不能运化。这样因虚而留积，表现出一派水饮实证的病象。究其源还是要健脾补虚，使脾脏运化功能加强，则水饮自去。

于是他摒弃诸药，单选一味苍术，补脾健脾圣药，为什么选苍术呢？因为苍术属土，土能燥湿。就像下雨后地上有水坑，铲些土，填上去，水湿就没了。苍术打粉，加上大枣肉，做成药丸，吃后胃口就好了，胃里的震水声也慢慢消失了。

有一次到寺庙里游玩，发现有些僧人诵读经书比读书人还多，但他们好像也没有生病，也没有思则气结，于是不解地问寺庙里的老和尚。老和尚跟许叔微说，我们出家人修行，下的功夫也不少，读书日久，必定会气滞血瘀，水饮内停。所以我们有个规定，诵经一段时间，就要拜忏，拜忏完后又要跑香，而且白天还要出坡劳动，这样运动就可以把思则气结的瘀滞疏散开。

从此许叔微领悟出脾主四肢，跑香能够通过脾主四肢加强运化功能。所以他从此读书就不再一坐就几个小时，而是每坐四十分钟后就会起来运动十分钟，让气血对流，微微出汗，身心舒畅，再去读书，效率更高。他把这读书法称为动静读书法，用了这种方法，读书效率更高，既能读书，也不会伤了身体。

后来的人就都知道了，现在学校里上课，也是上四十五分钟，再休息十分钟。学生上课决不能一坐一个上午，因为久坐伤肉，脾主肌肉，坐久了，加上思虑过度，就会让气机呆滞板结，身体僵硬麻木，思维迟钝，反应下降。所以下课铃一响，就要跑出教室，运动运动，使气血通畅，接下来学习才更有精神，更有效率。

难怪禅堂里那些和尚参完禅，诵完经，念完佛后，必定要跑香、拜忏，说白了就是动静结合，才能持久。这些古人定下来的规矩，说要劳动和读书结合，而不是一味读书，不去习劳苦。这些出坡、跑香、习劳苦，看似烦琐困难，其实却是古人为了保护我们后代读书人，使我们能够少受些思则气结、久坐伤肉之苦啊！

自从许叔微领悟到这个方法后，读书效率大为提高，他认为靠苍术来运化脾胃，是靠外力、靠药物，而靠自己运动来提高脾胃运化功能，是靠自立。人总不能一辈子吃药，能靠自己比依靠药物更强。

许叔微一边学医，一边读书，还一边运动锻炼身体，后来考中了进士。所以历史上称许叔微为名医进士。大家看，为什么人家身有进士的才华，还要钻研医道？如果按照一般人的想法，早就升官发财去了。

许叔微认为，孙思邈说得好，人命至重，有贵千金，一方济之，德逾于此。所以钻研医道，比图名利、赚千金还重要。特别是经历过拯危救逆、治疗很多将死之人后，许叔微更觉得医生最大的价值不在于赚钱，而在于救人命。这种价值观从此成为许叔微一辈子奉行的戒条。

有个官员得了尿道炎、膀胱炎，小便解不出来，痛得受不了。医生给他用利尿清热的药，发现越清利，尿道越痛，两三天点滴难下，肚腹胀满，胸中烦闷，非常危险，再误治的话，就有生命之忧。可是世人认为这种尿道炎、膀胱炎就是炎症，是水道不通，应该清热下火，利水通淋，可是为什么久治不愈呢？

许叔微说这病是阴阳痞塞，气不得通，膀胱不能气化，水液出不来。用五苓散加带须的葱、小茴香和盐，让病人连夜服下。结果下半夜排出的小便就像墨汁一样，肚脐以下马上放松。病人呼呼大睡，第二天再去看时，身体就恢复了。当时人人惊叹，说，这可是神医啊！许叔微感慨地说，如果这病没有对证用药，生死之间就像蜉蝣一样快。我一个人即使有双拳，也难以救治千千万万个病人，那我怎么样才能让更多的人得救呢？最后许叔微决定研究《伤寒论》，著书立说，撰写了《普济本事方》，发心要像佛菩萨那样普度众生，救济病人疾苦。

他以进士之才学，研读古籍，精究方药，临证试效，把古代好的临床经验都纷纷收罗进来。让后人学习时，多了些捷径和方便。只要能多培养一个好医生，就可以多免除些病人的疾苦。只要多一个精于辨证论治的医生，就会少很多失治误治的病人。

103．李中梓与《诊家正眼》

郑老师在黑板上写下一首诗：

> 见痰休治痰，见血休止血。
>
> 无汗不发汗，有热莫攻热。
>
> 喘生毋耗气，精遗勿涩泄。
>
> 明得个中趣，方是医中杰。

大家都觉得这首诗写得太好了，一定是出自某位中医大家的手笔，完全体现了中医辨证论治、治病求本的精神，绝不是看到表面的什么病就用什么药治，一定要分清阴阳虚实寒热。

郑老师说，写这首诗的人确实是一个中医大家，他叫李中梓，本来也是走科举之路的，但是年纪轻轻，他父母妻子居然一一都被疾病夺去了生命，他感受到为人子者，不可不学些医术养生的道理，可是还没来得及学习，上报父母恩，就出现这种生离死别的事。所以他痛哭无泪，于是想到天底下有多少人像他这样啊，如果科举挣个功名，只是表面的光宗耀祖，家人并不能得到实际益处，可如果精究医术，那么家人就不会那么快地离开了人世。所以他痛定思痛，觉得必须弃文从医，就开始攻读医书。他认为中医的普及非常重要，为了让后世医师在带徒或自学中医中，有法可依，有章可循，他就穷毕生之力，撰写了《医宗必读》《诊家正眼》等书籍。

为什么要写《诊家正眼》呢？因为李中梓发现，不仅年轻的医生学医容易进入山重水复、云雾遮盖的境地，难以真正找条出路，而且有不少已经成为医生的人，也容易失诊误诊，造成难以弥补的损害。

是不是腰酸就要补肾啊，是不是头痛就要活血啊？李中梓都摇摇头说，不是的，中医不是看你得什么病，而是看身体的阴阳气血。

有个读书人，腰痛得厉害，特别疲倦，成天只能卧病在床，稍微下床走动，就痛得要命。他就请了医生来治疗，医生一看，腰痛嘛，腰为肾之府，肯定要补肾，肾虚腰才会痛，于是用了大量的补肾药物。这读书人吃后觉得腰更痛，于是又换医生。另外一个医生看后说，估计是病重药轻，下药不够。于是用了更大剂量的温补之药，结果这下麻烦了，痛得连床都起不来了，而且彻夜烦躁，没法睡觉。其他的医生就怀疑这腰部会不会长了严重的包块，所以用了反而加重，都不敢再接治了。搞得这读书人担惊受怕，会不会真像医生说的那样，我命不久矣。

这读书人听说有个年轻医生，叫李中梓，断人疾病非常精准，处方用药有明显疗效，于是去请李中梓。李中梓来后，一搭脉，发现脉非常沉，沉脉应该主里，肯定是脏腑里面出现病变，属于内伤之病。难怪那么多医生用大量补肾治里的药，想把脉抬起来，但为什么补不进去呢？

这时李中梓再仔细辨证，发现这沉脉里还搏动有力。他马上想到有力无力辨虚实，不是说沉脉就一定是虚证。如果脉沉取，又搏指有力的话，说明下焦有一团郁火发不出来，排不出去，说白了就是身体有邪热内伏。

为了验证自己这一想法，李中梓就问，你小便怎么样呢？

这读书人说，小便很黄。李中梓点点头，对一个病下定论可以从多角度得到证据。就像脉沉实有力，小便又黄，都指向他体内有伏热。

然后李中梓倒了两杯水，一杯热水，一杯凉水，想看病人拿哪杯喝。那杯热水病人碰都不碰，拿起那杯凉水就喝。

李中梓露出了自信的微笑，病人看到医生笑了，心中也是有些舒坦，因为这读书人从来没看过帮他看病的医生露过笑脸。医生的微笑能给病人巨大的精神鼓励。但是医生的微笑却是建立在精确诊断，对疾病的来龙去脉有充足把握的基础上，绝不是草草率率，就在那里哈哈大笑，否则人家就会认为你不是傻瓜，就是精神病。这病人问，大夫，我这病有救吗？

李中梓说，先吃几剂药看看，如果没那么难受了，说明对路子了。

李中梓开了三黄泻心汤加味，让医生匪夷所思，让病人琢磨不定。这读书人也略通医术，知道自己应该是肾虚，这里头没有一味补肾的药，反而是一派苦寒泻火之品，这药吃下去，怎么能消受呢？

李中梓看这读书人忧虑的样子，就猜到他的想法了，笑笑说，如果补肾能治好你的腰痛，你的腰痛早就好了，既然补肾治不了，说明你的腰痛不是纯粹肾虚，加上你尿黄，又喜欢喝凉水，是腰部有火毒郁热。

这读书人不解地问，有火毒郁热，为什么会腰痛得这么厉害，还没力气呢？

李中梓说，你没听过诸痛痒疮，皆属于心（火）吗？火热厉害，也会制造很多痛症，同时《内经》里讲，壮火食气。气亏虚了，腰板就挺不直，走路就无力。

这读书人听了点点头，说，大夫，我就是太急于功名，所以经常熬夜苦读，焚膏继晷，以为用些补药可以帮我提精神，继续读下去。

李中梓说，错了，补药是外面借给你的，借别人的东西迟早要还，当你身体精气神不足时，就会靠生病来还，甚至靠短命来还。

这读书人恍然大悟，他相信李中梓的诊断用药，喝了3剂黄连泻心汤加味，没想到一剂比一剂精神，3剂吃完后腰膝疼痛、不能起床走路的症状彻底消失了。

治好了病，李中梓却陷入了深深的沉思，他认为像这种情况不应该一而再再而三地发生啊，本来应该几剂药治好的，为什么换了这么多医生，用了这么多药，不但没治好，反而加重。这是因为诊断不明，遣方用药、开口动手都是错啊！

一个真正的大医学家，他思考的远远不是简单的小毛病，而是通过这小毛病看到整个时代，通过前面的一些医家失治误治，看到医生整体素质有待提高才是最重要的。一个大医，他的格局一定与众不同，他眼界一定非常高，所以他的水平才能出类拔萃。正常的人根本不知道这些大医的脑子里是怎么想的。

李中梓想，如果医家迷失了，那病家就受苦了，为了让医家能够有正知正见，重视诊断，李中梓觉得写一本透过病象来看病机实质的书很重要，于是他就写了《诊家正眼》，让后世人都知道不要腰痛就想到补肾，失眠就只知道安神，头痛就只会用活血。世界上没有这些死对应、死规矩，一切要以人为本，以诊断病机为先导，如果第一步就错了，那后面都会跟着错。

李中梓很推崇先议病、后议药，药并不难开，难的是把病看清楚，病不难看清楚，难的是要把人的阴阳虚实寒热理顺，这样处方用药就真正可以无大过矣，这才能够做一个好中医。

104、李时珍与《本草纲目》

李中梓是明朝的大医家，对医理诊断非常在行。明朝还有另外一位世界级的大医家，他的著作是超越当时时代的，他也姓李，《三字经》里有对他的描述，就是李时珍，编本草。提到李时珍，中国人基本没有不知道的，李时珍最大的贡献在于编撰了《本草纲目》，把本草进行了认证编类，而且他这种编写方式是当时世界上最先进的，连达尔文都认可，参考了李时珍的著作，来撰写《进化论》。

李时珍在中医界的贡献，就像唐朝的玄奘法师在佛学界的贡献一样。当时唐玄奘为什么要到西天去取经，因为他看到很多经典都是残卷，甚至有很多错漏，不知道如何补上，甚至还有一些伪经，这样就容易误导后人，所以他做出这种伟大举动，到西方去，当时的印度去取经。目的是让后面的学者可以读正确的经典，可以印证，少走弯路。而李时珍当时看到同一种草药有很多名字，不同的草药有时又叫同一个名字，这样混乱的称呼得不到规范统一，那么各地的中药交流就会成为问题，中医的发展就会大受阻碍。就像秦朝如果没有统一文字，统一度量衡，那天下就没法真正统一。所以文字的统一功劳很大，让整个华夏大地的智慧都能够靠共同的文字流传下来。医药的统一也是这样。

张仲景统一了辨证论治的思想，而李时珍则统一了全国的药材，官方名字叫什么，地方名字叫什么，他都一一标上。他为什么要做这种工作呢？因为有时候他开出这种药后，病人到别的药房抓药，结果抓的不是这种药，导致疾病治不好。李时珍就很郁闷，没有统一的标准，医生用药就寸步难行，起效就遥遥无期。

李时珍在军队里当过军医，当时他了解到云南的三七乃金疮圣药，止血良品。有个马夫驾车翻了车，胸部撞到石头，咯血不止。他就找到了李时珍，刚好李时珍家里的三七用完了，他就叫病人到镇上药店去抓三七，结果这病人吃了药后不仅胸痛、咯血没减轻，反而又添了新病，腹痛、拉肚子，他就来找李时珍。

李时珍叫这马夫把药拿出来看，他一看，既气愤又无奈，这手中的药哪是三七，分明是三七的伪品，也叫三七，很多药店都这样用，因为药名实在太混乱了。李时珍马上拿出自己仅存的一点三七，给这马夫喝了，马夫吃了真正的云南道地三七后，胸中刺痛大减，咯血消失了。

像这样的事情李时珍不知经历过多少，这使得他自己不再相信外面的药房，而是自己采药、购药来给病人用。但是李时珍发现这样也不是办法，我这样一味地自己把关，即使把关再严，受益的病苦众生都只是相当少的一部分。其他医生辨证得再准，如果用的不是道地真药，疗效就会大打折扣，甚至会出现反效果，加重病痛。所以药材市场的紊乱，往往气死那些良医。

李时珍一直都在思考，如果我穷其一生，搞辨证论治，充其量就是一个出色的辨证医生，如果我现在搞药材规划整编，统一药物的形态名称，让所有药店的人不会进错药，学医的人不会用错药，那这样就体现了我活在这个朝代的价值。

观念的转变，使得李时珍明白了人生的真正意义在哪里。如果每家药房都有一本中药书籍，和购进的中药一对照，是不是真品，马上明了。医家也可以避免很多模棱两可的用药问题，这样功莫大焉。

英雄出少年，当时李时珍不到二十岁，就有这种想法。但是父亲却不让李时珍学医，为什么呢？李时珍的父亲可是当地的名医，还在太医院当过小头目。他父亲认为只有读书走科举之路才是正道，而学医识药不过是九流之术走江湖而已，让人家看不起。但李时珍却不这样认为，他认为医道是神圣之功，医非圣智不能。可小孩子还是要听父亲的话，于是李时珍就埋头科举，他的才华确实出众，十四岁就考中了秀才。由于李时珍并不醉心于功名，心全在医道上遨游，后来几次考举人、进士都没考上。

李时珍的科举之路没走好，却成就了他的医道之路。上帝为你关上一扇门，必定会为你打开一扇窗。落榜对李时珍来说，看似悲痛，但是对于全世界的人民来说却是一件好事，那个朝代少了一个官员，无足轻重，但是整个世界历史少了一位大医药学家，整个人类就会在病苦之中多受些折磨。

一直到李时珍二十岁，他还是不断地读书，父亲抓得很严。他有个想法，先把功名考到，然后再弃文学医，这样既能光宗耀祖，也可以遂自己的心愿。可是心逐二兔，则一兔不可得，就像脚踏两只船，你一定会被摔得很惨。

李时珍到二十岁的时候，也学古人三年不窥园，一心只读圣贤书，两耳不闻天下事。这样努力刻苦，父亲看了点点头，以为这孩子必有出息。

想不到常年关在书房里，攻读书籍，焚膏继晷，熬夜苦战，搞得本来年少体弱的李时珍，身体显得更加瘦弱了。桌子上点着油灯，烧到深夜，而李时珍的身体也像油灯一样，大量地燃烧自己的精气神。青灯黄卷，加上夜以继日地读诵记忆，又很少出去运动，李时珍感到自己弱冠年纪的身体，居然有点垂垂衰老之感，他就先安慰自己，没事，等我考上科举后再来调理。

可是身体必须符合自然规律去使用，违背了就会出问题。就像开车，老是超速，就容易出事故，油也很快耗完。李时珍明显感到过用心脑后，晚上很难睡得着觉。有一次读完书后，躺在床上小睡片刻，忘了把窗关上，经凉风一吹，就开始咳嗽，怎么也好不了，感到皮肤像是有团火在烧，觉得身体发热，好像从骨头里蒸出来，每天大口地吐浓痰，口中干渴，心中烦，饭也吃不下，觉也睡不好，整个人好像垮了似的。这就是长期透支得不到恢复引起的。李时珍也知道虚劳最怕风，内有亏损的话，一阵风就可以把你"刮倒"。这时李时珍的父亲想尽一切办法，用了止咳化痰、润肺疏肝、养阴生津之品，发现非但骨蒸发热不退，还加重了。

大家想想这长期劳损，导致精血弹尽粮绝，不断发热，干咳，这样的病，岂是一两剂汤药能解决的？这样折腾了一个多月，连李时珍都以为自己这病没救了。就这样成为科举战场上的炮灰，太不值得了。早知道这样，就不那么急功近利了。如果上天再给我一次机会，我一定视功名如粪土，将宝贵的身体看成第一重要。

结果上天真的给了李时珍一次机会。李时珍的父亲天天阅读古书，思索古人用药思路，他想到古代的李东垣治疗肺热如同火燎，脏腑就像沙漠一样干渴，心烦气躁，饮水不解。这时用一味黄芩降肺气，燎原之势如蒙雨露滋润，马上火退津生。于是他就用一味黄芩，一两，给李时珍煎汤服用。想不到一个多月治不好的病，就凭一味药，吃了一次就好了。第二天身热尽退，痰嗽皆愈。李时珍亲身体验到药中病所，效如桴鼓，覆杯而卧的神妙。

《医门法律》里讲，肺气肃降，则诸经之气莫不服从而顺行。五脏消耗过度，蒸蒸发热，这时再怎么补阴都是杯水车薪，只有降肺气，让五脏六腑下一场甘露之雨，只有久旱逢甘露才有生机，中医把这种治法叫降金生水。

本来李时珍脉象浮洪，一派上越之象，经用黄芩汤后，脉气内收，五脏不处于耗损外散状态，这病算是缓解了。经过这次大病后，李时珍就跟父亲说了实话，科举这条路不适合我。就算走了仕途，万一官做得不好，会被皇上抄斩，那可是掉脑袋的危险事。就谈这读书进取，过用心意识，有多少人因此读疯了，甚至读得虚劳亏损，人不像人，鬼不像鬼。

李时珍的父亲听后，无话可说，还是儿子看问题看得深刻。如非儿子这次绝地逢生，病中得救，绝不会有这种深刻的体验。

孟子说，人之有德慧术知者，恒存乎灾疾。一个人有道德、智慧、技术知识，大都是由于他经历过很多痛苦折磨，然后从中反思。

那你干什么呢？父亲问道。李时珍说，很简单，一辈子能干好一件事就不错了，我打算操医术，解救民众疾苦，不问政事科举。老爷子听后点点头。

23岁过后，李时珍正式放弃科举，专心于医。这心发对了，进步就像箭一样快。所以成功有个秘诀，就是做自己喜欢的事情，而且这事情对社会人类越有价值，你的成就就越大。李时珍考场失利，却在医道上如鱼得水，他一边跟父亲采药识药，诊病抄方，一边又开始他的读书生活，不过这回读的不是教条的科举书，而是治病的医籍。业余之时，他就开始替贫苦人们治病。李时珍的天赋很高，看病效果很好，很快名气就超过了他父亲，有时他父亲治不好的病，经他调整一下方向，居然也让他治好了。

父亲越看越点头，而且最让李时珍出名的还不是他精湛的医术，而是他高尚的医德。为什么呢？有些穷人来看病，李时珍居然不收任何诊费，甚至还布施医药，连自己上山采的药也无偿地送给这些穷人，搞得那些穷人感动得流泪。

人家问他，李先生，你这样行医不仅没法致富，甚至还倒贴了这么多钱，你这怎么过日子呢？李时珍笑笑说，你们认为谁最富有啊？

这人说，当然是我们当今皇上富有天下。

李时珍笑笑说，知足第一富。人就是夜眠八尺，日食三餐，粗茶淡饭，你吃得津津有味，一觉睡到天亮，那么你就是最富有的。真正懂得生活，懂得过日子的人，才是内心第一富。如果只知道去赚钱，百年后这些钱财你一点都不受用，当钱财超过自己生活所需时，那就是多余的，多余的钱财不是用来满足欲望，而是要用来解救贫苦危难。这人一听，佩服得五体投地。

李时珍几十年如一日，就是这样过日子，他的钱财没有猛增，总是刚刚够用，但是他的名气却越来越大。大到什么程度，大到当时的楚王府要请私家医生，都必须派轿子把李时珍抬到家里来。

有个王妃平时爱生小气，心计比较多，就连吃饭眼珠子都在转，这样的人，身在王府，命却很苦啊，还不如贫家女，每天踏踏实实地干活，快快乐乐地吃饭。

有一次王妃吃完面后又生了气，农村把这种吃东西又带些情绪，叫作吃了压气饭。像这种吃压气饭的人，问题就大了。浑身上下不舒服，就是找不出原因，其实就是吃伤加上气伤，搞得王妃胸口到胃都痛。当时很多名医都去治疗，又是消食化积，又是健脾和胃，发现食积仍然不消，胃气仍然不和，还是痛得要命。

于是大家就想到李时珍，王府就派人来请李时珍，李时珍一看这王妃，就知道这是斗气斗多了，一肚子怨气，加上平时娇生惯养，不劳动，所以中焦气机堵得严严实实。于是就开一味药，延胡索。大家都愣了，我们用这么多药，都难以拿下这疑难杂病，怎么李时珍就开一味药，是不是怕开药太多，吃坏了王妃，吃不了兜着走啊？但大家看到李时珍自信的样子，都不敢说话。王妃吃了一次，胸口到胃脘气滞胀痛的感觉马上没有了。这下大家都惊叹不已。李时珍靠着治好王妃的事情，马上名闻天下。

有些医生还在糊涂，不知道为什么一味延胡索能治好王妃的压气胸口痛。

李时珍说，见病不能治，皆因少读书。我以前也不会治这病，但是我多读了几本古书，发现《雷公炮炙论》里记载，心痛欲死，速觅元胡。像这种急性的气滞血瘀心胸胃脘痛，一味元胡就搞定了。

大家听后如醍醐灌顶，对治疗这类疾病拨云见日，医学水平一下子提高不少。

王爷说，李时珍，你想要什么，尽管开口，我这王府里有的，你都可以拿走。这下大家都以为李时珍搭上了王府的快车，直接通往功名利禄了。但是李时珍却啥都不要，他说，我现在能吃饱饭了，但我这脑袋还吃不饱，听说王府里有很多医书，能让我借阅，我就满足了。因为他知道书籍才是医学造诣不断上进的阶梯。

这么简单的要求，王爷当然答应了，让李时珍自由出入王府的图书馆。没多久，王府里的藏书居然让李时珍读完了。

李时珍的名气传到了皇帝的耳朵里。皇帝马上下了一道旨意说，让李时珍当一个王府的私家医生委屈了，赶紧请到朝廷来做太医。进太医院是很多医生梦寐以求的，因为荣华富贵唾手可得。李时珍并不想要荣华富贵，但最后还是决定进太医院。为什么呢？因为他发现，民间的很多医书他都读过了，唯独皇家图书馆可能还有他没读过的医籍。李时珍进皇宫的唯一目的，就是冲着医书去的。

皇帝喜欢长生，天天吃长生仙丹。皇宫里佳丽三千，很多太医为了投皇帝所好，把一些壮阳兴奋的药，比如硫黄、仙茅、淫羊藿，融到丹药里去，说白了就是帮助皇帝纵欲。这样皇帝身体就日渐亏虚，老觉得精力不济，就请李时珍看病。

李时珍就跟皇帝讲多欲伤身、寡欲延年的道理，还说心急火旺性淫之人，若过服壮阳药，有百害而无一益，甚至他还说借药纵欲，以速其死。但他的论点并不为皇帝接受，皇帝还是日复一日地吃他那些金丹，说白了就是春药加重金属。

李时珍又跟皇帝说，真正的修道要修内丹，不能借助这些外在的东西。

皇帝问，内丹是什么？李时珍说，内丹就是精气神。

皇帝又问，怎样修精气神？李时珍又说，寡欲，早睡，少操心，多运动。

皇帝不乐意了，说来说去，还是要我不自由，看来你也不是什么神医。

李时珍心中就很郁闷，像这样的正知正见，皇帝居然听不进去。难怪历代的皇帝寿命都不长，病痛却很多。而且历代的名医大医，如果跟皇帝沾上边，也很少有好下场的。比如扁鹊被太医嫉妒，而遭杀身之祸。华佗治曹操的头痛，曹操却以为华佗要谋害他，遂致华佗冤死在牢狱之中。想到这里，李时珍有点心惊胆战，自古就有伴君如伴虎之说，而且民间也流传着医不沾官的传言。自己这条小命不要紧，百年光景迟早都会过去，可如果胸中的抱负得不到施展，手中的《本草纲目》编写不完，该留下多大的遗憾。

李时珍又想起孙思邈躲在太白山写《千金要方》，皇帝要请他出山做官他都不去。陶弘景也躲在山中，写他的《本草集注》，他有宰相之才，皇帝请他出山做官，他也不去，后来人们还称他山中宰相。这些人能够尽终天年，得到善终，说明朝廷这地方不好混，来这里见识一下就可以，如果想要长久待下去，估计不是成为子弹，就是变为炮灰。想到这里，李时珍马上做出决定，辞职返乡。于是他写了份辞职书，回到家乡，从荣华富贵的象征——太医院，回到贫穷的竹篱茅舍去了。

这次华丽的转身，在很多人看来是在退，但他们不知道中国最高的智慧就是退让之道，以退为进，功成名遂身退，天之道。退的是荣华富贵之梦，进的是千秋寿康大业，万载中医药发展。

李时珍决定继续写《本草纲目》，可大家都知道古代写书可不是件容易的事，何况是写医书。所以这一决定注定李时珍要走一条艰辛的路。

首先李时珍开始学画画，学画画干什么呢？这跟弘扬中医药有什么关系？原来他想要《本草纲目》里全部附上插图。俗话说千描万描，不如图片一瞧。你用文字说千道万，人家未必知道这种药，可你如果画出图来，看过的人很容易就记住了。古代又没有数码相机，更不可能带一个会画画的人在身边，还得自己亲力亲为。只有把图片画好，才方便药书流传，也方便那些初学者拿着药书到山里去对照，最起码不会出现太大的偏差。

如果李时珍生活在我们这个时代，那他采药就方便了，碰到什么药，相机一拍，什么都有了。估计李时珍可能就不会去写《本草纲目》了，而是会去寻求另一条弘扬中医之路。比如借助影视，拍中医的宣传片，比如《神医喜来乐》，可以使中医走入寻常百姓家，使人们更方便地了解中医，认识中医。

每个时代学习中医的人的使命感是不同的，李时珍那个时代，最大的使命感是要把本草统一，免得抓错药、害死人。

李时珍开始壮游天下，记住，他壮游天下可不是靠火车、小汽车，而是两条腿。他为了写好《本草纲目》，从优越的太医变为浪迹天涯，有上顿没下顿的流浪汉。他的足迹踏遍全国名山大川，无论是悬崖峭壁，还是草原沙漠，有药材的地方，就有他的踪影。为了验证药材的四气五味，寒热温凉，酸苦甘辛咸，他还经常品尝药物。有的时候尝错药，差点像神农那样中毒死掉，真是太危险了。但是为了全人类的幸福生活，他必须坚定地写下去，走下去。

李时珍就是这样一根筋的人，你会发现世界上很多事情，也只有这种一根筋的人能够干得成。足足二十余年，李时珍竹杖草鞋药篓子，全凭双脚走天涯。

这个放着舒适生活不过，却去冒险、闯荡，为了心中理想而奋斗的人，终于完成了他的这本划时代的巨著，《本草纲目》在中国医药史留下了最为漂亮的一笔。

当时的大学者王世贞，为《本草纲目》作序说，阅读此书，如入金谷之园，种色夺目，如登龙君之宫，宝藏悉陈，如对冰壶玉鉴，毛发可指数也。

你想想，当时李时珍行走天下编本草，为了什么呢？书编成了，没有稿费，徒步天下，没有任何赞助。不仅这些东西没有，还有未知的危险。不知道哪个荒山野岭突然跳出个强盗来，这就足以让你寸步难行。甚至在荒无人烟的山林里，不小心掉到悬崖下，谁管你啊！还有如果误入毒蛇出没之处，被毒蛇咬了，谁救你啊。在荒野里碰上狼群或虎豹，一个文弱书生，如何能顺利脱生？如果把这些困难险阻一一列举出来，估计没多少人有机会写成《本草纲目》。如果你能明白李时珍为什么这样干，那么你就会明白人生的价值。

三千年读史不过功名利禄，八万里河山终归诗酒田园。千秋霸业，万里河山，还有一切名利，它们只是浮云，甚至最后连浮云都不是。如果你不明白的话，等你人生经历过生与死的较量后，你就会清楚。如果还不明白的话，那就只有等到生命的再一次轮回。但是李时珍不同，一万年太久，只争朝夕，轮回绵绵无期，只求我这辈子尽我所能。

每个时代都有每个时代的使命，但是在李时珍那个时代，读书、升官、发财绝不是历史使命。你们看王侯将相，历史上有多少，能够让人记得起来的又有多少，为什么李时珍的名号在当今还家喻户晓，其中最重要的就是他知道那个时代的人们最需要什么，历史最需要的是什么，他能够做到什么。

人的生命才是最可贵的，也是最脆弱的，真正的医者应该有高度的责任和义务，也就是说时代的使命感，只有这种使命感才能让你觉得这辈子没白活。

李时珍当时觉悟到了，所以他能放下别人放不下的荣华富贵，他可以担起别人不敢担的历史重任，历经无数苦楚，就为了完善药物学，让后世人不会用错药。

学完李时珍，我感慨无限，以前我只是机械地读过《本草纲目》，但没有读懂李时珍的心，经郑老师这番讲解，我不禁掩卷深思。我们的未来在哪里，我们这个时代中医人的使命感是什么？关于这个问题，在大学期间，我思索了五年，整整五年，相信其他同学听后也大受震撼。

人这一辈子不能白活，你如果没有使命感，那么你每天都在空过，一旦明白了这里头的意义，分秒你都不会白过。

真正珍惜时间、珍爱生命的人，他们都明白自己奋斗的价值。如果只是为了功名利禄而奋斗，即使再成功，充其量也只是历史中的一点尘埃。

你如果明白了真正人生的价值，找到我们这个时代的主旋律，跟它共振，那么你就有可能奏响时代最强音，传遍历史长河，千年之后，还有回应。

105、照亮人生路

郑老师循循善诱，同学们欲罢不能。从宋金元时期的四大家，又讲到明代的王肯堂、薛己，讲完李中梓、李时珍后，又讲了周慎斋、喻嘉言，到后来讲到清代医家叶天士、徐灵胎，还有黄元御、王清任、唐宗海，近代的张锡纯……

每个医家都有每个医家的特点，他们虽然身处时代不同，但他们都有一颗大医心，却是一致的。郑老师说，读历史人物，就是让我们明白从历史到我们当代，需要什么样的人物，我们又能够成为什么样的人物。不然的话，你听历史，只是像在听故事一样，这样听了与没听都差不多。

学习一个医家的思想，就要努力靠近他、超越他。后来者居上，长江后浪推前浪，这是历史的主旋律。但是一个人如果没有一个远大的人生目标，这些历史人物再精彩，他都学不到他们的真正精神。历代医家都认为，医者要有一个大愿力，方才有后来的大建树。你的人生没有理顺，你的医路怎么能够走得顺畅呢？

活着是为了什么？这是无数前人都在探讨思索的问题，过去是，现在是，将来也是，这是一个历史永恒的话题。如果学医者为身家温饱计，那你只是以医术为职业，这样愿力小，影响自然不会大。如果学医者为济世活人，续岐黄大业计，则愿力大，那你就可以以医入道，这样自然影响深远。这是郑老师在讲张锡纯的时候做的总结，给我们的医史课划上了一个圆满的句号。

郑老师说，历史将在你们身上继续延续，中医的发展在你们这代人身上将走向世界。当今时代的中医历史使命，主要集中在培养薪火传承者，以及将中医药普及到世界。你们将来如果能够跟这个时代的主旋律发生共振，必定会奏响时代最强音。很多同学听后都觉得这目标太遥远了，似乎难以胜任，融入中医药走向世界的梦想，想都不敢想。

郑老师说，年轻人意气风发，应该敢于立大志，干大事，中医界需要这样的人物，整个时代也呼吁这样的人物。当时张锡纯还只是一个教书先生，但是他就立大志，干大事，必须要济世活人，传承中医薪火，这一大心愿发出，他的境界就远远超过他的年龄，他的胸怀就足以媲美任何医学大家，甚至直追古人。

初心不退，道业可成。张锡纯从开始发心立愿，就没有退却过，用一辈子去圆满这个愿力。所以人们评价张锡纯的著作是当时医界独一无二的，而且在中国近代医学史上，他的地位无可替代。

《医学衷中参西录》一出，马上成为医子争相效法学习的经典，为何人们称此书为第一可法之书？又称张锡纯用心精微，高出常人万万，甚至人们认为只需要医学生人手一本，必可令很多人不必枉死。最重要的是很多中医爱好者拿起此书来，就能步入中医之门，领略中医之美。

原来张锡纯在行医救人过程中，就开始培养医学后进，他认为著书立说，应该让后人能读懂看透，而且随手拿起来就可以用。

最重要的是要让医学生迅速成才，他发了一个愿说，学医三年，就要能够行道救人。他自己写的书籍，就要有这个效果。

完全没有任何花架子，讲的都是干货实质。所以张锡纯的影响是非常大的，从他以后中医界到现在将近百年，很少再出现过类似影响巨大的中医人物。

现在很多学生虽然手中拿着张锡纯的书，口中也在诵读，但是他的心并没有调到张锡纯的频道，不能共鸣，所以书里有很多医道精微，都难以体会到。

同学们，你们都是将来医界的梁柱，需要好好地读书，但是更要明白读书是为了什么？要好好地学医，但不要做个糊涂医。人的生命有限，我们要利用有限的生命做最有益的事情。很多人一辈子为身家温饱计，一辈子都不能填饱自己的欲望。而另外一群人相反，为了济世救人计，而全身心去做，恰恰这些温饱、富贵寿康，统统都附带过来。所以学医第一步明道发心很重要。

同学们听完后，终于明白郑老师讲医学史为什么要先给大家讲医学人物，有这些医学人物在前面引导开路，我们才能够跟上，才能见贤思齐。你如果想进步，攀登高山，却连山都不知道在哪里，那又如何不断超越呢？

这些医学史课不仅照亮接下来的大学医学之路，更照亮我们的人生之路。

106. 伤风头痛

《中医基础理论》已经学习过半了，这节课宋老师开始给大家讲病因与发病。治疗疾病如果不明白原因，开口动手就容易错。

导致疾病的原因多种多样，外面有六淫邪气，风寒暑湿燥火，里面有内伤七情，饮食不节，劳逸失调。很多人生病不是一两个原因，而是几个原因叠加在一起。疾病的康复，要注重饮食有节，起居有常，不妄作劳。

宋老师开始给大家分别讲六淫邪气的特点。讲到风邪时，中医认为风为阳邪，容易伤到阳位，所以人体头面部容易受风而见头痛，而风的特点是善行数变，所以很多头痛，病人指不出具体痛在哪里，时而这边时而那边，这就是风邪为患。

有个妇人头痛好几个月了，时而左边时而右边，屡治不效，做了颅脑CT，也没查出问题。医生说这是血管紧张性头痛，可吃药后也没见缓解。

宋老师说，你这是伤风头痛。病人不知道什么叫伤风头痛。

宋老师又说，你在家里睡觉时，头有没有对着窗口？这妇人点点头。

宋老师说，你回去睡觉时记得务必把窗关小，使室内风不要对流得太厉害。

妇人问，为什么呢？宋老师说，这是中医的养生原则，叫作坐卧不当风，当风容易生病。《内经》讲，伤于风者，上先受之。你体虚后吹风，头部就会不舒服。

宋老师给她开了3剂川芎茶调散。川芎茶调散是由一派风药组成，专门疏散头面风气。为什么用风药呢？因为中医认为巅顶之上，唯风药可到。

3剂药吃完，这妇人头痛就好了。

风是行走不定、飘忽无常的，而中医借助这种象，认为疾病游走不定，像各种痛症，痛无定处，比如头痛、风湿，这都要考虑到祛风。俗话说，风平浪静。风邪祛走，血脉就安宁，自然就没了疾病。

107. 颈部受寒按摩散

风邪讲完，宋老师又讲寒邪，寒邪有三大特点。

第一，容易伤人阳气，伤寒，身体就容易怕冷。

第二，寒性凝滞，凝滞就会不通，不通就会疼痛。寒气盛者体多痛。

第三，寒性收引，收引就是收缩之意，就像冬天人冻得打哆嗦，这时肢体会屈伸不利，血脉会变得僵紧。

为了让大家直观地了解寒气的特点，宋老师就问，你们有哪个现在颈部僵硬不舒服的？还真有几个人举手。

宋老师说，你们颈部为什么不舒服？他们都摇摇头。

宋老师叫一个同学到讲台上去，摸脉后，点点头说，这脉是典型的浮紧，是风寒束表。你是不是常吹空调？这同学点点头。

宋老师说，如果你长期用电脑或看书，身体疲劳了，气血运行动力不足，再稍微受寒受凉，颈部就容易酸胀。因为外面的寒气会直接伤到你的阳气，会收引你的血脉，而颈部的血管是最敏感的，它连接头和躯干，这里的血脉一旦收缩不通，颈部就会僵硬疼痛。

同学们说，那该怎么办呢？宋老师说，很简单，当场见效，你们好好看着吧。

说完宋老师就把衣袖卷起来，原来宋老师准备给这同学颈部做推拿按摩。推拿按摩可是中医的精髓，它是徒手治病，体现医家高超的水平。

大家看宋老师的手灵巧得像变魔术一样，颈部发出噼噼啪啪的松骨声，然后宋老师又在他肩背部来回地推拿点按。宋老师说，感觉怎么样啊？

这同学说，原来我的肩膀和颈部像被绳索捆绑一样，现在像是松绑了，脑袋一下子清醒不少，而且现在颈背部像是加热了一样，暖洋洋的，特别舒服。

宋老师说，以后你们学推拿按摩时可要好好用心。你们身体只要有些不适，稍微推拿按摩几下，就能马上缓解痛苦。大家听后都对推拿按摩非常向往。

宋老师马上言归正传，说，你们看，为什么这几个动作手法能够迅速缓解颈部僵紧？向明说，因为宋老师帮他疏通了血脉。

宋老师说，主要还是我们通过运动摩擦，加上点按穴位，还有拨弄筋骨，很快使得局部发热，阳气被调动起来。前面我们讲过寒者热之，受了寒气后，可以用温热的办法，把病邪赶出体外。

温热的办法很多，比如可以开一剂葛根汤，寒邪被驱散，血脉恢复畅通，颈部变得暖洋洋的，颈部就不僵紧了。当然你也可以艾灸大椎穴，近距离地对颈部进行加温，使血脉通畅，局部暖洋洋的，寒邪一散，僵紧之感也会随之消除。

但是我们手头现在没有药物，也没有艾条，可以用按摩的手法，只要达到加热颈部、放松经络、驱逐寒邪的目的，那就是在治病。

大家看到没有，中医的招法相当多，汤药、艾灸、针刺、拔罐，还有按摩，看似五花八门，其实把握住医理后，你都可以拿过来用，为病人的健康服务。

你们说，中医是用什么治病呢？不是用药物，也不是用毫针，更不是用艾条，而是用我们的智慧，用中医的道理，明白道理后，就可以驾驭这些具体的工具，还有药物。真正治病的还是我们的智慧。

108、中暑与生脉饮

宋老师讲到暑邪时，阿发深有体会地说，老师，我中过暑，感受得很清楚。

宋老师说，那你说来听听。

阿发说，当时我心烦身热，觉得干渴，身上没劲，就晕倒了。

宋老师说，心烦身热是因为暑为阳邪，其性阳热。干渴少津、短气，是因为暑性升散，容易耗气伤津。就像为什么夏天太阳暴晒、汗大出的时候，容易中暑？因为这时津气大泄，而精血又是同源，大量出汗，消耗的是人体的血啊。心主血，一旦脏腑缺血，头脑及周身也就缺乏血供，于是就晕倒了。

阿发说，后来我喝了生脉饮，觉得人有劲了，精神就慢慢恢复了。

宋老师说，为什么叫生脉饮？也就是说你伤气津后，脉里的气血津液这些物质基础大量流失，你的脉是空的，而生脉饮就帮你的脉填补气津，使脉道充盈，搏动有力，诸症自复。生脉饮由人参、麦冬、五味子三味药组成。人参、麦冬大补气津，补充暑热消耗的物质基础，五味子能收敛，把炎热亢盛外散的脉势收住，以免消耗过度，同时它与人参、麦冬合在一起，起到酸甘化阴、补气生津的作用。

大家虽然还没有学方剂，但是经宋老师一分析，对中医组方都充满了兴趣，都很期待学《方剂学》，方剂可是中医治病的武器。工欲善其事，必先利其器。

打一场疾病的攻坚战，战略思维很重要，武器同样重要。如果说学中医基础理论是战略思维，那么以后学中药、方剂，就是购买各种各样称心如意的武器。

宋老师接着说，暑邪还有个特点，大都夹杂湿邪，为什么呢？因为长夏之季，天气炎热多雨湿，所以人很容易困倦、胸闷，甚至大便不成形，这就要用化湿的思路。我们下面就来跟大家讲讲湿邪的特点。

109、在南方要学会治湿

宋老师说，在我们南方如果不懂得治湿是行不通的。因为我们南方地处沿海，比较低洼，而且常年雨水比较多，这种天气和地理环境，造成了南方的人水湿之气比较重，那么湿气重有什么特点呢？首先湿性重浊，什么是重浊？就是觉得沉重，就像干毛巾很轻，但是泡在水里拎起来就很重。所以感受湿气的人，周身困重，四肢酸懒，甚至头部沉重，像是阴天一样。

上次有个同学旅游回来，经常头晕困重，没胃口，上课打瞌睡。原来他当时在山里觉得溪水很清凉，就跳下去洗澡。殊不知本来旅游舟车劳顿，休息不好，正气较弱，这时一旦着凉触水，浑身感到困重难受，回到学校都没有恢复过来。

他说，老师，我头部晕沉沉的，就像裹条湿毛巾似的。其实这就是《内经》里讲的因于湿，首如裹。把他的脉，脉濡缓，舌苔偏白，就知道湿伤头部肌表。给他用了羌活胜湿汤，吃完 1 剂头部就清醒了，2 剂药吃完，浑身轻快，不再头晕困重、嗜睡。

接下来我们讲湿邪的第二大特点，它容易阻滞气机，损伤阳气。

当时还有一个同学，坐车旅游时，在车上就胸闷脘痞，一到山里就觉得没胃口，什么东西都吃不下，甚至有想吐的感觉。原来这就是中医所谓的水土不服。说白了就是中焦气机受阻，水湿不化，泛滥为害，困住脾胃。

正好他带了藿香正气胶囊，吃上几粒，很快觉得头目清爽，胃口大开，周身轻快。睡了一觉后醒来，那些水土不服、晕车之感纷纷都消失了。

同学们马上记住了，原来藿香正气胶囊可以治水土不服，还可以用于湿气偏盛、中焦脾胃不运的晕车、晕船。

宋老师又讲湿邪的第三大特点，就是湿性黏滞。宋老师打了个巧妙的比喻，让大家一下子理解了什么叫黏滞。你们看，这里如果有一堆干土，你再倒上水，这土是不是很黏滞。还有本来道路是干爽的，走过去鞋底光滑，可是下场雨后，道路泥泞，你再走过去，发现整个鞋底都黏满了黄泥，沉得都快走不动了。这就是湿性黏滞的表现。大家听后豁然开悟，原来中医可以这么形象。

那么有哪些常见疾病属于湿性黏滞呢？比如大便稀溏，黏腻不爽。

上次有个病人，大便几个月都不成形，黏腻，老觉得拉不干净，而且时不时肚子还会痛。宋老师一看他舌红苔黄腻，就知道湿热在胃肠，于是给他用香连丸，清热除湿，大便很快成形，肚子也不痛了。

湿泻第四个特点是什么呢？就是前面我们讲的湿性趋下，易袭阴位。《内经》里讲，伤于湿者，下先受之。

这湿邪与风邪恰恰相反，北方风大，而南方湿重，所以北方干燥，而南方黏腻。如果湿气重的人去北方生活，他就会很舒服，这就是治湿要用风药的道理。

宋老师说，你们看，为什么晾毛巾要晾得高一点，而且要晾在通风口处？

同学们说，风干了。宋老师说，没错，要靠风来干燥湿漉漉的东西。你们想，治带下的完带汤为什么要用荆芥、柴胡这些风药？治疗泄泻的逆流挽舟方荆防败毒散，为何要用到一派风药？这都是湿邪下注，用风药来升阳除湿。

上次有个病人腿脚沉重，上下楼梯抬不起腿脚。经询问，大便也不成形，又看他舌苔水滑，就知道他下半身湿气重，如坐水中。

病人说，大夫，我腰以下沉重得像是在水里走，每天早上醒来感觉僵硬，要活动好一阵子才松软。宋老师只给他开了苍术、羌活两味药，叫他拿回去泡茶。

病人不相信这几块钱的药就能治好他的病，要宋老师多开些药。宋老师说，效果不好的话，可以再来找我。结果病人又去找宋老师，高兴地说，大夫，我来找你不是因为效果不好，我的病治好了，吃了你的药，真舒服，现在上下楼梯，我可以三步并作两步走。宋老师笑笑说，治好了就行，那你还来找我干什么？病人说，我给你介绍病人来了。大家听后哈哈大笑，中医就是这样，治好一个病人，后面有一大堆病人，中医就是拿疗效来当口碑。

经宋老师这样讲解，我们对湿邪的认识就更深了。

110. 干咳与燥邪伤肺

有个学生，在上宋老师课的时候，一直在咳嗽，咳的声音非常燥裂。他不断地喝水，也不能缓解。

宋老师说，现在秋高气爽，燥邪为患，你们看大自然草木干枯，水分缺少，所以对应人体也会比较干燥，容易耗伤津液，你们要注意多喝些温开水。因为燥邪的特点就是干涩，易伤津液。你们知道为什么燥邪最容易伤肺吗？因为肺为华盖，它是娇脏，又主表，人体水分亏耗，是由表往里干的。就像池塘的水要干枯，总是池壁上面的地方先干。人体的肺在五脏是身体的外围，它主皮毛，所以津液不足，最容易表现的就是皮肤干燥、口鼻干、口渴咽干，甚至咳嗽。当然大便也容易干结，因为肺与大肠相表里。这就是《内经》里讲的燥胜则干的道理。

这同学说，老师，我确实觉得咽干口燥，这两天大便也比较干结。

宋老师说，简单，你回去买点川贝母粉，5克就够了，再买两个梨，切块后，把川贝母粉和梨一起炖服，看看明天还咳不咳。

这同学当天下午喝了，第二天早上，宋老师又来上《中医基础理论》课，这同学第一个就报告说，老师，我现在不咳了，口也不干渴了，看来还是要用药啊！

宋老师笑笑说，关键还是要辨证准确。燥者润之，川贝母润肺止咳，梨又是秋天上市，乃肺之果，津液比较多。如果肺部一派干燥，正好用川贝雪梨滋润之。所以干渴、口燥马上缓解，大便干涩也得以润通。大家又学到一个食疗小招法。

111、火性炎上牙肿痛

宋老师说，火热邪气，老百姓最熟悉，在我们广东也最为常见。广东的凉茶为什么那么普遍，青草药那么流行，有一个重要原因，就是广东处于南方，南方属火，所以这里的人相对容易上火。

有个老阿婆，吃了点煎炸豆腐，第二天就口干、口苦、牙肿痛。

疮肿原是火毒生。这火邪有个特点，就是容易导致各种疮肿，撤掉火邪，疮肿自消。南方人都知道上火肿痛了，就要吃点下火撤火药。

她一来我诊室就说，大夫，我上火了，给我点下火药吧。

这就是火邪的第一大特点，叫火为阳邪，其性炎上。你们看那些病人口干口苦，双目红赤，这都是一派火热之象。人体的上部就是头面，所以人体的火气一下子就上燎头面。

这时我们不能光听病人说的，有时表面症状未必是病机实质，所以我们要把脉来确诊。我一摸这老阿婆的脉象洪数有力，证明这确实是火热无疑。

然后又问她，你这两天大便怎么样啊？她说，拉不出来。

三点确定一个平面，三个关键点就可以把病机定下来。口苦、牙肿痛，舌红、脉洪数，加上大便干结。为什么呢？因为火容易耗伤阴液，你看湿衣服用火一烤就干了，大肠里的水气被这些煎炸烧烤的东西一煎熬就干了。

我就给老阿婆开了增液汤加一味大黄。增液汤由玄参、麦冬、生地黄三味药组成，专门增加肠道津液，帮助肠道润肠排便，减少火气上扰。

为什么加一味大黄，大黄能够把洪数的脉势、上炎的火热降下来。

我只给她开了2剂药，因为像这种急性上火的疾病，往往一两剂药就行了，开多了反而容易药过病所，伤到人体正气。这老奶奶吃了第一剂药，大便通畅，牙痛减轻。第二剂药吃完，牙就不再痛了。因为肠道里的那些燥火积滞被清出体外。就好比釜底抽薪，锅下面的痰火拿走了，锅里就不会沸腾，一派火热了。

112、情志病——喜胜忧

大学城十所高校巡回演讲，普及中医计划初步完成。当我和章少聪两人花了一个月，各开了五场讲座后，大学城兴起了一股学习中医的热潮。

大家从不了解中医、误解中医，到了解中医、学习中医、受用于中医。

在广东工业大学开讲座时，我和章少聪一起去了。开完讲座后，广工的一个学生非常苦恼，无论如何要我们帮帮他。章少聪问，你有什么难处呢？

这同学叫张扬，他说，不是我的问题，是我母亲。章少聪问，你母亲怎么了？

张扬说，前段日子，我家里让小偷偷走了一万多块钱。我母亲闷闷不乐，忧心忡忡，整天自责，就是想不开。虽然我们不断劝她，钱财乃身外之物，去了还会再来。但她始终纠结，放不下。结果饭也吃不香，觉也睡不安，整个人一直在消瘦。这几个月以来，看了不少医生，什么安神药、开胃茶吃了个遍。医生还当抑郁症治，用了些疏肝解郁的药也没效果。他问，这该怎么办呢？

章少聪听后，就问我，你看像这种病，如果在国外找谁？

我笑笑说，当然找心理医生了。

章少聪说，古代也有心理医生，一个出色的中医就要充当心理医生的角色。

然后章少聪就给我讲了一个《名医类案》里的故事。有个人丢了一大笔钱，他赚钱不容易，于是忧劳成疾，整天愁眉不展。于是家人请了一位叫汪石山的医生来帮他治病。汪医生看后说，你这病是因为情志而引起的，是破财而忧思得的病，必然要因为得财欢喜才可以把病治好。用无情的草木想要疗这有情的疾病是不可能的。他家人就问，怎样才能得财欢喜治这病呢？汪石山就想了一个计谋，叫他家人设一个局，使这病人在无意中捡到一大笔钱，果然这病人欣喜异常，不知不觉忧思病就解开了。中医管这叫喜胜忧。

张扬听完后说，你们是说不能纯靠药物，要让我妈妈无意中得到一笔钱，她的情志一欢喜起来，病就好了？章少聪点点头说，可以试试这办法。

然后章少聪就教这同学布了一个中彩票的局，让张扬的母亲知道张扬中了彩票，中了一万多块钱。张扬的母亲高兴得手舞足蹈，干家务、做饭都特别带劲，上下楼梯三步并作两步走，到街上买菜也哼着小调，欢喜异常。几个月的抑郁忧思一扫而光，从此胃口好了，吃饭也香了，完全恢复正常。

这件事情让张扬感激不已，他特别写了封感谢信，记录我们帮他用中医思想出谋划策，治好他母亲的忧思病，并且把这件事情写成文章，放在大学城的网站上。大学城里可有几十万的学生，这一放上去可不得了，我们马上成为了学校的风云人物，连一些报刊记者都来采访。

不过出名也不好，因为后面会带来更多的事情，那些疑难怪病、情志病，居然一个接一个地找上了我们。

113. 情志病——恐胜喜

说到布彩票局治病，却还有一人因为中彩票而得病。

广州市某工程队的一个监理员，他平时很少买彩票，有一次买彩票，居然中了十万元，他欣喜若狂，每天一想到这个事情，就大笑不止，但是他却控制不住自己，甚至有时吃饭，听到"彩票"两个字，他就哈哈大笑。

别人都不敢跟他在一起吃饭，因为他一笑，手舞足蹈的，连桌子上的饭都碰洒了。甚至他睡觉时，妻子都怕他，因为经常可以听到他在睡梦中狂笑。

他倒没什么，他家人就苦恼了。于是他家人就找到大学城，看看这两个小中医是不是有办法。章少聪叫上我到他宿舍里去看这个狂笑症病人。

医院确实没检查出问题，但这种情志失调，又岂是现代仪器能查出来的。他妻子说，我真怕我丈夫会笑疯了。说话之间，病人果然在傻笑。

我和章少聪故意离开了一会，让他俩在那里等，然后又叫他的妻子出来，故布疑阵。他在里面就有些坐立不安，他以为他的病不可救药，医生都不敢告诉他。

章少聪说，这种喜极而狂，是因为心气耗散得太厉害，如果不能把心气往下收就危险了。而在七情里，恐能够胜喜，就像水能够克火一样，肾主恐，心主喜。

我们试试让他担忧惊恐，看看能不能让他把心气收收。于是章少聪进去后故意摇头叹气，做为难之状，医生越是这样，他越是担心恐惧，以为这是绝症，不告诉他事实。妻子故意安慰他说，没事没事，你这病不会死的。越这样说，他越觉得不安，本来欢喜状的，现在却露出惊恐之状。于是他妻子便带他回家了。病人自此以后，再也没有狂笑。

后来他妻子看他恢复了正常，才跟他解释说，这是医生故意设下的一个恐胜喜的局。他听完后，马上心开意解，不再狂喜、恐惧，恢复正常。

数月狂笑之病，得一恐惧而愈。若非深知七情可以导致疾病，巧用七情又可以治疗疾病的道理，怎么可能不药而愈呢？

这一下又治愈了一个情志病，外面传得沸沸扬扬的，说中医学院出了个小神医，可以不药而令疾病得愈，越吹越大，搞得报纸杂志的记者都前来采访。

114、情志病——思胜恐

有个叫刘海的报社记者，直接找到我们宿舍，想对我和章少聪做一个专访。

谈谈中医是什么，为什么你们小小年纪，就可以学医有成，不是说中医是老的香，姜要老的辣吗？

章少聪说，老中医经验确实会比较丰富，但如果年轻中医思维活跃，早临床，多临床，水平一样可以提高。

而我则说，拳怕少壮，棍怕老狼。中医需要老中医的引导、教导，但临床实践更需要年轻的中医。年轻中医精力足，后劲强，只有涌现一大批年轻有为的中医，才能够应对越来越多的疑难杂病。

刘海记者又说，你们治疗的这些疑难怪病，有些病人已经到处求医无门，你们出了些点子，居然帮他们解除了疾病的困苦，这是怎么做到的呢？

章少聪说，你是讲的情志疗病案例吧？刘海记者点点头。

章少聪说，情志波动偏颇，就会引起疾病，《内经》里早已说过。

我则随口把《内经》原文背了出来，百病生于气，怒则气上，喜则气缓，悲则气消，恐则气下，惊则气乱，思则气结。

刘海记者说，能不能举一些例子啊？

章少聪说，当然可以了，这些例子大家都听说过，如果你用中医基础理论来解释的话，那就更精彩了。相信大家都知道一个叫杯弓蛇影的故事。我这里就不多讲了，这人一直疑心自己喝酒时喝下了小蛇，担心害怕，所以浑身不适。

我们中医认为，这种恐惧的疾病，要靠正确的思维来引导治疗，这叫思胜恐。因为肾主水，主恐，脾主土，主思，土能够制水，所以思能够胜恐。

为了解除这人的恐惧，于是带着他重新回到喝酒的地方，把酒杯再倒满，墙上的弓就在上面有投影，像小蛇一样，把弓拿走，酒杯中的蛇影就消失了。就是这种正知正见的思维，令得病人疑团大解，周身不适之感顿消。

刘海记者笑笑说，原来还有这种说法，真让我开眼界了。

接着我也讲了一个大家都熟悉的例子，叫范进中举。范进中举后，手舞足蹈，欢喜得发狂，哈哈大笑。后来为什么能够治好呢？因为恐胜喜，范进碰上了他的岳父，他的岳父是一个粗莽的屠夫，一看范进这样子，一巴掌拍过去，怒喝一声，这范进脑中一清醒，害怕得要命，心头狂喜不能自止的毛病马上消失。

刘海记者笑笑说，真有意思，我以前读范进中举都没想到这一点，你们中医的思维太神奇了。

115、情志病——怒胜思

章少聪接着说，利用情志来治情志病，在史书上也有记载。

刘海记者更来了兴趣，是怎么记载的呢？

章少聪说，《三国志》华佗传里讲，有个长官，平时思虑过度，胸中抑郁，吃不下饭，华佗看后，知道无情之草木难以疗有情之疾病。这就是《内经》里讲的思则气结引起的疾病。像这种气机板结，就像土壤板结一样，脾主思，肝主怒，唯独肝木可以克脾土，需要草木破土而出，土气流通，疾病乃愈。所以荒山种上绿草后，就会变得有生机。

长官的儿子便问华佗有何妙方，华佗便说，有妙方，却不能让你父亲知道。

长官的儿子便问，什么妙方？华佗说，你父亲气机瘀滞，如果能大怒一场，就有可能疏通胸中郁结，打开胃口，助脾运化。但是由谁来让这长官发怒呢？

长官的儿子也想不出来。华佗说，简单。他故意向长官要了大量钱财，并不给长官做任何治疗，不辞而别，甚至留下一封书信，说这长官罪有应得。

其实暗中华佗早已把钱财还给他儿子了，但是长官大发雷霆，派儿子去追杀华佗。儿子回来谎称华佗已逃之夭夭，长官听后，怒火上攻，脸红脖子粗，情不自禁地吐出几口恶痰黑血。这恶痰黑血吐出来后，长官觉得胸口的石头好像被搬开一样，几年来那种胸中积聚、不欲吃饭的怪病，不知不觉就好了。

这就是怒胜思，肝能够疏泄气机，治好疾病的道理。

刘海记者听后，不禁鼓掌称妙，说，能逢上这种神医，用这种奇特的治病方式，真是奇妙啊！

章少聪说，中医的五行、五脏博大精深，搞心理的医生，帮病人疏导情志，治疗心理疾病，如果懂得这五行生克制化之理，思路会更开阔，效果会更好。

116、情志病——忧胜怒

刘海记者听得意犹未尽，说，还有没有情志疗法方面的知识分享啊？

章少聪说，当然有，比如金能克木，从情志上来讲便是忧能胜怒。

刘海记者不解地问，忧是如何胜怒的呢？

章少聪说，中医认为，怒则气上，悲忧则气消。所以一派怒气上攻之象，得到金气收敛，就会平复。

刘海说，比如现在很多小伙子怒上心头，动辄跟人打架斗殴，如何从中医角度来降伏这怒气啊？

章少聪说，很多家长会担忧孩子，会告诫孩子，讲打架斗殴的后果等。比如打伤人了要赔钱，甚至还要坐牢，自己被打伤了，身体遭罪。因为父母的忧虑及告诫，孩子就不敢那么放肆。所以怒火上来的时候，要多想想父母的忧虑及告诫，做一件事情之前，要多想想后果。明知道是两败俱伤的后果，为什么还要去做呢？这样一想，怒气得消，火气得平。

刘海笑笑说，真像你们说的，中医不仅解决健康问题，还能解决社会问题，这五行生克制化太妙了。

章少聪说，中医不使过之，也不会不及。太过了就有另外的东西来调平它，这样五脏中和，自然身心健康，情志不会大喜大怒，这人就平安多福。

117、运动疗法——劳作治郁

章少聪说，中医不仅有情志调病法，还有一些因为劳逸过度得的病，就可以用劳逸之法来治。

刘海说，劳逸过度也会生病，还可以用劳逸的方法来治？

章少聪说，没错，现代称这种疗法为运动锻炼治病。

然后章少聪就讲了一个清代名医肖文鉴治疗抑郁病的案例。

这肖文鉴临床治病从不墨守成规，一切从临床实际出发，从病人的具体病情入手，找出真正的病因，或用丸散，或用膏丹，或用食疗，或用心理疏导，有时候什么都不用，仅仅教别人打打太极，练练五禽戏，结果一些在别人手中难以治好的疾病，在他手中迎刃而解，治无不效。

有个富贵人家的女儿，长期幽居室内，患有抑郁症，情怀不畅，老是唉声叹气，家里不知请了多少名医，吃了多少药，都没有效果，最后居然思虑过度，导致气郁中土，饭食不下，形销骨立。

她家人急坏了，就来找肖文鉴。肖文鉴看后，心中有数，他知道情怀不得解，草木无能为力，但要解这情怀，谈何容易，为今之计，只有用一种健康的运动锻炼来取代她每天在卧室里思虑愁苦。

肖文鉴就交代这富家女每天必须陪着仆人一起到菜园里，要么拔上一箩菜，要么割上一担草，丢到池塘里喂鱼。坚持一百天，身体有底气后再用药，就可以一举治好。除了用这种办法，再也没有其他方法了。

为了治好病，家人就天天监督这富家女有没有完成医生交代的任务。刚开始这富家女确实干得不耐烦，但要治病，再苦的汤药都要吃，何况是干这点小活。想不到干久了后，居然习以为常，每天劳作后吃饭，胃口大开，在运动干活当中，早就把那些闲愁苦思忘了，这样晚上睡觉也很香。

三个月后，他们一起来找肖文鉴用药，想不到这富家女已经体质渐渐强壮，本来面色苍白无血色的，也变得有光泽了。

肖文鉴笑笑说，这不是已经给你治好病了吗？她家人恍然大悟。肖文鉴用的就是劳作治郁、迁移忘我之法，使病人转移注意力去运动，运动过程中，周身气血对流，郁闷不解自散。这可真是构思灵巧，出招奇高啊！

刘海边听边用摄像机拍摄，说，看来这古人的思想，真值得我们现代的人好好学习运用，他们这种用劳动来治疗抑郁的方式，可谓是运动疗法的典范。

118、运动疗法——干活治失眠

这时我马上想起，以前我读过一本书，叫《广阳杂记》，书里也有一个靠运动治好的案例，相当经典。

我便说，运动可以治病，而且专治那些平时缺乏运动的人所得的病。特别是现代很多人太过安逸，身体得不到充足的运动，就会气机瘀滞而生百病。

刘海说，哪类人最容易得这病呢？

我说，条件越好的人越容易得这种病。现代很多人只知道有劳，不知有逸，只知道过度劳累会得病，不知道太过安逸也会闲出病来。很多人在刚开始奋斗时经常劳作，身体什么病也没有，可是一旦事业稍微有成，人就安逸享福，什么病都来了。我跟大家讲一个古代的案例。

有个叫马绍先的人，他的父亲是举人出身，家庭条件非常好。马绍先得了一种怪病，就是晚上怎么也睡不着觉，白天没精神。医生说这是失眠，可用了最好的安神药，也没把病治好。又有医生说，胃不和则卧不安，这是胃气不降，导致心神失常。说白了就是生活条件太好，晚上吃得太饱，又加夜宵，堵在肚子里，营养不能被彻底消化，当然睡不好觉。于是医生就给他开了大量消食化积、健胃下气的药，试图把他体内多余的积气化掉，看看能不能有助于睡眠。结果用了最好的消食化积健胃药，病人还是睡不着觉。众医生都没办法了。

又过了几年，马绍先长期得不到好的睡眠，眼眶像熊猫眼一样，又黑又大，脸色苍白，走路不稳，形销骨立。一次偶然的机会，马绍先碰到了一个道人，这道人仙风道骨，马绍先连忙上前叩问养生之术。

为什么人家八九十岁，却有着二三十岁强壮的身体，而我二三十岁，却像七老八十的老头儿一样，颤颤巍巍，摇摇摆摆？

这道人说，既然你诚心问我养生之术，我告诉你，你如果去做了，身体估计就会好起来。你如果不去做，我就不跟你说了，免得浪费我口水。

马绍先再次叩拜说，你尽管说来，晚辈一定言听计从，只要让我的身体好起来，我肯定要排除万难，坚持到底。

道人说，好，我看你有这个勇气，可以把这个方法告诉你。你这病是因为生活条件好，平时只动头脑，很少动手脚，饭来张口，衣来伸手，都有仆人伺候，所以把你手脚给养废了。你现在要慢慢学会自立，才有可能将疾病治愈。

马绍先说，我要怎么自立呢？道人说，滴自己的汗，吃自己的饭，自己的活儿自己干，靠天靠地靠老父亲，最后只能够养出个病汉。说完老道飘然而去。

马绍先觉得道人说得句句在理，他便辞退仆人，自己亲自开垦十余亩良田，抡起锄头，跟那些老农一起学种庄稼，每天日出而作，日落而息。从此以后，他发现自己每餐都吃得比以前要多些，而且吃后很容易消化，不知不觉，晚上倒头就呼呼大睡。平时他闲着没事，就拿本中医书研究研究养生，练练太极和八段锦，越发觉得气机舒畅，身体强壮。

他这才发觉老道讲的是真东西，句句都是金玉良言。有时条件太好，太闲了，什么都让别人代劳，身体反而病了，人还是要多运动锻炼，多付出。就像这个顽固的失眠，通过加强锻炼，劳动干活，想不到比服药效果还好，这真是善于治病的人啊。

所以临床的医家也要注意，不要一股脑地钻到药物里，药物能够治好的疾病极其有限，很多疾病要放到天地里去治，比如你有没有想过，空气也是一种药，抡起锄头干活，也是一种药，学学唱歌、打打太极拳，也是一种药。古人讲不服药得中医。你能不靠药物，却能治好病，这才是高明的中医啊！

这时刘海连连鼓掌说，这次来采访你们来对了，我正愁着有个健康栏目，不知怎么写文本。现在很多人都说身上的病多了，医院的病人也越来越多，光是挂号就要排半天队，是人们身上的病真的多了，还是医疗水平下降了，或是像指月兄弟说的，条件好了，不锻炼了，生活方式有问题了，身体就开始生病。

我笑笑说，为什么叫干活，你只有劳动干活，气血才会灵活，你整天待在卧室里电脑旁，就像笼子里的鸡一样，禽流感就选择它。你想想禽流感何时会跑到那些经常跑跑跳跳的笨鸡、山鸡身上呢？

生活生活，人生来就是要干活，没有一个长寿者是个懒汉，没有一个健康者不爱运动，运动不仅可以治病，而且可以延年益寿抗衰老。

119. 黄埔军校之行

不知不觉，大一就快要结束了，很多课程都快要接近尾声了。

我们一直都在忙读书、考试、参加社团活动、大学城巡回演讲，还跟着爱心社的师兄师姐，去社区临床实践，当然还跟同学们谈医论药、话养生。

丰富多彩的大学生活，一天接着一天，过得非常充实。

这个周末，我和章少聪，还有几个舍友，相约去游黄埔军校。从大学城出发，骑自行车，不用半小时就到了黄埔军校。黄埔军校可是非常出名的军官学校，培养了不少爱国将领，现在不收门票了，作为爱国教育的基地。

看着这些先驱的光辉事迹，他们当时为了革命而抛头颅洒热血。章少聪感慨地说道，中医界也需要革命的精神，中医界既要继承优秀传统，又要大胆创新。我们学院的教育需要与时俱进，不断地注入新的时代元素，然后与传统的医道精髓相结合，这样才可以培育出真正的中医接班人。

我对章少聪这番话感受颇深，我原以为章少聪只是一个传统中医，躲在学校里安心做学问，想不到他还在思考整个中医的发展，探索中医的教育，就连出游也不忘抒发心头的感想。

章少聪说，现在很多中医学生上大学时才开始接触中医，不比我们两人从小就受到中医文化的熏陶，我们是先行一步，他们却半路出家。所以他们学中医觉得底子薄，对中医文化认同感不强，缺乏真正中医人的自信。再加上他们没有早临床、多临床，对中医的疗效体会不深，所以才导致很多学中医的人担忧自己的出路，有些人一出社会就弃中学西，或者弃医从商，这样就可惜了当初的志愿。

我接着说，是啊，我们学校的教育确实需要不断地升级，要确保学生们能够快速地学到真正的传统中医，以传统中医为本，以西医为枝叶。按张锡纯的说法叫衷中参西，以辨证的眼光，用现代的检查设备，以脏腑的整体观，看现代的很多新开发药物。只有这样才不会舍本逐末，邯郸学步，丢失自己的宝贝，忘掉自己的节奏。

章少聪点点头说，现在最难的就是师带徒，传承名师的风范和经验。一个名老中医就像一个国宝，这可是比大熊猫还稀少的国宝，名老中医走一个就少一个。中医的培养不比工厂里生产的商品，可以按流水线来，也不比电脑上复制文档，可以轻松地拷贝。它需要一门深入，长期跟师熏修，需要有好的医学环境、传统文化土壤，才能够培养出优秀的学生。

我说，少聪，这太不容易了，你想想，现在市民们都想吃笨鸡，而不想吃饲料鸡、笼养鸡，都想找原生态、地道的中医，不想找这些学院里快速培养、规模生产的中医。如果没有广阔的山野，哪来那么多的笨鸡。如果没有真正的名师带徒，又何来传统的高徒？中医的这种成才方式决定了难以大规模生产。

我们需要走另外一条中医普及之路，如果更多民众能够见识到中医的疗效，信服中医，选择中医，就像船与水一样，民众是水，中医是船，当民众对中医的信赖度不断增加时，中医这艘船就会水涨船高，行驶得更快。

而且将会有更多的人投身到中医的健康发展事业里来，所以中医的教育，不应该只把眼光放在学校的学生这个小群体里，应该把它放到广大的人民群众中去，上至达官贵人，下至贩夫走卒，他们都懂些医学常识，就可以少受些疾病痛苦。

章少聪点点头说，没错，教育普及不能只针对医学院校的学生，要放眼广大人民群众，如果没有强大的民众信服中医，单凭我们医学院校的师生在高声呼喊，这声音很快就会被历史淹没。

其他同行的舍友们听了都很振奋，都发愿要努力学习中医，普及中医，不辜负我们学医一场。

后来我们就在黄埔军校门口合影，章少聪带领我们背《医家座右铭》，希望在这所培养中国爱国将士的摇篮——黄埔军校门口，抒发我们的一腔志愿，我们中医新时代的爱国精神，要转化为爱国学传统，并发扬国学，使中医走向世界！

医乃仁术，良相同功。立志当坚，宅心宜厚。纵有内外妇幼之别，各尽神圣工巧之能。学无常师，择善而事；卷开有益，博览为佳。必读昔贤之书，俾免离经而叛道；参考近人之说，亦使温故而知新。及其成功，尤贵经验；再加修养，方享令名。临证非难，难于变化；处方应慎，慎则周详。认清寒热阴阳，分辨表里虚实。诊察各求精到，举止切戒轻浮。毋炫己之长，勿攻人之短。心欲细而胆欲大，志欲圆而行欲方。逢危急不可因循，竭智挽回以尽天职；遇贫贱不可傲慢，量力施助以减愁怀。聆病者之呻吟，常如己饥己溺；操大权于掌握，时凛我杀我生。三指回春，十全称上。倘能守此，庶无近焉。

120、传道

大家都在期待着《医古文》李老师给我们画重点。因为临近考试，如果有重点的话，可以有选择地复习，提高复习效率。

但是李老师却说，考试并不是目的，只不过是通过考试来检验你们的阶段学习成果。现在考得好，未必将来做得好；现在考得不好，未必将来做得不好。所以对于人生来说，这一两场考试，画画重点，并不是你们人生的重点。其实你们这学期学得挺不错的，很多学生都能够熟练地背诵三十篇医古文，七十篇《古文观止》文章。有了这个水平，画不画重点都不重要了。

后来果然如李老师所说，我们全班的医古文考试，平均都八十五分以上，这是相当高的分数。那些从外校过来考察旁听的老师，看到我们学生随口就能轻松背诵医古文，都很震撼，说，你们怎么做到的？我们说这是老师交代的，古文是地基，医只是上面的楼层，楼层盖高看地基，地基不牢楼不高。

这些从外校来考察旁听的老师，感慨地说，你们的医古文老师是我们见过的最出色的，不是说她教的课有多好，也不是说她古文造诣有多高，而是她能够让你们重视医古文，最重要的是她达到了让学生们背一百篇古文的目的。这在大学教育里是很少的，一方面学生不自觉，另一方面老师也不重视，你们能够如此自觉加重视，看来中医的发展后继有人啊！

师者，所以传道授业解惑也。很多老师一直都在授业解惑，但他们并没有传道，什么是道？道就是一种人生精神和态度。

一个老师之所以成功，不在于给学生们传播多少知识，也不是能够让学生们考多高的分数，而是可以让学生们立大志，干大事，而且能够让他们觉得一辈子学习这门学问都值，他们可以一如既往地保持这股自信和热忱。

李和老师大概就是这样的人。

121、二翁登泰山

昔有二翁，同邑而居。甲翁之妻子去乡，唯叟一人而已。一日，叟携酒至乙翁第，二人对酌，不亦乐乎！乙翁曰：向吾远游冀、雍，然未尝登泰山，君有意同行乎？甲翁曰：是山余亦未登，然老矣，恐力不胜。乙翁曰：差矣，汝之言！曩者愚公年且九十而移山，今吾辈方逾六旬，何老之有！甲翁曰：甚善！翌日，二翁偕往，越钱塘，绝长江，而至泰阴。夜宿，凌晨上山。乙翁欲扶之，甲翁曰：吾力尚可，无需相扶。自日出至薄暮，已至半山矣。

在得知考试成绩后，大家以为《医古文》的学习告一段落，都松了一口气。而李老师却召集大家在一起，不是跟我们讲考试成绩，排名先后，谁最优秀，而是在黑板上写了《二翁登泰山》这篇古文。

医古文一学完，大家不用老师讲，都能够读懂了，这就是老师这段时间辛苦栽培收获到的成果。刚开始我们背诵古文，觉得有些辛苦，但习惯了不觉得是苦，一篇篇背下去，发现阅读古文能力、背诵的速度都上去了，不知不觉间，很多古文不用老师讲，我们自己就能明白。直到现在，我们才发现背诵那么多篇古文太值了，等于一辈子都掌握了一把钥匙，这把钥匙可以开启中国数千年积累的古人智慧宝库。

我们方才明白，老师教学生学习最终的目的是学生能够自学，转被动学为主动学。一个中医的真正成长，必定是靠良好的师承教育加上他个人的自学精神，才能够最后像母鸡啄开蛋壳，小鸡破壳而出一样，这个叫一啄一啐。

我们都很想李老师继续教我们《医古文》。李老师说，很多学生太过依赖老师了，这样的老师也做得太辛苦了。你们看，为什么母鸡把小鸡带到能够自己啄食时，母鸡就要把小鸡赶走？因为母鸡知道不可能一直都带着小鸡，必须小鸡自强自立，才能自强于天地间。

李老师给我们的不是一条条鱼，而是一种捕鱼的技巧。就像背诵了一百篇古文后，我们马上获取了阅读古文的技巧。这种技巧一旦形成，终身受益，不用老师时时在旁提点指导，自己就可以凭借工具书，阅读古文，毫无障碍。

真正的教学精神最后是不教，引导你上路后，老师不用老在你身边耳提面命，你却可以自学成才。真正的中医教育就要达到这个效果，这样才能够产生一个个有自由思想、又能够自学上进的医界栋梁、医门龙象。

李老师接着给我们讲这二翁登泰山的故事。很多学生底气不足，认为中医太难学，自己起步太晚，甚至对中医失去信心，对自己所从事的行业摇摆不定。

李老师说，这样很危险，因为你如果不能燃起十足的信心和热情，你做什么事情都是在空耗生命，不会有大的成就。你们别以为学中医起步晚就自卑，医学史里一半以上的中医大家，一没有祖传，二起步也晚。真正有祖传、起步早学医成才的占不到两三成。老当益壮，两个老头子登泰山，尚且如此，何况你们还年轻着呢！愚公九十岁有心移山，立马付之行动。什么事情不怕念起，只怕觉迟，不怕你起步晚，就怕你没真正用心。

年轻并不是最大的资本，像这老头子脚踏实地，走好每一步才是人生最大的资本。做学问最怕的就是"认真"二字。你如果真干，三十岁、四十岁学中医都不晚，你如果不是真干，三四岁就学中医，熬一辈子未必有出息。

《三字经》里讲，苏老泉，二十七，始发奋，读书籍。中医里大把二三十岁才开始学医，最后成为中医大家的，这个我就不一一列举了。

大家听后都备受鼓舞，确实名医不是天生的，也不是父母家传的，而是个人觉悟后，坚持不懈努力的结果。

而且古代远远没有我们现在这么好的条件。李时珍要做到太医才能看到国家级图书馆里的医书。我们现在随便上一所医学院校就有海量的中医典籍，甚至一台电脑就足够了，网络上有你一辈子都学不完的知识。这种优越的条件，如果让古人穿越到我们今天来，他们一定会目瞪口呆，垂涎三尺，只是我们身在福中不知福。

以前的人千里参访，万里云游，目的就是交良师益友，得个古籍宝典，现在你不出门即可知天下事，有一条网线，你想看哪个名医的风采、授课的视频都有，如果这样还不能学有所成，那么只能说明你压根儿就没用心。

大家听后非常惭愧，我们不应该以自己起步晚而自卑，应该感恩惜福，感恩我们生在这个时代，珍惜我们拥有的这么好的学习条件。

后人不知前者难，往往将经容易看。很多人不知道像《内经》《伤寒论》这些前人的著作，经过千磨万难，才流传到现在。他们都严重低估了经典的价值，小瞧了这些经书的可贵，认为容易得来，就不加珍惜。莫将容易得，便做等闲观。

我们这个时代中医发展，后继并不乏术，也不乏人，更不缺乏海量的经典书籍，那缺乏什么呢？缺乏一颗真正想学好中医的心，缺乏一颗恭敬感恩的心，缺乏一种真干实学，不达目的，誓不罢休的精神。

没有这颗心的话，即使天底下的名医都来教你，天底下最好的典籍给你读，天底下最好的教学资源来供你学习，最后你也学不好。

我们中医界有那么多国医泰斗，他们一辈子都没有停止过学习，有些医家到九十岁还依然秉承每日必有一得的精神，手不释卷，仍然在攀登中医这座宝山，一天都没有停止过上进的步伐。

天下的事情有难易吗？你坚持不懈去做，难的会化为容易。你如果半途停止，容易的也会变得很困难。学问之道更是这样，中医之路也没有离开这个规律。你们读《名老中医之路》，看每个老中医成就的过程，就知道他们最宝贵的精神，就是一辈子都没有停止过登山的脚步，没有放弃过上进的目标。

大家听后备受鼓励，从此再也不敢说自己起步晚了，因为有人比你起步还晚，却成就大才。大家也不敢抱怨条件不好了，因为古人焚膏继晷，到处找不到想看的医书，甚至有钱都买不到书，他们照样成才。大家更不敢埋怨学院教育，因为很多古人连基本的教育都没有，纯靠苦读自学，一样成才。破铜烂铁总会生锈，金子终会发光。我们不要埋怨周围的环境，要看我们自己是金子还是破铜烂铁。

122、病机之邪正盛衰

《中医基础理论》也接近尾声了，剩下病机，还有后面的防治养生。

宋老师已经给我们把中医基础理论框架搭建起来，让我们知道中医讲的是整体观，五脏六腑功能有序，气血津液在经脉里正常运行，人就会健康长寿。如果身体受到六淫邪气侵袭，或七情内伤，饮食不节，劳逸失常，身体就会生病。

《内经》里讲，用药的目的是疏其气血，令经脉条达，使脏腑和平，疾病乃去。所以在用药过程中，明白病机很重要。什么是病机？它就是疾病发生发展变化的机制。《阴符经》里说，动其机，万化安。明白事物发展的规律，顺着规律去做，就容易获得成功。所以宋老师就讲，基本的病机离不开邪正盛衰、阴阳失调、气血失常、经络堵塞、脏腑功能紊乱这几点。

什么叫邪正盛衰呢？《内经》里讲，邪气盛则实，精气夺则虚。一般邪气亢盛，容易表现为一派实证，而正气亏虚，就会表现为一派慢性病的亏虚之证。所以这句话给我们临床有很大的指导意义。

怎么辨虚实呢？宋老师说了一句话，有力无力辨虚实。看这个人说话走路是不是精神有力，或者摸这人的脉象是不是有劲。

宋老师给我们讲了一个便秘的案例，体现了中医治病求本、同病异治的思想。

夫妻两个人都便秘，经常四五天拉一次大便。

宋老师一摸，妻子的脉象弦实有力，说话声音亢盛有力，脾气大，又经常口苦。宋老师就给她开了3剂大柴胡汤，疏肝通肠。

宋老师又摸丈夫的脉象，发现男的脉象沉取无力，一派亏虚，再看这男的进诊室后，一直不大爱说话，询问病情时，说话声音也比较低，然后摸他的手比较凉，明显是个阳气不足，推动无力。中医认为，肾主二便，肾精不足，二便都会失调。宋老师就给这男的开了肾气丸。

妻子不解地问，大夫，你开两个不同的汤药，我们在家里熬药也费事，不如开一个方，让我们两个都能喝，这样就不用分开熬。

宋老师笑笑说，你们的身体，一个实证，一个虚证，走的是不同的路子，不能坐一辆车同时到达，想要顺路把你们的病用一个方子治好，这是不可能的。

妻子说，可我们都是便秘啊？宋老师说，你的便秘是实证堵塞，他的便秘是亏虚无力推动。一个要实则泻之，一个要虚则补之。如果你们的药喝错了，那就会起反效果，加重疾病。

妻子这才知道，原来中医不是见病用药，还得分析身体的体质。后来两个人吃了不同的药，便秘都好了。

如果不能明辨邪正盛衰，邪气盛的，你用补法，就等于添油补火；正气衰的，你用下法，就等于落井下石，这样久病非但不已，还会平添新疾。

123. 病机之阴阳失调

《内经》里讲，阳盛则热，阴盛则寒。所以冬天寒凉，而夏天温热。

知道这个道理，就懂得冬病夏治，夏病冬治。说白了就是阳热的病要用阴寒的药，阴寒的病要用阳热的药。中医叫疗热以寒，疗寒以热。上火了要下火，黄连解毒丸可以治心火亢盛的口舌生疮。而受凉就要温中，桂附理中丸可以治疗脾虚，腹中冷痛，泄泻。

你们想想，什么是中医？很多同学都以为，中国传统的医学就是中医，其实这是狭隘的中医观。如果从道的角度来看，中医就是一种中道医学。凡符合阴阳平衡之道的医学，用这种理论指导用药，都是真正意义上的中医。

比如一个外国人肚子冷痛，知道吃点温暖的东西，肚子就会舒服些，搞些炒面，放些辛辣的调料，吃完后肚子暖洋洋的，不冷痛了，那么他们用的就是中医的食疗之法。一个中国人，受了风凉，头痛了，却想找一味有止痛效果的中药吃，结果吃了不好，因为没有用中医的思想，不知道受凉了用温散寒气的药，喝点姜汤就治好了。所以即使用了中药，也未必是中医。

真正的中医应该是在中医基础理论指导之下去遣方用药，协调人体阴阳，使偏阴偏阳的状态得到折中调和，这才是真正的中医！

将来中医必将成为世界的中医，而不仅仅是中国的中医，将成为具有真正中道意义的中医，这样中医才能真正振兴，真正走向世界！

中医传播世人的是这种简单有效的思维，而不仅仅是中药和治病的小招法，没有这样的思维，那些只不过是一张没有生命的画皮。

宋老师又说，阴阳偏盛会得病，偏衰也会出问题。如阳虚的人就会怕冷，就像老年人晚上稍微盖被子少点就会着凉，老是频繁地上厕所。

碰到这种阳衰脉弱无力的老年人，夜尿频多，我们给他用点肾气丸，暖暖肾中阳气，助膀胱气化，水液蒸腾，则尿不频急矣。如果只是一味地当成尿道炎、膀胱炎来消炎，没有看到阴阳，结果就像雪上加霜一样，尿更加憋不住。

阴虚则热，为什么呢？我们多次跟大家比喻过，人体阴液物质减少，就像汽车水箱没水了，整个发动机就会发热，甚至会损伤发动机。对于人体而言，阴液物质匮乏，就会损伤脏腑，而见发热。

很多熬夜的人，一旦熬得太厉害，牙痛、咽炎就上来了。这时你如果看到炎症就消炎下火，病人就很容易拉肚子。相反，你如果看到是阴衰，虚热上扰，给他用镇阴煎或引火汤，养阴药上去，火就退下来了。好比干柴容易着火，但是如果柴是湿润的，就不容易上火了。所以说容易上火，未必是真的火大，是消耗得太厉害，水太少了，要注意节能减排，减少内耗啊！

大家听后，发现宋老师将如此深奥的中医精髓，用如此简单的说法，三言两语就讲清楚了。而且一历耳根，永远记住。

当然后面宋老师还讲了阴阳互损、阴阳格拒、阴阳亡失，但总的都不离中医的阴阳学说，阴阳是互根互用、对立制约、消长平衡的。

前面我们学阴阳学说时打下了牢固的基础，现在一讲阴阳病机，一听就懂。

124、病机之气血失常

宋老师讲《内经》时提到，血气不和，百病乃变化而生。

前面跟大家提到，气血是身体的物质基础，它的盈虚通滞关乎周身的健康状态，充盈通畅就健康，亏虚滞塞就生病。充盈通畅是正常，亏虚滞塞是失常。

我们要知常达变，知道什么是气血运行的正常状态，然后把身体往这方向调。

比如有人感冒，老好不了，一摸脉濡弱，平时四肢倦怠乏力，原来他是气虚，气虚没有推动力，邪气就赶不跑，身体抵抗力就差。这时你吃再多的感冒药都没用，只要用点玉屏风散之类，扶扶正气，让气虚得补，不足得到充盈，邪气自然被逐出体外。这叫正气存内，邪不可干。人就没那么容易感冒了。

现在很多妇人月经量少，甚至闭经，你一摸脉象，沉迟得很，明显鼓动无力。就像河水不足，所以流量减少，日渐萎缩。这时你即使用再多的通月经的药，也通不下来，而且越通越没劲。好比水库的水不足了，开了闸门，能放出水来吗？这时你换个思路，不去通它，用填补之法，用八珍汤、十全大补汤，把身体气血养起来，这样水到渠成，自然畅通无阻。

同学们要知道，不是说所有感冒都要祛邪，不是说所有闭经都要通经。祛邪只是目的，正气充足，邪气自散，这才是关键。通经只是结果，气血充盈，经水自通，这才是过程。治病治的就是这个过程，治的是病因。

当然除了亏虚不足外，还有滞塞不通，比如气滞血瘀，滞是滞塞，瘀是瘀堵，滞塞瘀堵最典型的表现是什么？就是疼痛。你想想气血在经脉里通不过，局部堵塞得严严实实，能不痛吗？

常有些妇人爱生小气，导致气滞，气为血之帅，气机一滞塞，血脉就会不通，所以上面表现为面部长斑，中间表现为胸胁胀满，下面表现为腹中疼痛。

你不通开气血，上、中、下都不舒服，就像不把十字路口的交通指挥好，东西南北的车辆过不去，也来不了，大家都在瞎着急。所以气滞血瘀的病人，容易着急烦躁，这时你只要摸到病人双关脉郁滞，一问脾气大得很。几剂逍遥散疏肝顺气，疾病通通向愈。这在《内经》里叫疏其气血，令其条达，乃至和平。

当然血脉也会直接堵塞，比如跌打损伤、扭挫伤，局部就会有瘀血的存在。关于瘀血的诊断，你们学习《中医诊断学》时就会明白，譬如唇舌紫暗，面目黧黑，还有血脉瘀涩，这些表象都反映体内血脉瘀滞。这时你就要立法活血化瘀。

上次有个病人打网球时，摔伤了肘部，局部血肿疼痛，屈伸不利，虽然敷药后减轻了，但瘀痛还存在。我就给他用了桃红四物汤，专门活血化瘀的祖方，加了点桂枝，引药到手臂，吃了几剂药后，瘀痛就消了。

中医的气血辨证非常重要，而气血辨证主要体现在有余与不足，有余就是多余的堵塞，不足就是亏虚的物质。掌握住这有余与不足的关键，治病就容易得其要领。治起病来，无非就是损其有余、补其不足而已。

大家听完后，思路特别开阔，宋老师讲医理，信手拈来，好像随意铺展，却每一句话都意有所指，令人听后耳目一新，受益匪浅。

接着宋老师又提到王清任的《医林改错》。他说王清任是个勇于改革创新的医家，他把气血辨证发挥到了极致，后世有唐容川的《血证论》，张锡纯的《医学衷中参西录》，都用了王清任的气血辨证。

王清任讲，治病之要诀，在明白气血，无论外感内伤，要知初病伤人何物，不能伤脏腑，不能伤筋骨，不能伤皮肉，所伤者无非气血。气有虚实，实者邪气实，虚者正气虚……宋老师用他标准的普通话，随口就把《医林改错》的原文背了出来。大家都佩服不已。

宋老师说，王清任有两个方子治了很多疑难杂病。第一个是血府逐瘀汤，专治气滞血瘀堵塞导致的各种疾病，这个方子运用得好，可以独当一面，治疗数十种疾病，甚至更多。第二个是补阳还五汤，这个方子可不是专为中风偏瘫而设，但凡一切气虚血亏，精微物质不足，引起人体功能减退导致的各种疾病，用这思路大都能收到理想的效果。一个通方，一个补方，就把气血失常容易出现的问题给理顺了。

上次我治疗一例顽固头痛，十几年了，每逢天气变化，或者情志波动激烈时，这病人就头痛，不能学习、工作，休息好几天才能缓解过来，吃药都吃怕了。

当时我问他，你的头是怎么痛的？他说，痛起来像针扎一样，老在一个地方，怎么弄也不缓解。我又看他的舌头和嘴唇都偏暗，而且脉象涩滞不流畅。

大家看到没有，一派气滞血瘀之象，根本不用理会他得什么病，先帮他活血化瘀，疏通经脉，恢复气血通畅再说。3剂血府逐瘀汤下去，头痛减半，又吃了7剂，彻底治愈。这就像王清任所说的，周身之气通而不滞，血活而不留瘀，气通血活，何患疾病不愈。

我们之所以生病，跟气不通、血不活分不开。之所以用药能够治病，不外乎就是令气机通畅，血液活泼，脉象流利。这样周身舒坦，病邪自去。就像天地行云流水一样，流水何曾滞塞过，行云何曾停止过？人体只要气血一转，病邪乃散。

直到这节课，大家才算真正明白了气血辨证的精髓。

宋老师说，你们只是理通了，还没有临床，等临床后再实践，到时理事圆融，知行合一，就很容易成为一个合格的中医。

125、病机之经脉堵塞

为什么推拿按摩可以治病，为什么敲敲打打可以治病，为什么运动、打太极、练八段锦可以治病？因为人体经脉堵塞后就会生病，把经脉通开，疾病不赶自去。

保持经脉通畅，就像城市保持交通畅通一样无比重要。要治病需要通畅经脉，要强壮身体也需要通畅经脉。要致富先修路，不修路无出路。要健康经脉畅，经脉塞多病殃。

《内经》把经脉看得非常重要，书里讲，经脉者，所以决死生，处百病，调虚实，不可不通。又说，五脏之道，皆出于经隧，以行血气。如果经隧闭塞，血气不和，百病从此而生。所以不管是治病用药，还是养生保健，都要重视保持经隧通畅。

宋老师接着说，几年前我在给针推学院上《中医基础理论》时，有个体弱多病的女孩子，长期贫血，短气乏力。她来找我看病，我给她用了药，但是效果平平。一学期后，她突然来找我，满面红光，身体强壮，我都差点认不出来，以前病恹恹的样子，现在就像换了个人，这是怎么回事呢？这女孩子告诉我，她以前吃了不少药，是个药罐子，但自从上大学，学针灸推拿后，她就不再吃药了。

我问她，你没吃药，怎么治好的病呢？她说，我们针推学院，每个人都要学易筋经，有专门的老师教我们练习。我说，为什么你们都要练易筋经呢？

她说，我们那些搞推拿的老师，每个人都要练功，练功不仅为了帮病人治病，同时还为了让自己健康。我们搞针推的，一个要灵巧的心，另外一个要强壮的身，灵巧的心可以靠多读书明理做到，但是强壮的身，如果不靠天天练功，却很难保持。从那时候起，我就开始跟老师练习易筋经，同学们一天练一两次，我就练四五次，越练我发现身体越好，而且检查发现没有贫血了。

宋老师听后，既惊讶又高兴，高兴是因为自己学生的病靠她自己的努力治好了，现在也不头晕眼花了，也不咳嗽怕冷了；惊讶是因为想不到练功的作用这么大，想不到坚持锻炼后，可以重塑身体。

宋老师再摸这学生的脉，说，以前我摸你的脉沉迟无力，脉是瘪的，就像漏气的自行车轮胎。但是现在你的脉滑利有劲，就像打足气的自行车车胎一样，手一碰，就觉得应指有力。这学生说，现在我手脚也不冰凉了，特别是练虎爪的动作，非常管用。

宋老师点点头说，你这是气血通畅，心脏送出来的气血，很快就能到四肢末梢，所以整个人气色红润，光泽饱满。你如果再坚持练习下去，身心的强壮一定会再上一层楼。大家听后没有不眼前一亮的，一个弱女子靠练功可以强壮身体，这不是神话，而是长久练功后必然的结果。

宋老师说，今天你们学经脉堵塞的病机，不仅要学到帮病人理顺经脉，同时一个医生要懂得照顾自己的身体，有了一个强壮的身体才可以帮病人看好病。如果一个医生自己的经脉都不通畅，他怎么能帮病人把好脉呢。一个医生他如果自己都不健康，如何把健康带给病人。

希望你们别只是埋头读书，在勤修医理的同时，更要练功强壮身体。身体是革命的本钱，是中医振兴发展的后力支援，是真正的招牌。你想想你如果面色红润，光泽亮丽，不用任何化妆品，却精神饱满，这样病人来找你看病，暗自都点头不已。一个医生不能理顺自己，怎么帮病人理顺？你如果一派病恹恹，短气乏力，谁敢找你看病啊！他可能还以为碰上一个病鬼，这哪是医生啊？

大家听后哈哈大笑，但是笑完过后，都陷入了深深的思考。在思考我们应该如何平衡学习和身体之间的关系，如何在学习中强壮身体，在强壮身体的时候体会医理。这样用自己的体验去印证中医，才能真正弘扬中医，振兴中医。

宋老师说，我自那时候开始，就天天练习八段锦，觉得练功后，讲课、临床都比以前精神，吃饭更香，睡觉更沉。你们也需要找一两套功法，功法不在烦琐，而在于你每天坚持练习，把它当成人生的必修课去做。你们将来就一定会体会到这里头的莫大好处！

126、病机之脏腑失调

宋老师说，关于脏腑的问题，我们在藏象学说那一章讲了不少，这里就不再多赘述了。我们要记住五脏不是呆板的五个脏腑，它们是功能联系紧密的一个整体。五脏是系统论，而阴阳则是辩证观。

我们中医说白了就是在讲系统论和辩证观，如果说要找出我们中医学的纲领，那阴阳、五脏就是理论纲领。

为什么把五脏叫藏象？中医认为，藏之于内，形见于外。形就是形象，我们就可以司外揣内，从外面的形象就可以知道里面脏腑的功能状态。

为什么有经验的临床家，一眼就可以看出脏腑哪个地方失调。就像一个大企业家，到你企业里走一遍，看一遍，他就知道你的企业哪些环节出了问题，哪些环节需要激励提高，哪些环节需要调整。

就拿心病来说，如果心悸怔忡，心烦，失眠多梦，你就知道这是心主血脉、心主神志功能失调。如果看到面色苍白无华，就知道心血不足，不能上荣于面。看到指甲紫暗，嘴唇乌紫，就知道心阳亏虚，寒凝血脉，气血瘀滞不畅。

通过这些藏象的表象，我们可以有针对性地进行问诊。前几天有一个病人，我看他唇紫暗，脉象又沉迟带涩，就问他是不是胸前容易憋闷疼痛？病人吃惊地点点头说，这你都看得出来。我们医家如果明白了脏腑的基本功能，你对这些病变自然了如指掌，再跟病人交流时，很容易取信于他们。

又比如说，有个男孩睾丸痛，我就问他，你是不是经常好生气、爱着急啊？这一问，他张大嘴巴说，医生，我第一次见你，你怎么对我的性格了如指掌，你们中医怎么像是算命的一样。大家听了哈哈大笑。

宋老师说，其实，你要是懂得肝脏的经络循行后，自然而然就能想通。你们以后学《针灸学》，要背经络所过、穴位所在。知道肝经上达巅顶，巅顶痛要治肝，用风药藁本。知道肝经布胸胁，胸胁胀往往要调肝，疏肝理气用柴胡。知道肝经下络阴器，睾丸痛必须要疏肝，如果是寒痛就用乌药、小茴香温散肝寒，如果是热痛就用川楝子、龙胆草疏泄肝热。所以你们要非常熟悉肝的经脉循行，肝经的循行部位出现病变，你就能想到肝。要胸有成竹，一目了然。

就像你是个出租车司机，客人想到哪里去，你马上就知道那个地方。所以医生熟悉经络，要像出租车司机熟悉城市道路那样，搞得越清楚越好。

又比如，我们知道肝主怒，脾主思，怒伤肝，思伤脾，所以一个老爱发怒的人，肝的问题就比较大。肝木又会克脾土，所以消化功能也不太好。

一个老爱用脑，平时思虑过度的人，十个里头有九个脾胃功能不是很好。所以现在很多坐办公室的白领都需要健脾胃，因为他们普遍过用心脑，过度思虑。中医认为思则气结，过度思虑后气机就会板结，板结不通，吃饭就会没胃口。为什么老用脑的人要多干体力活，通过多劳动手脚，可以帮忙运化脾胃。中医认为脾主四肢就是这个道理。

肺是主气、司呼吸的，它能主皮毛，各种咳嗽，胸闷短气，哮喘，你都要先看看肺出了什么问题，恢复肺的通宣肃降功能，方才有助于身体的康复，所以胸中大气非常重要。

有个长期劳损的病人，短气乏力，老觉得气不够用，浑身没劲，一学习、工作就头晕。于是我就给他开了补肺汤，重用黄芪，为什么呢？

因为中医认为五脏六腑、十二经络，昼夜运行不止，环周不休，全赖胸中大气充足。他吃了大剂量黄芪后，下陷的脉就被提了起来，呼吸有力，上下楼梯就不会觉得提不动脚，学习、工作也不会因为操劳而力不从心。

肾最常见的是肾主藏精功能减退，房劳过度伤精后，就容易头晕目眩，记忆力减退，腰膝酸冷，腿脚痿软，甚至尿频，这些都是肾藏精功能减退的表现。

有些小伙子年纪轻轻，就记忆力减退，容易健忘，读书也不上心。我们一看就知道他伤精了，怎么伤精了呢？手淫过度。为什么？

你们看肾主骨生髓，脑为髓海，脑髓的充足全靠肾精，如果下面的肾精流失，大脑势必会因为精髓不足，而智力减退，反应迟钝。

当然五脏失调导致的疾病还有很多，我们这里不一一细说。你们要养成自学的能力，多阅读教材，这些教材可是老中医们花毕生的心血编辑而成的。你们如果能深入其中，必定智慧如海。

大家听宋老师这样稍微一理顺，对脏腑失调引起的各类疾病又有了全新的认识，也知道怎么去读古书、学习教材了。

课程结束的时候，宋老师在讲台上给我们深深地鞠了个躬，并且说，同学们，非常感谢大家认真地听课，从你们的好学上进里，也让我学到很多东西。

这时全班人都很惊讶，我们都是学生、晚辈，老师给我们教了这么长时间的课，在学期结束的时候，我们都没有给老师鞠过一个躬，反而老师要走的时候，居然给大家鞠了个躬，大家都觉得无地自容。

这时班长王展飞的反应比较快，他说，感谢宋老师给我们中医启蒙，打开了我们中医的眼界。然后全班一起向宋老师回了个鞠躬礼。

其实我从小也是挺懂礼貌的，但是并没有经常把这些放在心上，也没有养成习惯。所以我一直都觉得有些惭愧，怎么能够让老师先行礼，做学生的怎么能够不懂得先鞠躬感恩呢？

原来宋老师其实是给我们表法，作为老师也好，医生也罢，大家都要树立一个样子，特别是你如果为人师表，或作为父母兄长，你是要给学生、孩子、弟妹看的，你是什么样子，你周围的人就会受到什么样的影响。

这叫什么？叫身教胜于言教，叫以身作则啊！这种不言之教，在我们全班同学心中都引起很大的震撼，使大家明白恭敬待人，既是一种礼貌，更是我们自己的需要。其实这不是做给别人看，也不是别人的需要，最大受益的还是我们自己。

127. 病机之精神失守

宋老师跟我们说，明天早上 5 点 30 分，我会在学校的后山站桩晨练，有兴趣的同学可以一起来。宋老师饱含深意地看了大家一眼，便飘然而去。

第二天早上，我提前爬到后山，却发现已经有不少同学过来了。宋老师早早就到了，正在活动筋骨，做热身运动。这时天还蒙蒙亮，有习习的凉风吹过，让人困意顿消。到了 5 点 30 分，全班同学居然都来了，一个不少。

宋老师露出欣慰的笑容，说，同学们，早上好！以前你们在学校学到的是知识，这是闻思学的范畴，但这只是一只脚走路，我们还缺了另外一只脚——修，不然走不远，走不久。中医是体证内证医学，今后你们要在这条路上走出光明大道来，就一定要行证，要修证，中医核心的修行就是自身体证。好，现在不多说了，我们先来站桩。宋老师介绍了下站桩的要点，并示范动作要领。

因为我以前经常跟爷爷一起站桩打坐，所以很快就进入了状态，呼吸绵长，身体微微发热，耳边不时传来同学们粗重的呼吸声。我知道他们肯定站得很吃力，但是经过军训的同学们硬是没有吭声。

时针指向 6 点钟，宋老师提醒大家可以了，并教大家如何收功，即两手相叠，手心贴到肚脐上，气归丹田。并教大家口诀：视必垂帘，息必归田。食必淡节，卧必虚恬。

宋老师看大家累得双脚发抖，微笑着说，同学们啊，中医要学好，这站桩的功夫不可少啊！今天也算是一堂中医体验课，主题是病机之精神失守。

通过站桩，我们可以测出自己内力大小，很多同学都可以跑步跑几个小时，但是却很难稳定不移地站半个小时，为什么？因为站桩更多要求的是内在力量，而内在力量是身心统一和谐的结果。

你力气再大，心不够静，神不够安，气不够定，身体不够和谐，就很难站久。你可以干一天的活，读一天的书，但是要站几分钟的桩却很煎熬。

这站桩，其实就是《内经》"独立守神，肌肉若一"的状态，这站桩的核心不是锻炼肌肉力量，而是守神，让身心和谐统一。《内经》里说，精神内守，病安从来，说的就是一个人只要能够内守住精神，那么就不会生病。

我们上节课讲的各种病机，其实都是在精神失守后才会导致阴阳脏腑失调，经络不通，气血失常，外感邪气，身体正气不足，这是百病的根源。

我们站桩，其实就如站岗、门卫、保安一样，守护好我们的生命安全，守护住我们的精气神，这是站桩的要义，也是《内经》最核心的秘诀。如果说中医有不传之秘的话，那这守神就是中医的不传之秘！

很多人不知道守神，不知道寡言语以守中气，闭目垂帘以守精神，清心少欲以守元气，自律节制以守肾气，饮食清淡以守胃气，心平气和以守脏气，只知道玩手机，看电视，熬夜纵欲，胡吃海塞，过度使用身体，这都是精神失守所致，结果就是疾病越来越多样化。

同学们静静地听着，仿佛忘记了苦累，忘记了时间。晨曦洒在大地上，温暖着万物，就像宋老师一样，他对同学们的关爱不求任何回报，他的言传身教像阳光一样温暖着我们，照亮着我们前行的道路。

我静静地站着，耳边回绕着宋老师的话，同学们啊，请你们一定要记住这句话，得神则昌，失神则亡，生病起于过用！

我们再会治病用药，我们再厉害，也治不了失神过用的病，一个医生只知攻，不知守，只知外，不知内，只知身，不知心，怎么可能是个好医生呢？

人只有内求内守，才能够不被外境外缘所牵绊，如果爱名利多于爱精神内在的追求，是不可能守住的，失守病困是迟早的事。

精神内守，不只靠站桩，这只是内守的一门重要功课，静坐守心也是，闭目养神也是，节制欲望也是，太极导引也是，专念安住也是，所有内守的行为都是，"守"字是中医养生的至高境界，也是带领大家走向健康长寿的终南捷径！

最后宋老师跟大家说，我最后再送给大家一句话，也是我的毕生感悟。大家全神贯注，生怕漏掉一个字。精气神是核心竞争力！

宋老师的声音如雷贯耳，令我们震动不已，这句话会一直刻在我们的脑海中，将伴随我们一生，指导鞭策我们！这是修身的大学问，是养生的奥义，是自律自强的心法。有了这句话，我们学修就抓住了网眼，抓住了核心的精神！

对于这句话，我深有感触，现代很多人只知用，不知节，只知治，不知守。一个球队没有了守门员，空门大开，失败是注定的。一个人没有了内守能力，就像一个漏的水桶一样，身体会越来越差，事业、家庭也会中落衰退。

现在是互联网的时代，可以说是门户大开，如果一个人内在自制能力不够，自律意识不强的话，就会被欲望的洪水猛兽冲垮，这样身心门户失守后，精气神就会被疯狂地消耗掉，如果不能及时止损守住，那么身体就会很快地垮掉。

宋老师今天这堂站桩体验课，可谓是给我们敲响了警钟，更是让我们了解了守住精气神这道生命防线的重要性。今天宋老师通过站桩来测试大家内守的能力，说实在的，大部分的人是不足以抵御当今信息大爆炸诱惑的。

如果不坚持内守精神、站桩静坐、安和身心，不积累内在力量的话，就很容易迷失进去。什么名闻利养，什么洋楼名车，什么美色美食，试问一下，有几样我们能够抵御住？失守了，就意味着精气神大量流失，也意味着向上的动力被抽掉，身体、事业会走下坡路，人生一片黯淡！

自此以后，我更坚定地走体证中医这条路，更坚定地践行宋老师精神内守的修持方向，并向更多的人推广介绍这个方法！

128．大学之道

这一学年很快就过去了，几门课程一一考试完了。《中医基础理论》《医学史》《内经》等这些中医基础课程也终于告一段落了。但是我们真正学医的生活才刚刚开始。阶段性的考试不意味着终结，而意味着你刚刚具备条件，加足了油，从这起点真正跑起来。

想起刚开学时，大家对中医都懵懂无知，现在谈起中医来都小有底气了。因为在这一学年里，经过老师的辛勤教学，我们的努力学习，可以说是已经步入了中医之门，领略了中医之美。沿途的风景很美，但是攀登上高峰才是目的。

辅导员王勇老师跟我们说，你们假期回家，别忘了找当地的老中医，跟他们好好学习学习，利用假期时间，可以初涉临床，早临床，多临床，对于你们将来的中医之路，将会起到非常大的作用。大家都充满了期待。

班长王展飞，在大家即将放假回家之际，组织了夜谈会，众学生在操场上围成好几圈，席地而坐，各抒己见，讲自己学习中医的感受和体会。

王鲁首先站起来说，前段日子，我感冒了，考试复习又紧张，我以为不拖个十天半个月好不了，我就自己抓了剂麻黄汤。真像书本上说的那样，覆杯而卧，一剂见效，两天就好了，我感冒从来没有这么快好过。我想主要是由于我刚有点不适症状，就用了药。就像老师说的，小草好拔、大草难除一样。

这时王老师说，王鲁同学讲得好，中医要有病早治，未病先防，但是你要知道中医是辨证医学，不是感冒就用麻黄汤对号入座。如果属于风寒束表，鼻塞，流清涕，怕冷，或许有效，但是如果是风热性感冒的话，那就要另当别论，用银翘散了。

阿紫站起来说，我在爱心社里多次跟师兄师姐出去义诊，初步学会了推拿按摩，我发现有些老奶奶在做完按摩后，身上的筋骨疼痛都有不同程度的减轻，所以我想这推拿按摩是个宝，回去我要给爸爸妈妈做做。

王老师说，阿紫同学的存心很好，学医就是要切切实实让自己，还有家人、周围人受益。张仲景讲，真正的中医应该上以疗君亲之疾，下以救贫贱之厄，中以保身长全，以养其年。你能够这样想，你所学的中医知识很快就能够有个出处，发挥作用。

强仔站起来说，我特别自信和自豪，自信是因为我相信我将来能行，中医真棒。大家听了哈哈大笑，王老师说，中医怎么棒？你给大家说说啊！

强仔笑着说，别的不说，就从刚开学的时候，我们到中山大学那边讲中医，所有来听的人没有不心服口服的。虽然帮他们治好的只是小病，却影响了我们整个大学城。我恨不得到哪里都在我额头上贴一排字。

向明在旁边说，你要贴什么字呢？强仔说，我要贴上，我是中医我自豪！操场里顿时传来一阵阵笑声。

阿发站起来说，我亲眼看到指月治好了几个疑难病人，这些病人求医无门，到处治疗，丧失信心，不见效果。不是说他们没有努力过，而是一直都没有找到合适的中医，甚至根本没有找过中医。当指月用简单的汤方帮他们治好时，他们目瞪口呆，既惊喜，又后悔，惊喜的是这病终于好了，后悔的是自己了解中医、认识中医太迟了。所以中医不仅能治病，而且还能够治疑难杂病。

大家再次高呼叫好。这时向明站起来说，中医不仅能治疑难杂病，而且还能够少花钱治好病。上次有几个怪病，病人花了好几万检查费，连病都找不出来。指月就用简单的脏腑辨证开了汤药，花的钱还不够检查费的零头，就给治好了。病人家属专门开车过来，又是送礼物，又是送锦旗，搞得我们整个宿舍楼好不热闹。

王老师笑笑说，所以你们要加油学习，中医在未来大有出路。中医本来就是自然医学，在民间向来以简验便廉而著称，简单有效，非常方便，而且花钱不多，只有具备这些东西，才真正是老百姓称道叫好的医学。

这时高侠站起来说，中医的简单奇效，我也体会过。上次我牙痛，爱心社的师兄在我的合谷穴上扎了一针，说是面口合谷收，面口的疾病在虎口合谷这个穴位扎上一针，大都有效。果然我的牙痛就好了。我都不敢相信，一根针不费几毛钱，一扎下去，几秒钟，既不花大钱，也不费时间，却能够迅速治好病，你们说牛不牛！操场上大家高呼，牛！

足球爱好者李捷站起来说，说到中医牛，我最有发言权。在高中时我踢球膝盖摔伤了，两三年都没有好。结果在爱心社里，师兄帮我扎了膝三针，教我练跪膝功，半个月就治好了我几年的膝痛，使我又可以回到绿茵场上驰骋飞扬。

篮球爱好者姚洋笑笑说，你那膝伤算什么，虽然你们在篮球场上看到我的风光，不知道我暗地里多么沧桑。大家都想听听姚洋有什么心酸的沧桑。

姚洋接着说，我经常闪到腰，痛得我咬破嘴唇，却没人能体会到这种痛苦。后来武术协会的大熊师兄说我用力过度，劳伤腰肾，于是建议我吃壮腰补肾丸，用盐水送服，同时又帮我用艾条烤背，还帮我扎了腰三针。然后我又在武术协会里练了强腰壮骨功，结果打篮球再也没有扭伤过。如果没有这番治疗，不知道我身体会多么千疮百孔，不可收拾。

这时阿雅笑呵呵地站起来说，谈到腰，我最有经验。我们几个人到白云区老人活动中心，经师兄们指导，用艾灸外治法，加上叫他们熬山药芡实薏仁粥，喝这健脾除湿的食疗方，观察了10例老人椎间盘突出腰痛，经过不间断的两个月治疗，有6例老人完全康复，其他4例都有不同程度的好转。我还做了笔记及随访，所以用艾灸治疗寒湿腰痛这是毋庸置疑的。中医治疗腰椎间盘突出，这更是有案可据的。

大家听后，都对阿雅投去了羡慕的目光，为什么呢？因为大家还在受中医的恩惠，接受中医治疗的好处，但是阿雅居然能够跟从师兄师姐们把中医推广到社区去，让更多的人了解中医，受用于中医。

……

大家讨论得相当热烈，而且很有激情，王老师听了也很高兴。他说，你们这一届中医新生是我做辅导员带学生这么多年最有活力的，希望你们能一直把这股精神保持下去，中医需要热度，持久的热度。你们的大学中医五年生活才刚刚开始，大学之道，在明德，在亲民，在止于至善。中医的德在哪里，中医将落实在哪里，中医最终将走向哪里？这句话都跟我们讲到了，进德修业，亲近病人，不断临床，最后做到大医精诚。我希望你们都成为新生代中医的领军人物，成为中医的真正栋梁之材！

后 记

广州中医药大学图书馆里，写着四书五经之一的《大学》里开宗明义的一句话：大学之道，在明明德，在亲民，在止于至善。

上大学的人成千上万，可有多少人思考过大学的宗旨？什么是大学？

获得一张文凭是形式，能够在这广阔的校园里，成为有力大人，是大学的真正目的。什么是有力大人？是有魄力、有能力帮助别人、提升自己的人。所以真正的大学是以人为本，以提高人的德行、学术为终极目的。这些德行、学术必须以服务民众为方向。在亲近民众之中，真正提升自己的价值。

有个学生问一位中医大家，你在大学里学到了什么？这位中医大家学术硕果累累，育人无数，却谦虚地说，学到知羞。鲁迅说过，不足是向上的车轮。一个人学到知不足，知道自己浅薄，那他时刻都会处于弥补上进的状态。

有个富翁，到了九十多岁财富还在增长，别人问他怎么做到的？这富翁说，我把有钱的日子当成没钱来过，所以我天天都在上进奋斗。

中国古代形容一个人学识丰硕，常用学富五车。为什么学问那么多，而且还不断在增长？因为他从来就没有停止过攀登，从来都把有学问当成没学问，就像富人有钱能够过没钱的日子一样。

大学毕业了，是不是真的毕业了？不是，大学应该是人生的大学，不只是大学的大学，应该是一生不断求索上进的大学，而不是拿到文凭就终止教育学习的大学。还有将来的实习，拜师学艺，继续再教育，以及临床治病，传道授业，这些才是人生大学的开始。

有人说，你们的中医水平可以为师了。我们认为一生都是弟子，都是从零开始，所有的书籍都不是聚在头上的光环，而是踩在脚下向上攀登的阶梯。

这也是我们大家在走出大学，踏入社会，仍然可以不断上进的动力所在。

也希望大家把一切成就都作为阶梯，成为不断上进的动力。

（《小郎中学医记——我的大学中医故事》完结，敬请期待下一部《小郎中学医记——我的中医实习故事》）